Nuklearmedizin

Eine Einführung

Thomas Schaub
Unter Mitarbeit von Sibylle Fischer

146 Abbildungen, 5 Tabellen

1990
Georg Thieme Verlag Stuttgart · New York

Dr. med. Thomas Schaub
Institut für Klinische Strahlenkunde
Klinikum der Johannes-Gutenberg-Universität Mainz
6500 Mainz

CIP-Titelaufnahme der Deutschen Bibliothek

Schaub, Thomas:
Nuklearmedizin: eine Einführung / Thomas Schaub.
Unter Mitarb. von Sibylle Fischer. – Stuttgart; New York:
Thieme, 1990

Zeichnungen: Barbara Gay und Günter Bosch

Wichtiger Hinweis: Medizin als Wissenschaft ist ständig im Fluß. Forschung und klinische Erfahrung erweitern unsere Kenntnisse, insbesondere was Behandlung und medikamentöse Therapie anbelangt. Soweit in diesem Werk eine Dosierung oder eine Applikation erwähnt wird, darf der Leser zwar darauf vertrauen, daß Autoren, Herausgeber und Verlag größte Mühe darauf verwandt haben, daß diese Angabe genau dem **Wissensstand bei Fertigstellung des Werkes** entspricht. **Dennoch ist jeder Benutzer aufgefordert,** die Beipackzettel der verwendeten Präparate zu prüfen, um in eigener Verantwortung festzustellen, ob die dort gegebene Empfehlung für Dosierungen oder die Beachtung von Kontraindikationen gegenüber der Angabe in diesem Buch abweicht. Das gilt besonders bei selten verwendeten oder neu auf den Markt gebrachten Präparaten und bei denjenigen, die vom Bundesgesundheitsamt (BGA) in ihrer Anwendbarkeit eingeschränkt worden sind. Benutzer außerhalb der Bundesrepublik Deutschland müssen sich nach den Vorschriften der für sie zuständigen Behörde richten.

© 1990 Georg Thieme Verlag, Rüdigerstraße 14, D-7000 Stuttgart 30
Printed in Germany
Satz: Gulde Druck GmbH, Tübingen, gesetzt auf Linotronic 300
Druck: Druckhaus Götz, Ludwigsburg

ISBN 3-13-737701-3   1   2   3   4   5   6

Vorwort

Das vorliegende Taschenbuch ist aus den Unterrichtsprotokollen an der staatlichen MTRA-Schule der Universitätsklinik Mainz entstanden.

Es ist als eine Einführung in die nuklearmedizinische In-vivo-Diagnostik gedacht, wobei die technischen Aspekte besonders berücksichtigt wurden.

Die angegebenen technischen Daten und Dosiswerte werden in unserer Klinik verwendet. Sie sind nur als Anhalt gedacht und müssen unbedingt der jeweiligen klinischen Fragestellung, den technischen Gegebenheiten und der Situation des einzelnen Patienten angepaßt werden.

Das Buch wendet sich an die in der nuklearmedizinischen Diagnostik tätige MTRA, den Studenten in der klinischen Ausbildung und den angehenden Nuklearmediziner oder Radiologen.

An dieser Stelle möchte ich nicht versäumen, denjenigen, die zum Entstehen dieses Buches beigetragen haben, zu danken.

Hier möchte ich meine klinischen Lehrer, die Professoren Thelen, Hahn, Eißner, Gilday, Ash und Greyson, nennen. Die leitende Lehr-MTRA Frau Kolb, MTRA Frau Fischer und Herr Diplomphysiker Dr. Nickel sowie Frau Professor Eißner haben mir bei der Erstellung des Manuskriptes durch Ermunterung, Anregungen und Kritik geholfen.

Bei den Schreibarbeiten waren mir Frau Knie, Frau Klyne und Herr Beyer behilflich.

Die photographischen Arbeiten verdanke ich Herrn Goetsch und seinen Mitarbeiterinnen.

Schließlich möchte ich mich bei Frau Dr. Volkert vom Georg Thieme Verlag für Ihre Betreuung bedanken.

Im Januar 1990   T. Schaub

Für
Ulrike, Andreas, Michael und Martin

Inhaltsverzeichnis

1 Einleitung

Die Nuklearmedizin, d. h. die Diagnostik und Therapie von Krankheiten mit Hilfe von radioaktiven Substanzen, hat in den letzten 20 Jahren einen festen Platz in der Medizin erobert. Die Untersuchungen mit Radionukliden bzw. mit radioaktiv markierten Substanzen, die den Patienten verabreicht werden, liefern Informationen über deren Aufnahme, Verteilung und Ausscheidung im Organismus und ermöglichen damit eine anatomisch lokalisierbare Funktionsdiagnostik.

Im Gegensatz zu den anderen bildgebenden Verfahren, wie konventionellem Röntgen, Computertomographie, Ultraschall und in jüngster Zeit der Magnetresonanztomographie gibt es nur wenige Bücher, die sich mit der nuklearmedizinischen Technik und der Durchführung, Indikationsstellung und den Aussagemöglichkeiten der einzelnen Untersuchungen befassen.

Das vorliegende Buch ist aus dem Unterricht für medizinisch-technische Röntgenassistentinnen entstanden und handelt nach einer Einführung in Physik und Gerätetechnik die einzelnen Untersuchungsmethoden nach Organsystemen geordnet ab.

2 Physikalische Grundlagen

Atomaufbau

Um das Wesen der Radioaktivität verstehen zu können, sollten wir uns zuerst einen kurzen Einblick in die Atomphysik verschaffen.

Alle Stoffe, gleich ob fest, flüssig oder gasförmig, bestehen aus **Molekülen** oder **Atomen**. Dies sind unvorstellbar kleine Teilchen, die noch sämtliche Eigenschaften des entsprechenden Stoffes besitzen. Moleküle sind aus mehreren Atomen, die nach bestimmten Gesetzmäßigkeiten verbunden sind, zusammengesetzt. Stoffe, die nur aus Atomen einer Art bestehen, nennt man **chemische Elemente**. Diese lassen sich aufgrund ihrer unterschiedlichen Masse und ihrer chemischen Eigenschaften in einem periodischen System ordnen.

Früher nahm man an, ein einzelnes Atom sei unteilbar. Der englische Physiker Rutherford entdeckte zu Anfang dieses Jahrhunderts, daß sich fast die gesamte Masse des Atoms in einem winzigen, positiv geladenen Atomkern konzentriert, der einen Durchmesser von ungefähr 10^{-14} m hat. Der Atomkern ist von einer Atomhülle, mit einem Durchmesser von ungefähr 10^{-10} m, umgeben. In der Atomhülle bewegen sich, im Vergleich zum Atomkern winzig kleine, negativ geladene Teilchen, die Elektronen, auf bestimmten Bahnen um den Atomkern (Abb. 2.1). Man kann sich das Ganze als ein Miniatursonnensystem vorstellen. In billionenfacher Vergrößerung des Systems entspräche die Größe des Atomkerns der eines Stecknadelkopfes, während die Atomhülle die Dimension eines 15stöckigen Hochhauses hätte.

Das einfachste Atom, das Wasserstoffatom, mit dem chemischen Kennzeichen H, besteht aus einem positiv geladenen Atomkernteilchen, einem Proton, und einem negativ geladenen Elektron in der Atomhülle. Nach außen hin ist das Wasserstoffatom elektrisch neutral (Abb. 2.2). Da sich nach dem Coulombschen Gesetz positive und negative Ladungen anziehen, müßte eigentlich das

Abb. 2.**1** Rutherfordsches
Atommodell.
Fast die gesamte Masse
eines Atoms ist im 10^{-14}m
großen positiv geladenen
Atomkern konzentriert. Dieser ist von einer 10 000mal
größeren Atomhülle umge-
ben, in der sich die negativ
geladenen Elektronen auf
Bahnen um den Atomkern
bewegen.

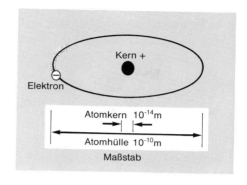

Abb. 2.**2** Schematisiertes
Wasserstoffatom.
Das Wasserstoffatom
besteht aus einem einfach
positiv geladenen Atom-
kern (Proton) und hat in seiner Atomhülle ein negativ
geladenes Elektron. Es ist
elektrisch neutral.

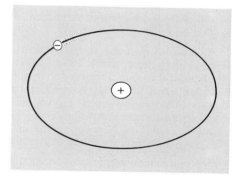

Elektron, das sich auf einer Bahn um den Atomkern befindet,
irgendwann in den Atomkern stürzen. Dies ist jedoch nicht der Fall.

Der dänische Physiker Bohr entwickelte ein Atommodell, nach
dem sich die Elektronen auf definierten Bahnen um den Atomkern
bewegen, aus denen sie normalerweise nicht abweichen, und auf
denen sie trotz ihrer Kreisbewegung keine Energie verlieren. Man
nennt diese Bahnen die Quantenbahnen oder Elektronenschalen.
Der Übergang eines Elektrons von einer kernnahen Bahn auf eine
kernfernere ist nur unter Aufbringung von Energie möglich. Derselbe Energiebetrag wird im umgekehrten Fall frei.

Verliert das Wasserstoffatom sein Elektron aus der Atomhülle,
so bleibt nur der Wasserstoffatomkern übrig. Nach außen ist damit
der Wasserstoffatomkern positiv geladen, und man spricht von einem Ion. Bei größeren Atomen können auch zusätzliche Elektro-

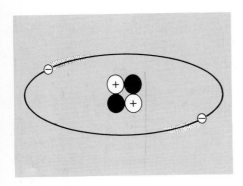

Abb. 2.**3** Schematisiertes Heliumatom.
Der Heliumatomkern besteht aus zwei positiv geladenen Teilchen (Protonen) und zwei neutralen Teilchen (Neutronen) mit annähernd gleicher Masse. In der Atomhülle befinden sich zwei Elektronen.

nen in der Atomhülle hinzukommen, wodurch ein negativ geladenes Ion entsteht.

Betrachtet man das nächstgrößere Atom, das Heliumatom, so finden sich in dessen Atomhülle 2 Elektronen (Abb. 2.3). Um elektrisch neutral zu sein, müssen sich folglich im Atomkern 2 Protonen befinden. Die Masse des Heliumatoms ist jedoch im Vergleich zum Wasserstoffatom etwa 4mal größer, da im Heliumatomkern außer den 2 Protonen noch 2 weitere, elektrisch neutrale Atomteilchen vorhanden sind, die Neutronen, die im Vergleich zu den Protonen eine nur unwesentlich größere Masse haben.

Vereinfachend kann man sich vorstellen, daß die Neutronen ein gemeinsames Vorkommen mehrerer positiv geladener Protonen, die sich nach dem Coulombschen Gesetz abstoßen, im Atomkern auf unvorstellbar engem Raum ermöglichen und somit der Atomkern stabil bleibt. Die Kräfte, die zwischen den einzelnen Atomkernteilchen wirken, sind um ein Vielfaches größer als die Kräfte zwischen Atomkern und Atomhülle, die bei chemischen Reaktionen wirksam werden.

Protonen und Neutronen sind jedoch keine statischen Gebilde, sondern können sich durch Austausch von „Mesonen" ineinander umwandeln: diese Mesonen haben ein Gewicht von etwa dem 286fachen der Elektronenmasse und nur eine verschwindend kurze Lebensdauer (im Mittel 1×10^{-8} Sekunden). Der Austausch der Mesonen, die elektrisch neutral, positiv oder negativ geladen sein können, geschieht mit Lichtgeschwindigkeit. Das heißt, daß sie pro Sekunde etwa 5×10^{17}mal zwischen den Protonen und Neutronen hin und her schwingen. Die Physik des Atomkerns ist nicht mit der normalen Physik der Mechanik, der Elektrizität oder Optik vergleichbar, zumal sich die tatsächlichen Vorgänge im Atomkern in nicht vorstellbar kleinen Dimensionen und in unvorstellbar kurzen Zeiträumen abspielen. Solange wir uns aber der Tatsache bewußt sind, daß diese Modellvorstellungen die Wirklichkeit nicht exakt wiedergeben, sondern nur bestimmte, zum Verständnis einzelner Phänomene verhelfende geistige Stützen darstellen und aus den Modellen nicht direkt auf die Vorgänge im Atomkern zurückgeschlossen werden kann, darf man, vereinfachend, auf eine präzise mathematische Formulierung der Vorgänge, die ein Studium der Physik und Mathematik voraussetzen, verzichten.

Kehren wir noch einmal zum einfachsten Atom, dem Wasserstoffatom, zurück. Die chemischen Eigenschaften eines Atoms sind bestimmt durch die Zahl der Elektronen in der Atomhülle. Diese wiederum entspricht der Zahl der Protonen im Kern, die sich in der sog. Kernladungszahl des Atoms ausdrückt. Beim Wasserstoffatom beträgt diese 1, beim Heliumatom 2. Wie wir bereits vom Heliumatom wissen, kommen jedoch außer den Protonen auch Neutronen in Atomkernen vor.

Es gibt, wenn auch im Vergleich zum normalen Wasserstoffatom sehr selten, Atome, die ein Proton und 1 oder gar 2 Neutronen enthalten. Diese haben zwar dieselben chemischen Eigenschaften wie das Wasserstoffatom, somit das chemische Kennzeichen H und dieselbe Kernladungszahl 1, sind jedoch aufgrund der Masse der zusätzlichen Neutronen schwerer (bei dem chemischen Symbol steht die Kernladungszahl links unten, die Massenzahl links oben). Solche Atome nennt man **Isotope**, da sie bei unterschiedlicher relativer Atommasse an derselben Stelle des chemischen Periodensystems aufgeführt werden (Abb. 2.4). In der Natur kommen die 3 Wasserstoffisotope in einer festen Relation vor. Isotope gibt es bei allen bekannten Atomen. Für jedes chemische Element gibt es ein Verhältnis von Neutronen zu Protonen, bei dem der Atomkern im Gleichgewicht, d.h. stabil ist. Unter- oder überschreitet die Anzahl der Neutronen dieses Verhältnis, so ist der Atomkern instabil, d.h., er zerfällt unter Aussendung (Emission) von Strahlung. Da die instabilen Isotope, auch Radioisotope genannt, in der Nuklearmedizin Verwendung finden, war früher der Begriff „Isotopenmedizin" geläufig. Da jedoch für diese Anwendung nur die radioaktiven Isotope genutzt werden, spricht man besser von Nuklearmedizin.

Isomere sind Nuklide, die die gleiche Kernladungs- und Massenzahl haben und sich nur durch den Energiegehalt (Erregungszustand) des Atomkernes unterscheiden (Abb. 2.5). Sie entstehen bei Umwandlungen des Atomkernes und verharren eine definierte Zeit in einem angeregten Zustand, bis sie unter Aussendung von Strahlung ein niedrigeres Energieniveau erreichen. Sie haben dieselbe Kernladungszahl, d.h. die gleichen chemischen Eigenschaften, so-

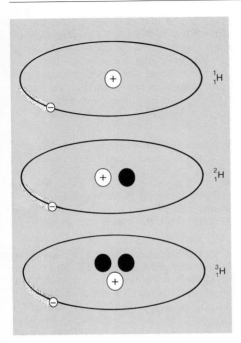

Abb. 2.4 Wasserstoffisotope.
Es gibt verschieden schwere Wasserstoffatome (Isotope). Sie haben jeweils ein Proton (Kernladungszahl 1) im Atomkern und ein Elektron in der Atomhülle, unterscheiden sich aber in der Anzahl der zusätzlich eingebundenen Neutronen im Atomkern, die eine im Vergleich zum normalen Wasserstoff höhere relative Atommasse bedingen.

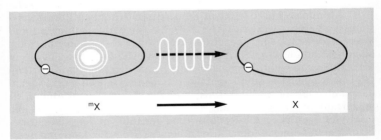

Abb. 2.5 Isomere.
Isomere sind Atome, die aus einer Kernreaktion entstanden sind und nach einer gewissen Zeit aus einem angeregten (metastabilen) Zustand unter Aussendung (Emission) von Gammastrahlung in einen stabileren Zustand übergehen.

wie dieselbe Massenzahl. Im Gegensatz zu den nicht angeregten Nukliden werden sie hinter der Massenzahl mit einem „m", für metastabil, gekennzeichnet. Isomere spielen in der Nuklearmedizin eine wichtige Rolle.

Isobare sind Atome, die dieselbe Massenzahl haben, sich aber in der Kernladungszahl, damit in den chemischen Eigenschaften und folglich auch in der Neutronenanzahl, unterscheiden. Hier handelt es sich also um unterschiedliche Elemente.

Isotone sind Atome, die dieselbe Anzahl an Neutronen besitzen, sich aber in der Kernladungszahl, damit wieder in den chemischen Eigenschaften sowie in der Massenzahl unterscheiden. Auch sie gehören unterschiedlichen Elementen an.

Bisher war nur kurz von der Atomhülle die Rede. Auf sie muß jedoch ebenfalls etwas näher eingegangen werden. Wie schon erwähnt, bewegen sich in der Atomhülle die Elektronen auf Bahnen um den Atomkern, ohne Energie zu verlieren. Dies ist im ersten Moment verwunderlich, da eine Änderung der Bewegungsrichtung, wie sie ja beim Umkreisen des Atomkerns ständig stattfindet, bei einem geladenen Teilchen zu einem Energieverlust führen müßte, wodurch die Elektronen früher oder später durch die Anziehung des Atomkerns in diesen stürzen müßten. Dies ist jedoch nicht der Fall.

Im Bohrschen Atommodell gibt es insgesamt 5 Atomhüllen, Schalen oder Bahnen, die von K bis O bezeichnet werden. Jede Bahn faßt $2 \cdot N^2$ Elektronen, wobei mit N die Bahnnummer bezeichnet wird. Das bedeutet, daß sich auf der ersten (N=1) oder K-Schale maximal 2 auf der zweiten (N=2) oder L-Schale 8 und auf der dritten (N=3) oder M-Schale 18 Elektronen befinden können usw.

Die K-Schale befindet sich am nächsten zum Atomkern. Die sich hier bewegenden Elektronen haben die höchste Bindungsenergie. Nach außen nimmt die Bindungsenergie von Bahn zu Bahn weiter ab. Zwischen den einzelnen Schalen bestehen definierte Energiedifferenzen. Wird nun ein Elektron aus seiner Schale entfernt, so muß mindestens die der Atomschale zugehörige Energie aufgebracht werden, um das Elektron aus ihr entfernen zu können. Umgekehrt wird Energie frei, wenn ein Elektron aus einer höheren Bahn, die eine niedrigere Bindungsenergie besitzt, in eine tiefere mit höherer Bindungsenergie übergeht. Die beim Bahnübertritt eines Elektrons aufzubringende bzw. freiwerdende Energieportion wird als **Quant** bezeichnet.

Dieses Atomhüllenmodell dient wieder der Veranschaulichung, entspricht aber ebenfalls nicht den tatsächlichen Gegebenheiten. Schrödinger beschreibt diese durch eine komplizierte mathematische Wellengleichung. Dabei entsprechen die Elektronenbahnen nicht Kreisbahnen, sondern sind nur als Aufenthaltswahrscheinlichkeitsräume anzugeben, da aufgrund der Heisenbergschen Unschärferelation eine gleichzeitige Bestimmung des Aufenthaltsortes und des Bewegungsimpulses eines Elektrons nur innerhalb gewisser, von der Natur vorgegebener Grenzen möglich ist.

Das Ganze wird noch komplizierter, da für jedes Energieniveau weitere Energieuntergruppen innerhalb des Energieniveaus bestehen, die sich durch verschiedene Drehimpulse – auf den Atomkern bezogen – unterscheiden.

Das Hauptenergieniveau wird durch die 1. Quantenzahl N angegeben, die der Nummer der Kreisbahn entspricht. Die 2. Quantenzahl L kennzeichnet die Bahnform. Die 3. Quantenzahl M bezieht sich auf die räumliche Lage der Ebene der Elektronenbahn. Eine 4. Quantenzahl bezeichnet den „Spin" oder Eigendrehsinn des Elektrons in Bezug auf seine Umlaufbahn. Gemäß dem nach dem Österreicher Pauli benannten Pauli-Prinzip können 2 Elektronen nicht in allen 4 Quantenzahlen übereinstimmen.

Radioaktive Strahlung

1897, ein Jahr nachdem Röntgen über seine X-Strahlen berichtet hatte, beobachtete der französische Physiker Becquerel eine weitere Strahlungsart, die er Uranstrahlen nannte.

Weitere Untersuchungen zeigten, daß sich diese Strahlen in einem elektrischen Feld in 3 Komponenten zerlegen ließen (Abb. 2.6). Die zur negativ geladenen Kathode abgelenkte Teilkomponente, die somit positiv geladen sein mußte, wurde als Alphastrahlung, die zur positiv geladenen Anode hin abgelenkte, damit negativ geladene Teilkomponente, als Betastrahlung bezeichnet. Die 3. Komponente war im elektrischen und magnetischen Feld nicht ablenkbar und wurde Gammastrahlung genannt. Es stellte sich heraus, daß diese Strahlen auch beim Zerfall anderer instabiler Atomkerne nachweisbar waren.

Als **Radioaktivität** definierte man die Fähigkeit instabiler Kerne, eine Strahlung auszusenden. Diesen Vorgang, bei dem der Atomkern eine bestimmte Veränderung erfährt, bezeichnet man als radioaktiven Zerfall. Er ist weder physikalisch noch chemisch beeinflußbar. Nachdem eine ganze Reihe weiterer natürlich vorkommender radioaktiver Elemente entdeckt worden waren, gelang 1933 dem Ehepaar Joliot-Curie die Erzeugung künstlicher Radioaktivität, indem sie stabiles Bor, Aluminium oder Kalium durch Beschuß mit Helium-Atomkernen zum Aussenden radioaktiver Strahlung anregten. Inzwischen ist es möglich, viele radioaktive Elemente künstlich herzustellen.

Abb. 2.**6** Entdeckung der radioaktiven Strahlung. Die Strahlung eines in einem Bleitopf abgeschirmten Uranpräparates läßt sich durch ein elektrisches Feld in eine positiv geladene (Alphastrahlen), eine negativ geladene (Betastrahlen) und eine neutrale Komponente (Gammastrahlen) zerlegen.

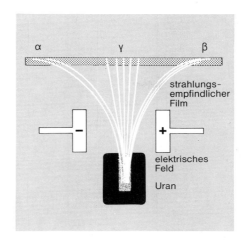

Die Radioaktivität wurde bis vor kurzem in Curie gemessen, wobei 1 Curie $3,7 \times 10^{10}$ Zerfällen pro Sekunde entspricht. Seit 1985 ist diese Einheit durch das Becquerel, das einem Zerfall pro Sekunde entspricht, ersetzt. Es gibt keinen Aufschluß über die Substanzmenge oder die emittierte Strahlung.

Ein radioaktives Element (Radionuklid) ist außer durch seine chemischen Eigenschaften, die durch die Stellung im periodischen System der Elemente gegeben sind, durch die Naturkonstanten seiner Halbwertszeit, der Zerfallsart bzw. -arten und der Zerfallsenergie bzw. -energien charakterisiert. Diese sind in der Nuklidkarte aufgeführt, die für die Kernphysik eine ähnliche Bedeutung besitzt wie das Periodensystem für die Chemie.

Halbwertszeit

Der radioaktive Zerfall erfolgt in der Weise, daß innerhalb eines bestimmten Zeitraumes immer ein fester Bruchteil der vorhandenen radioaktiven Substanzmenge zerfällt. Dies läßt sich mathematisch durch eine Exponentialfunktion ausdrücken:

$$A(t) = A(0) \cdot e^{-\lambda \cdot t}$$

Damit läßt sich die Aktivität (A) zu einem bestimmten Zeitpunkt (t) aus der zum Zeitpunkt t = 0 gemessenen Aktivität berechnen. λ ist eine für jedes radioaktive Element charakteristische Zerfallskonstante (Abb. 2.**7**).

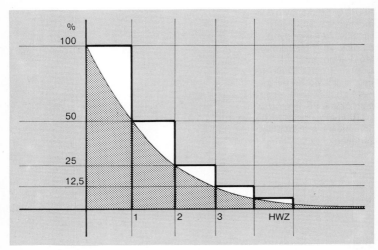

Abb.2.7 Halbwertszeit. Die Halbwertszeit läßt sich graphisch aus einer Exponentialkurve ablesen.

Da dies sehr wenig anschaulich ist, wird in der Nuklearmedizin meist die **physikalische Halbwertszeit** angegeben, d. h. die Zeit, nach der nur noch die Hälfte der ursprünglichen Aktivität vorhanden ist. Sie kann je nach Radionuklid zwischen Bruchteilen einer Sekunde und mehreren tausend Jahren schwanken.

Die physikalische Halbwertszeit darf nicht mit der **biologischen Halbwertszeit** verwechselt werden, die angibt, wie lange es dauert, bis eine in den Körper eingebrachte (inkorporierte) Substanz zur Hälfte ausgeschieden worden ist.

Aus der physikalischen und der biologischen Halbwertszeit läßt sich die **effektive Halbwertszeit** berechnen, die besagt, wie lange nach Inkorporation einer radioaktiven Substanz nur noch die Hälfte der Radioaktivität im Körper nachweisbar ist. Diese hat für die Berechnung der Strahlenbelastung (S. 79) eine wichtige Bedeutung. Die effektive Halbwertszeit wird nach folgender Formel berechnet:

$$\text{Effektive HWZ} = \frac{\text{biologische HWZ} \cdot \text{physikalische HWZ}}{\text{biologische HWZ} + \text{physikalische HWZ}}$$

Radioaktive Zerfallsarten und -energien

Alphastrahlung

Die weiteren Untersuchungen der Radioaktivität zeigten, daß die beim radioaktiven Zerfall entstehenden Alphastrahlen aus (positiv geladenen) Helium-Atomkernen bestanden. Der Alphazerfall ist nur bei Kernen mit hoher Massenzahl (größer als 200) beobachtbar (Abb. 2.**8**). Da bei dieser Zerfallsart ein Heliumkern, der aus 2 Protonen und 2 Neutronen besteht, aus dem Atomkern herausgeschleudert wird, muß die Massenzahl um 4 und die Kernladungszahl um 2 abnehmen. Alphastrahlen haben wegen ihrer starken ionisierenden Wirkung – darunter versteht man ihre Eigenschaft primär elektrisch neutrale Atome durch Entfernung von Hüllenelektronen in negativ geladene Atome (Ionen) zu verwandeln – in festen Stoffen eine vernachlässigbar kleine Reichweite. Nur in Luft beträgt sie einige Zentimeter. In der Nuklearmedizin werden daher nicht Alphastrahler selbst, sondern die aus ihnen entstehenden Folgenuklide, hier speziell die Gammastrahler (S. 14) verwendet.

Beta-Minus-Zerfall

Die ursprünglich beobachteten negativ geladenen Betastrahlen oder präziser Beta-Minus-Strahlen oder Negatronstrahlen werden beim Zerfall von radioaktiven Kernen mit relativem Neutronenüberschuß freigesetzt.

Dabei entsteht im Atomkern bei der Umwandlung eines Neutrons in ein Proton ein Beta-Minus-Teilchen (Abb. 2.**9**). Zusätzlich entsteht ein Antineutrino, das keine Ruhemasse und keine Ladung besitzt und nur einen Teil der Zerfallsenergie übernimmt. Die Beta-Minus-Teilchen haben daher keine einheitliche kinetische Energie.

Abb. 2.**8** Alphazerfall. Beim Alphazerfall wird aus einem schweren Atomkern ein Heliumkern (2 Protonen und 2 Neutronen) ausgestoßen. Das Zerfallsprodukt hat eine um 4 kleinere relative Atommasse.

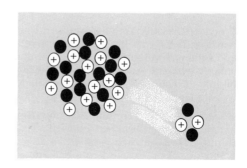

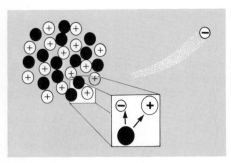

Abb. 2.**9** Beta-Minus-Zerfall.
Beim Beta-Minus-Zerfall entsteht im Atomkern (im Quadrat dargestellt) aus einem Neutron u. a. ein positiv geladenes Proton und ein negativ geladenes Beta-Minus-Teilchen. Letzteres wird aus dem Atomkern ausgestoßen und verhält sich dann wie ein Elektron.

Die Energie der Strahlungsteilchen wird in Elektronenvolt (eV) angegeben, wobei 1 eV der kinetischen Energie entspricht, die ein Elektron in einem Spannungsfeld von 1 V zugeführt bekommt. Das Tausendfache dieser Einheit ist das Kilo-Elektronenvolt (keV), das Millionenfache das Mega-Elektronenvolt (MeV). Die beim Beta-Minus-Zerfall entstehenden Energien bilden ein Energiespektrum. In Tabellen wird meistens ein Drittel der Maximalenergie, die den Gipfel der Energieverteilungskurve bildet, angegeben.

Sobald das Beta-Minus-Teilchen den Atomkern verlassen hat, ist es nicht mehr von einem Elektron zu unterscheiden. In der Teilchenbilanz muß bei gleicher Massenzahl die Kernladungszahl um 1 steigen. Im Vergleich zu Alphateilchen haben Beta-Minus-Teilchen eine geringere, jedoch noch immer sehr hohe Ionisationsdichte. Ihre Reichweite beträgt im Gewebe nur wenige mm bis cm. Sie führen in der nuklearmedizinischen Diagnostik zu einer hohen Strahlenbelastung und sollten daher nicht eingesetzt werden. Der gewebebelastende Effekt ist jedoch bei einer Radionuklidtherapie erwünscht und wird dort, z. B. bei der Radiojodbehandlung eines Schilddrüsenkarzinoms, ausgenutzt.

Beta-Plus-Zerfall

Eine weitere radioaktive Zerfallsart ist der Beta-Plus- oder Positronenzerfall. Er tritt bei Kernen mit relativem Protonenüberschuß und hohem Energieüberschuß gegenüber dem Folgekern auf. Dabei entstehen im Atomkern aus 1,02 MeV Energie (analog zur Paarbildung, s. Kap. 3.3.3) ein negativ geladenes Elektron und ein positiv geladenes Positron.

Das Elektron vereinigt sich im Atomkern mit einem Proton zu einem Neutron. Das Positron wird aus dem Atomkern ausgestoßen (emittiert). Zusätzlich entsteht analog zum Beta-Minus-Zerfall ein Neutrino, das ebenfalls keine Ruhemasse oder Ladung besitzt. Die

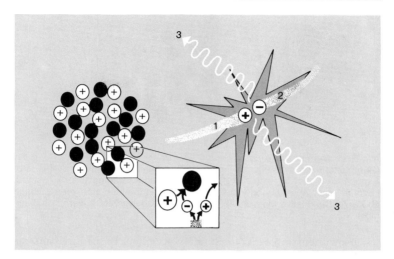

Abb. 2.**10** Beta-Plus-Zerfall.
Beim Beta-Plus-Zerfall entsteht im Atomkern (im Quadrat dargestellt) aus einer Energie von mehr als 1,02 MeV ein negativ geladenes Elektron und ein positiv geladenes Positron. Das Elektron vereinigt sich mit einem Proton zu einem Neutron.
Das Positron (1) wird aus dem Atomkern ausgestoßen (emittiert). Außerhalb des Atomkerns existiert es nur extrem kurze Zeit, da es sich mit dem nächst erreichbaren Elektron (2) vereinigt. Beide verschwinden unter Aussendung von 2 Quanten einer hochenenergetischen (511 keV) masselosen Vernichtungsstrahlung (3).

entstehenden Positronen haben ebenfalls keine einheitliche Energie. Bei der Zerfallsgleichung nimmt die Kernladungszahl bei gleicher Massenzahl um 1 ab.

Im Gegensatz zum Beta-Minus-Teilchen sind Positronen extrem kurzlebig. Sie vereinigen sich mit dem nächsten erreichbaren Elektron, wobei die Masse von beiden verschwindet und 2 Photonen, die sog. Vernichtungsstrahlung, entstehen. Diese haben jeweils mindestens einen Energiewert von 511 keV und werden in entgegengesetzter Richtung (180 Grad) emittiert (Abb. 2.**10**). Dies ist ein Beispiel für den Einsteinschen Energiekonstanzsatz:

$$E = m \cdot c^2,$$

wobei E die Energie, m die Masse und c die Lichtgeschwindigkeit darstellt. Der Satz zeigt, daß Masse in Energie und Energie in Masse umwandelbar ist.

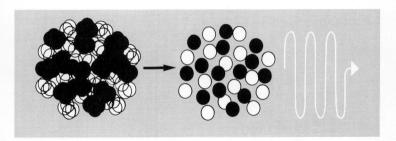

Abb.2.11 Gammastrahlung.
Gammastrahlung entsteht als Folgereaktion beim radioaktiven Zerfall. Der Atomkern verharrt für eine Zeit in einem angeregten (metastabilen) Zustand, bevor er unter Aussendung von Gammastrahlung in einen stabileren Zustand übergeht. Die relative Massenzahl oder die Kernladungszahl ändern sich dabei nicht.

Positronenstrahler können mit speziellen Positronenkameras über den simultanen Nachweis beider Vernichtungsquanten nuklearmedizinisch genutzt werden. Da die Herstellung der kurzlebigen Positronenstrahlern sehr aufwendig ist und Positronenkameras recht komplizierte Geräte sind, stehen sie nur in wenigen Zentren zur Verfügung.

Gammastrahlung

Die Gammastrahlung ist eine Begleiterscheinung der Umwandlung eines Mutternuklids. Nach dieser verharrt der Atomkern in einem angeregten instabilen Zustand, bevor er unter Aussendung der Gammastrahlen in einen stabileren Zustand übergeht (Abb. 2.**11**).

Die beiden Zustandsformen des Atomkerns nennt man Isomere. Die Kernladungs- und Massenzahlen bleiben dabei gleich, da im Gegensatz zu den Alpha- und Betastrahlen die Gammastrahlen keine Ruhemasse haben. Sie sind in elektrischen oder magnetischen Feldern nicht ablenkbar (s. Kap. 2.2).

Gammastrahlen sind spezielle elektromagnetische Wellen, zu denen auch die Rundfunk- und Fernsehwellen, die Infrarotstrahlung, das sichtbare Licht, die Ultraviolettstrahlung, die Röntgenstrahlung und die kosmische Höhenstrahlung gehören. Man kann sie über eine Wellengleichung definieren:

$$C = \lambda \cdot \nu,$$

wobei C die Geschwindigkeit, λ die Wellenlänge und ν die Frequenz der elektromagnetischen Felder darstellen.

Man kann sie auch in Form von diskreten Energiebündeln, die als Photonen oder als Quanten bezeichnet werden, beschreiben. Die Gleichung hierfür lautet:

$$E = h \cdot \nu$$

wobei E die Energie, h die Plancksche Naturkonstante $6,6 \times 10^{-34}$ Joule mal Sek. und ν die Frequenz darstellt.

Gammastrahlen unterscheiden sich von den Röntgenstrahlen, die gleiche physikalische Eigenschaften besitzen, durch ihre Entstehung. Während Gammastrahlen beim radioaktiven Zerfall im Atomkern entstehen, werden Röntgenstrahlen in der Atomhülle gebildet.

Röntgenstrahlen können zum einen als Folgeprodukt nach dem Übergang von Elektronen aus einem höheren Atomhüllenniveau

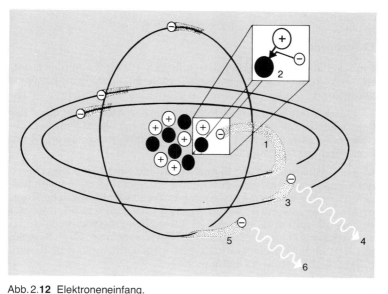

Abb. 2.12 Elektroneneinfang.
Bei instabilen Atomen mit Protonenüberschuß kommt es zum Einfangen eines Elektrons (1) aus der Atomhülle in den Atomkern. Dort vereinigt es sich mit einem Proton zu einem Neutron (2), und die Kernladungszahl verringert sich um 1. Das „Elektronenloch" im Inneren der Atomhülle wird durch ein äußeres Hüllenelektron (3) aufgefüllt, wodurch charakteristische Röntgenstrahlung entsteht (4). Beim Auffüllen des dadurch entstandenen äußeren Elektronenlochs (5) entsteht wiederum eine charakteristische Röntgenstrahlung mit geringerer Energie (6).

mit niedriger Bindungsenergie in eine kernnähere Bahn mit höherer Bindungsenergie entstehen und werden dann als charakteristische Röntgenstrahlen bezeichnet. Ihre Energie entspricht exakt der Energiedifferenz der beiden Energieniveaus. Eine 2. Art von Röntgenstrahlung, die man Bremsstrahlung nennt, wird bei der Ablenkung von elektrischen Ladungsträgern – beim Beispiel der Röntgenröhre von Elektronen – in der Atomhülle durch Wechselwirkung mit dem starken und dichten elektrischen Feld des Atomkernes gebildet.

Ein Gammastrahler ist durch ein oder mehrere für ihn charakteristische Energielinien, d. h. durch ein Linienspektrum charakterisiert. Umgekehrt kann durch Analyse der auftretenden Gammazerfallsenergien das vorliegende Radionuklid exakt bestimmt werden.

Da Gammastrahlen eine hohe Durchdringungsfähigkeit haben, eignen sie sich vorzüglich für nuklearmedizinische In-vivo-Untersuchungen.

Elektroneneinfang

Eine 5. radioaktive Zerfallsart stellt der Elektroneneinfang dar. Dieser kommt bei instabilen Atomkernen mit einem Protonenüberschuß vor.

Durch Einfangen eines Elektrons aus der Atomhülle, meist der kernnahen K-Schale, das sich im Atomkern mit einem Proton in ein Neutron verwandelt, wird das Übergewicht der Protonen im Atomkern verringert (Abb. 2.**12**).

Das „Elektronenloch" in der Atomhülle wird durch Elektronen der weiter außen gelegenen bindungsenergieärmeren Schalen aufgefüllt, wobei in einem sekundären Prozeß charakteristische Röntgenstrahlen entstehen, deren Energie der Energiedifferenz der Bahnen entspricht. Durch den Elektroneneinfang wandelt sich das Tochterprodukt in ein Isobar der Muttersubstanz. Drei Beispiele für Radionuklide, die durch Elektroneneinfang zerfallen sind: [123]Jod, [67]Gallium und [201]Thallium.

Sekundäre Reaktionen im zerfallenden Atom

Innere Konversion

Trifft ein Gammaquant auf ein Elektron in einer kernnahen Schale und überschreitet die Energie des Gammaquants die Bindungsenergie des Elektrons, so wird dieses aus der Atomhülle herausgeschleudert (Abb. 2.**13**).

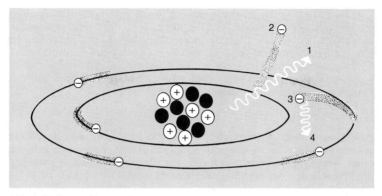

Abb. 2.**13** Innere Konversion.
Ein Gammaquant (1) kann ein Elektron (2) aus einer inneren Atomschale
herauschleudern. Beim Auffüllen des „Elektronenloches" durch ein kernferne-
res Elektron (3) entsteht charakteristische Röntgenstrahlung (4).

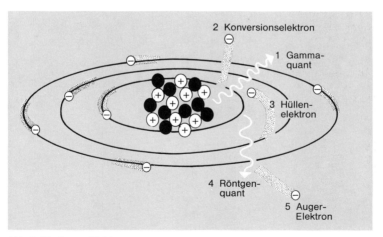

Abb. 2.**14** Auger-Elektron.
Ein Gammaquant (1) schlägt ein inneres Hüllenelektron (Konversionselektron,
2) aus seiner Bahn. Beim Auffüllen des „Elektronenloches" durch ein Hüllenelektron (3) entsteht charakteristische Röntgenstrahlung (4). Diese kann ihrerseits ein weiteres Elektron, das Auger-Elektron (5), aus der Atomhülle schlagen.

Das entstehende „Elektronenloch" wird wiederum durch Elektronen aus kernferneren Schalen mit niedrigerem Energieniveau aufgefüllt, wobei der Energiedifferenzbetrag als charakteristische Röntgenstrahlung frei wird. Es kann also auch beim Gammazerfall Elektronenstrahlung entstehen. Die Wahrscheinlichkeit einer inneren Konversion nimmt mit zunehmender Massenzahl und mit der Dauer des Erregungszustandes des Atomkernes zu.

Auger-Elektron

Als Auger-Elektron bezeichnet man ein Elektron, das durch ein sekundär entstehendes charakteristisches Röntgenquant (z. B. nach einer inneren Konversion oder einem Elektroneneinfang) aus seiner Bahn in der Atomhülle geschleudert wird (Abb. 2.**14**).

3 Wechselwirkungen zwischen Strahlung und Materie

Alphastrahlung

Dringt Alphastrahlung in Materie ein, so ziehen die eindringenden Alphateilchen aufgrund ihrer zweifach positiven Ladungen Elektronen aus den Atomhüllen an. Werden diese nur im Energieniveau angehoben, so spricht man von Anregung; kommt es zur Entfernung von Elektronen aus der Atomhülle, so nennt man dies Ionisation (Abb. 3.**1**).

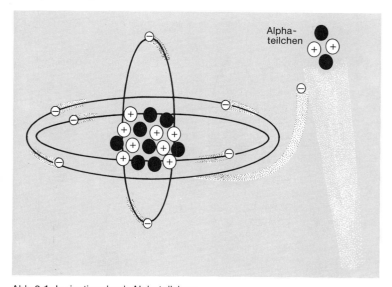

Abb. 3.**1** Ionisation durch Alphateilchen.
Aufgrund seiner zweifach positiven Ladung und seiner hohen Masse führen Alphateilchen zu einer hohen Ionisationsdichte, da sie Elektronen aus der Atomhülle anderer Atome mitreißen.

Manche der primären bei der Ionisation entstehenden Elektronen haben genügend Energie, um ihrerseits wiederum weitere Elektronen aus der Atomhülle zu schlagen. Diese nennt man sekundäre Elektronen oder Auger-Elektronen. Die Anzahl der primären und sekundären Ionenpaare, die pro Weglänge der einfallenden Strahlung erzeugt wird, nennt man „spezifische Ionisation" (SI). Diese ist für Alphapartikel sehr hoch. Die Ionisation verursacht besonders bei Eiweißen (z.B. Enzymen oder Kernsäuren) eine Änderung ihrer elektrostatischen Bindungen und damit ihrer biochemischen Funktionen. Dies führt, in Abhängigkeit von Dauer und Energie der einfallenden Strahlung, zu Zellschäden oder zum Zelltod.

Betastrahlung

In der Nuklearmedizin sind drei Wechselwirkungen zwischen Beta-Plus- und Beta-Minus-Strahlung und der Materie, in die sie eindringt, wesentlich.

Als erste Form der Wechselwirkung ist die Interaktion mit Hüllenelektronen zu nennen (Abb. 3.2). Beim Beta-Minus-Teilchen

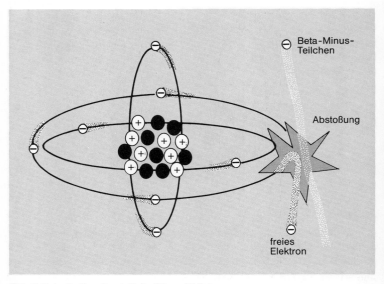

Abb. 3.2 Ionisation durch Beta-Minus-Teilchen.
Beta-Minus-Teilchen ionisieren Atome dadurch, daß sie Hüllenelektronen abstoßen.

(Negatron) werden diese aus der Atomhülle abgestoßen, wobei das Negatron einen Energiebetrag, der der Bindungsenergie des Hüllenelektrons entspricht, verliert. Das Positron reagiert mit einem Hüllenelektron durch Vernichtung von beiden Teilchen und Freisetzung von 2 Quanten Vernichtungsstrahlung, mit einer Energie von mindestens 511 keV.

Die 2. Möglichkeit ist die elastische Interaktion mit dem Atomkern. Dabei werden die Betateilchen vom Atomkern des absorbierenden Mediums wie Billiardbälle zurückgeworfen. Sie verlieren dabei an Energie.

Die 3. Möglichkeit ist die unelastische Streuung durch den Atomkern. Dabei wird das Positron oder Negatron durch das Magnetfeld des Atomkerns abgelenkt und verliert damit an Geschwindigkeit. Die Energiedifferenz wird als Bremsstrahlung freigesetzt. Aufgrund der primär unterschiedlichen Betaenergien und der unendlich großen Anzahl von Einfallswinkeln nimmt sie ein Spek-

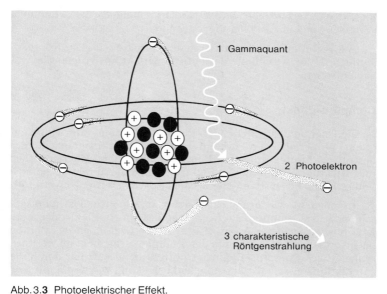

Abb. 3.**3** Photoelektrischer Effekt.
Trifft ein Gammaquant (1) auf ein Hüllenelektron und überträgt auf dieses seine Energie, so wird es als Photoelektron (2) aus der Atomhülle geschleudert. Beim Auffüllen des „Elektronenloches" entsteht sekundär charakteristische Röntgenstrahlung (3).

trum ein. Dieselbe Wechselwirkung von Elektronen, die hier jedoch von der Anode stammen und in der Röntgenröhre beschleunigt werden, spielt sich bei der Entstehung von Röntgenstrahlen an der Kathode einer Röntgenröhre ab.

Photonenstrahlung

Photoelektrischer Effekt

Trifft ein Photon mit niedriger Energie auf ein inneres Hüllenelektron, so kann es seine gesamte Energie auf dieses Elektron übertragen, das dadurch aus der Atomhülle geschleudert wird.

Es entsteht ein „Elektronenloch", das durch Elektronen der äußeren Schalen gefüllt wird, wodurch sekundär charakteristische Röntgenstrahlung entsteht (Abb. 3.3). Dieser Effekt führt zu einer Bildung eines Ionenpaars: dem negativen herausgeschleuderten Hüllenelektron und dem jetzt positiv geladenen, um ein Elektron ärmeren Atom. Das herausgeschleuderte Elektron wird als „Photoelektron" bezeichnet. Es ist jedoch, sobald es die Atomhülle verlassen hat, ein Elektron wie jedes andere.

Als Tertiäreffekt können durch die charakteristischen Röntgenstrahlen in der Atomhülle des betroffenen Atoms Auger-Elektronen entstehen.

Compton-Effekt

Ist die Energie des einfallenden Photons (Gamma- oder Röntgenquant) größer als beim Photoeffekt oder die Elektronendichte des bestrahlten Stoffes größer, so kann das Photon unter Energieverlust und Richtungsänderung ein Elektron aus der Atomhülle herausschlagen. Man bezeichnet dies als unelastische Streuung (Abb. 3.4).

Es entsteht wiederum ein Ionenpaar, nämlich das herausgeschleuderte „Compton-Elektron", und das um ein Elektron ärmere jetzt positiv geladene Atom. Zusätzlich ist auch noch das Photon nachweisbar. Es ist jedoch um den Energiebetrag, der zum Herausschlagen des Compton-Elektrons nötig war, ärmer und durch die Interaktion aus seiner Bahn abgelenkt. Es kann wiederum mit weiteren Atomen in Interaktion treten.

Mit zunehmender Photonenenergie nehmen die Photonen- und Elektronenstreuungswinkel ab.

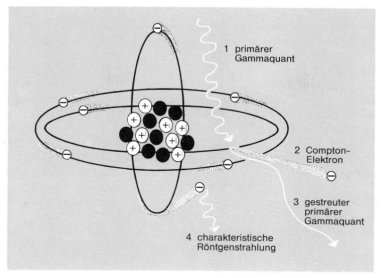

1 primärer
Gammaquant

2 Compton-
Elektron

3 gestreuter
primärer
Gammaquant

4 charakteristische
Röntgenstrahlung

Abb. 3.4 Compton-Effekt.
Überträgt ein Gammaquant (1) nur einen Teil seiner Energie auf ein Hüllenelektron, so wird dieses als Compton-Elektron (2) aus der Atomhülle geschleudert. Das Gammaquant wird abgelenkt (3) und beim Auffüllen des „Elektronenloches" entsteht charakteristische Röntgenstrahlung (4).

Paarbildung

Ist das einfallende Photon (Gamma- oder Röntgenquant) sehr hochenergetisch (Energie über 1,02 MeV), so wird diese Energie im starken elektromagnetischen Feld des Atomkernes völlig absorbiert, und es entstehen 2 Teilchen, nämlich ein Positron und ein Negatron (Beta-Minus-Teilchen). Dieser Prozeß wird Paarbildung genannt (Abb. 3.5).

Die entstehenden Beta-Plus- und Beta-Minus-Teilchen verhalten sich wie die beim Alpha- und Betazerfall entstehenden. Während das Negatron entlang seiner Flugstrecke die durchdrungene Materie ionisiert, ist das Positron sehr kurzlebig und wandelt sich mit dem nächst erreichbaren Elektron in 2 511-keV-Gammaquanten um, die als Vernichtungsstrahlung bezeichnet werden. Die Paarbildung ist also ein weiteres Beispiel für die Umwandlung von Energie in Masse und umgekehrt.

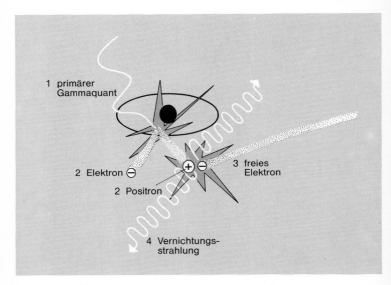

Abb. 3.**5** Paarbildung.
Ein hochenergetisches Gammaquant (1) wird im elektromagnetischen Feld des Atomkernes absorbiert; es entstehen ein Elektron und ein Positron (2). Das Positron ist sehr kurzlebig und vereinigt sich mit dem nächsten erreichbaren Elektron (3). Dabei entstehen zwei 511-keV-Quanten Vernichtungsstrahlung (4).

Tabelle 3.**1**   Variablen der Interaktionen von Photonen und Materie

Art der Interaktion	Photonenenergie $(h\vartheta)$	relative Atommasse (Z)	Elektronendichte (pe)	Physikalische Dichte (p)
Photoelektrischer Effekt	$\dfrac{1}{(h\vartheta)^3}$	Z^3	–	p
Comptoneffekt	$\dfrac{1}{h\vartheta}$	–	pe	p
Paarbildung	$h\vartheta$ $(>1{,}0\,\text{MeV})$	Z	–	p

Welche der 3 genannten Interaktionen (Wechselwirkungen) beim Auftreffen von Photonenstrahlung auf Materie vorherrscht, hängt u.a. von der Energie der einfallenden Strahlung und der Massenzahl der betroffenen Materie ab.

Die Variablen, die hauptsächlich die Interaktionen von Photonen und Materie bestimmen, sind in Tab. 3.1 aufgeführt.

4 Radiopharmaka

Grundlagen

Die radioaktiven Isotope bzw. Isomere eines Elements verhalten sich chemisch und biologisch wie die nichtradioaktiven.

Sie können aufgrund ihrer Strahlung im Organismus lokalisiert werden. Wird das Radionuklid elementar verwendet (z.B. ^{123}J), verteilt es sich im Organismus wie das nichtradioaktive Element (z.B. ^{127}J). Ist das Radionuklid an ein komplexes Trägermolekül gebunden, kann dessen Verteilung im Organismus untersucht werden. So verteilt sich z.B. mit ^{123}J markiertes Hippuran im Organismus nicht etwa wie das nichtradioaktive ^{127}J, sondern wie nicht radioaktiv markiertes Hippuran (S. 193).

Verschiedene Bedingungen müssen erfüllt sein, damit eine Anwendung von Radionukliden in der Medizin möglich wird.

Biochemisch muß eine organ- oder funktionsspezifische Anreicherung oder Ausscheidung des Radiopharmakons vorliegen. Es darf während des Untersuchungszeitraumes nicht biochemisch verändert werden. Das Radiopharmakon muß steril, pyrogenfrei und nicht toxisch sein. Eine kurze biologische Halbwertszeit führt zu einer Reduktion der Strahlenbelastung des Patienten.

Physikalisch muß eine hohe Radionuklidreinheit vorliegen, d.h., daß das Radionuklid nicht als Gemisch mit anderen Radionukliden vorliegen darf. Die Gammastrahlenenergie sollte zwischen 50 und 200 keV liegen. Dies sichert eine genügende Durchdringungstiefe der Strahlung, macht andererseits jedoch keine exzessiven Bleiabschirmungen zum Strahlenschutz nötig. Eine kurze physikalische Halbwertszeit, die zur Analyse des Stoffwechselprozesses ausreicht, ist ebenfalls ein wichtiges Kriterium bei der Auswahl der anzuwendenden Radionuklide.

Dies führt zusammen mit einer kurzen biologischen Halbwertszeit zu einer niedrigen effektiven Halbwertszeit und damit einer niedrigen Strahlenbelastung für den Patienten. Bei einer kurzen physikalischen Halbwertszeit können höhere Aktivitätsmengen eingesetzt werden, die zu einer guten Zählstatistik der gemessenen Impulse führen und damit die Qualität der Untersuchung verbessern.

Die verwendeten Substanzmengen können aufgrund hoher spezifischer Radioaktivität, d. h. hoher Aktivitätskonzentration pro Mengeneinheit, so gering gehalten werden, daß pharmakologisch wirksame Dosen weit unterschritten werden. Allergische Reaktionen auf Radiopharmaka sind im Vergleich zu Medikamenten oder Röntgenkontrastmitteln selten. Speziell bei eiweißhaltigen Radiopharmaka (z. B. bei der Lungen- oder Immunszintigraphie) sind jedoch Allergien gegen die Eiweißkomponente möglich. Bei den übrigen Radiopharmaka werden sie meist nicht durch das Radiopharmakon selbst, sondern durch zusätzliche Stabilisatoren ausgelöst.

Herstellung von Radionukliden

Da natürlich vorkommende Radionuklide mit anderen Radionukliden verunreinigt sind und ihre Trennung technisch aufwendig ist, werden sie in der Medizin nicht verwendet. Statt dessen werden in der Nuklearmedizin künstliche Radionuklide eingesetzt. Sie werden entweder in einem Reaktor durch Kernspaltung oder Kernfusion oder in einem Zyklotron durch den Beschuß primär stabiler Elemente mit energiereichen Partikeln (z. B. Neutronen, Protonen, Alphapartikeln, Elektronen oder Deuteronen) erzeugt. Aufgrund ihrer hohen Energie können diese Partikel in den Atomkern eindringen und zu einer radioaktiven Aktivierung der Ausgangssubstanz führen. Durch die beiden Methoden lassen sich kurzlebige Gammastrahler und Positronenstrahler mit einer hohen Radionuklidreinheit herstellen.

Während bestimmte im Zyklotron produzierte Nuklide (z. B. ^{123}J, ^{67}Ga, ^{201}Tl) unmittelbar nach der Herstellung verwendet werden müssen, und sie somit nur zu bestimmten Lieferzeiten zur Verfügung stehen, ist bei anderen (z. B. ^{99m}Tc, ^{113m}In) eine längere Verfügbarkeit der Substanzen durch Generatorsysteme möglich.

Ein Radionuklidgenerator(Abb. 4.1) ist im Prinzip eine Ionenaustauschersäule. Das Mutternuklid ist fest an das Ionenaustauschermaterial adsorbiert, das in einer Glassäule, die oben und unten jeweils einen engen Filter besitzt, eingeschlossen ist. Diese befindet sich steril versiegelt in einer Bleiabschirmung. Die relativ langlebige Muttersubstanz zerfällt in eine kurzlebige, nuklearmedizinisch ver-

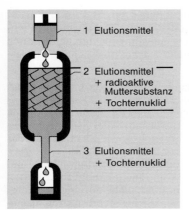

Abb. 4.1 Radionuklidgenerator. Mit einem Elutionsmittel (z. B. 0,9%ige NaCl-Lösung) wird im Radionuklidgenerator die aus der Muttersubstanz (z. B. ^{99}Mo) entstandene Tochtersubstanz (z. B. ^{99m}Tc) ausgewaschen. Da die Muttersubstanz an die Chromatographiesäule gebunden ist, gelangt nur das Tochternuklid mit dem Elutionsmittel in das Auffanggefäß.

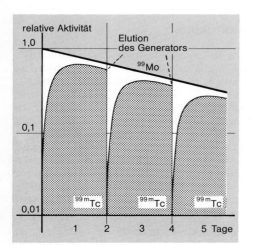

Abb. 4.2 Zeitaktivitätskurve des ^{99}Mo-^{99m}Tc-Generators. Nach dem Eluieren eines ^{99}Mo-^{99m}Tc-Generators muß vor dem erneuten Eluieren mindestens 24 Stunden gewartet werden bis sich ein Gleichgewicht zwischen ^{99}Mo (HWZ: 66 Std.) und ^{99m}Tc (HWZ: 6 Std.) eingestellt hat. 14% des ^{99}Mo zerfallen direkt zu ^{99}Tc.

wendbare Tochtersubstanz. Diese läßt sich von der Muttersubstanz durch ein Elutionsmittel (z. B. Kochsalzlösung), das oben auf die Ionenaustauschersäule gegeben wird, trennen. Am unteren Ende der Ionenaustauschersäule läßt sich dann das im Elutionsmittel gelöste Tochternuklid auffangen. Dieser Trennungsprozeß wird als Elution oder Melken des Generators bezeichnet. Eine Elution des Generators ist prinzipiell jederzeit möglich, jedoch variiert die Ausbeute an auswaschbarem Tochternuklid. Daher wird nach dem

Eluieren des Generators eine bestimmte Zeit gewartet, bis sich wieder eine Menge des Tochternuklids angereichert hat. Diesen Vorgang nennt man Regeneration des Generators (Abb. 4.**2**).

Gelangen andere Zerfallsprodukte oder das Mutternuklid in die Elutionslösung, so bezeichnet man dies als Durchbruch des Generators. Durch eine entsprechende Qualitätskontrolle muß dies rechtzeitig erkannt werden, da sonst eine stark erhöhte Strahlenbelastung des Patienten resultiert.

Herstellung von Radiopharmaka

Ein Teil der künstlich hergestellten Radionuklide läßt sich in Lösung direkt als Radiopharmakon verwenden. Beispiele hierfür sind ^{123}J bzw. ^{131}J. Es unterliegt dem normalen Jodstoffwechsel, der mit dieser Substanz untersucht werden kann. Ähnliches gilt mit Einschränkung für das ^{99m}Tc-Pertechnetat, das ein dem Jod sehr ähnliches Stoffwechselverhalten hat. Ein weiteres Beispiel ist ^{201}Thallium, das sich im Organismus analog dem Kalium-Ion verhält. ^{67}Gallium hat im Organismus eine große Ähnlichkeit mit Eisenatomen.

Durch die Koppelung eines kurzlebigen Radionuklids (tracer) mit einer Trägersubstanz (carrier) läßt sich deren Stoffwechsel

Abb. 4.**3** Radiopharmakon.
Das industriell gefertigte Fläschchen (Kit) mit dem Präparat wurde unter sterilen Bedingungen mit ^{99m}Tc-Pertechnetat markiert und in einen Abschirmbehälter aus Bleiglas gesetzt. Präparatenamen, Aktivität, Volumen, Datum und Uhrzeit der Markierung sind auf dem Fläschchen angegeben.

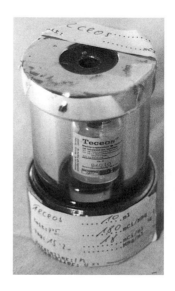

ebenfalls untersuchen. Beispiel hierfür ist [123]Jod-Hippuran, mit dem der Stoffwechsel des Hippurans, das über die Nieren ausgeschieden wird, untersucht werden kann. Als Markierungsnuklid wird jedoch bevorzugt ^{99m}Tc verwendet, da es durch das Generatorsystem mit [99]Mo über längere Zeit in der nuklearmedizinischen Praxis und Abteilung verfügbar ist. Als Beispiele sind hier die ^{99m}Tc-Komplexe mit Phosphatverbindungen zur Knochenszintigraphie, die Kopplung an Makro-Albumin-Aggregate zur Lungenperfusionsuntersuchung oder die Koppelung mit Diäthyl-Tetraamino-Penta-Acetat (DTPA) zur Nierenfunktionsdiagnostik zu nennen.

Diese Trägersubstanzen werden industriell, steril und pyrogenfrei vorgefertigt, in Glasfläschchen angeboten (Abb. 4.3). Sie werden dann, mit sterilem, in Kochsalz gelöstem ^{99m}Tc-Pertechnetat versetzt. Man nennt dies Markierung. Bei der Markierung darf kein Sauerstoff in das Glasfläschchen (Kit) gelangen, da sonst keine vollständige Markierung der Trägersubstanz eintritt und ein nicht erwünschtes Gemisch aus markierter Trägersubstanz und Pertechnetat, die beide natürlich unterschiedliche Stoffwechselwege haben, vorliegt. Die Markierungsausbeute wird bei der Qualitätskontrolle durch eine Papierchromatographie kontrolliert, bei der die markierte Trägersubstanz und das freie Pertechnetat eine unterschiedliche Wanderungsgeschwindigkeit haben. Die Trägersubstanzen müssen nach Angaben des Herstellers gelagert und markiert werden und sind dann unmittelbar zu verwenden. Chemische Kontrollen sichern, daß keine chemischen Veränderungen der Trägersubstanz stattgefunden haben.

Applikation

Bei direktem Umgang mit strahlendem Material sind Gummi- oder Vinylhandschuhe anzuziehen. Vor der Applikation muß man sich vergewissern, daß das richtige Radiopharmakon verwendet wird. Dieses wird hinter einer Bleiabschirmung aus dem abgeschirmten Transportgefäß in eine Spritze aufgezogen und die Aktivität im Bohrlochzähler gemessen. Dann wird die Spritze zur Abschirmung in eine Bleihülle geschoben und sicher abgelegt (Abb. 4.4–6). Bei manchen Untersuchungen (z. B. Nierenclearance) ist eine genaue Impulsratenbestimmung mit einem Szintillationsmeßgerät vor und nach der Injektion erforderlich. Erfolgt die Applikation nicht im Applikationsraum, wird die Spritze in einen abgeschirmten Transportbehälter gelegt.

Applikationsart und -ort hängen von der Untersuchung ab. In den meisten Fällen wird das Radiopharmakon intravenös injiziert.

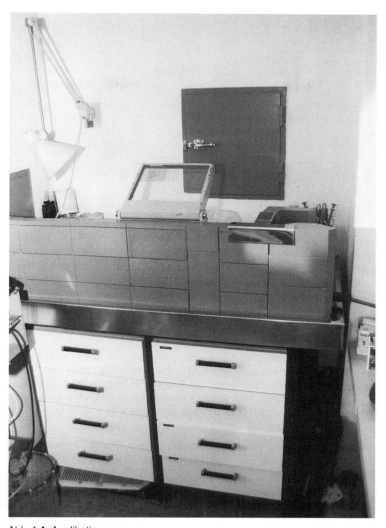

Abb. 4.**4** Applikationsraum.
Im Applikationsraum wird das Radiopharmakon unmittelbar vor der Injektion
hinter einer Bleiabschirmung und einem Sichtschutz aus Bleiglas in eine Spritze
aufgezogen und in einem Dosimeter gemessen. Die Spritze wird dann sofort in
eine Bleiglashülle gesteckt.

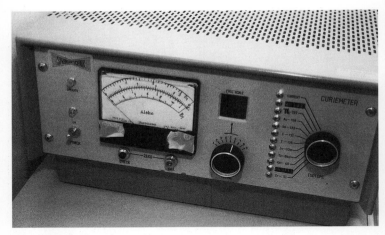

Abb. 4.**5** Dosimeter.
An dem als Szintillationszähler (Abb. 5.4) ausgelegten Dosimeter werden das zu messende Radionuklid (Energiebereich) und der Meßbereich (Verstärkung) eingestellt, bevor die zur Applikation aufgezogene Spritze im Bohrloch gemessen wird.

Dazu wird in der Regel eine Ellenbeuge- oder Handrückenvene aufgesucht (Abb. 4.**7**). Bei schwierigen Venenverhältnissen empfiehlt es sich, die Nadellage zuerst mit einer mit 0,9%igen Kochsalz-(NaCl-)Lösung gefüllten Spritze zu überprüfen und erst dann die Spritze mit dem Radiopharmkon (gegebenenfalls über ein Dreiwegesystem) aufzusetzen, um die Strahlenbelastung gering zu halten. In Einzelfällen erfolgt die Injektion auch über Fußrückenvenen (z. B. Radionuklidphlebographie) oder über die V. jugularis (z. B. Shuntbestimmungen).

Falls bereits ein venöser Zugang (z. B. Infusion) besteht, kann dieser benutzt werden, vorausgesetzt der Ansatz des Systems wurde desinfiziert und dieses mit 0,9%iger NaCl-Lösung gespült, um Wechselwirkungen mit der Infusionslösung zu vermeiden. Ausnahme bilden eiweißhaltige Radiopharmaka (z. B. Lungenperfusionsszintigraphie), die sich an der Innenseite des Kathetermaterials niederschlagen und deshalb über einen kurzen venösen Zugang injiziert werden müssen.

Bei dynamischen Untersuchungen (z. B. Herzuntersuchungen, Kap. 16.4) wird nur ein geringes Volumen mit einer möglichst hohen spezifischen Aktivität (Bolus) über ein Dreiwegesystem injiziert und das System mit 0,9%iger NaCl-Lösung nachgespült (Abb. 4.**8**).

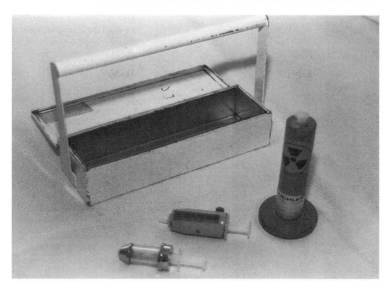

Abb. 4.6 Bleiabschirmungen für Spritzen.
Da für die Finger bei der Applikation die höchste Strahlenbelastung entsteht, werden die aktivitätshaltigen Spritzen in Bleiabschirmungen gesteckt. Zum Transport werden diese zusätzlich in einen Bleibehälter gelegt. Aktives Material sollte stets so kurz wie möglich und in ausreichendem Abstand von Rumpf und Augen in die Hand genommen werden.

Die Applikation bei Kindern muß durch eine erfahrene Person durchgeführt werden und erfordert oft eine Hilfsperson zur Ablenkung und Fixierung des Kindes. Eltern sind dabei hin und wieder überfordert. Bei Säuglingen wird gelegentlich eine Schädelvene zur Injektion benutzt. Es ist manchmal sinnvoll, eine Infusion anzulegen und über diesen Zugang zu injizieren.

Bei Liquorzirkulationsuntersuchungen muß die Aktivität in den Liquorraum injiziert werden. Der Patient darf keinen erhöhten intrakraniellen Druck haben, da es sonst zu schwerwiegenden Komplikationen kommen kann. Die Blutgerinnungswerte müssen normal sein. Bei nach vorne geneigtem, sitzendem Patienten wird nach steriler Hautdesinfektion und Abdeckung in lokaler Anästhesie der Spinalkanal lumbal zwischen dem 4. und 5. Lendenwirbelkörper mit einem sterilen Lumbalpunktionsbesteck punktiert. Die Injektion kann auch in Seitenlage des nach vorne gebeugten Patienten erfolgen.

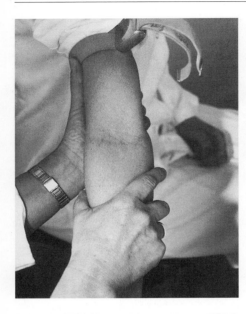

Abb. 4.**7** Fixierung bei
intravenöser Injektion.
Die richtige Fixierung bei
der intravenösen Injektion
ist entscheidend. Bei In-
jektion in eine Ellenbo-
genvene (**a**) wird das El-
lenbogengelenk mög-
lichst überstreckt fixiert.

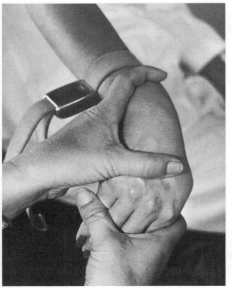

Wird in eine Handrücken-
vene injiziert (**b**), sollte
das gebeugte Handge-
lenk und die Hand fixiert
sein.

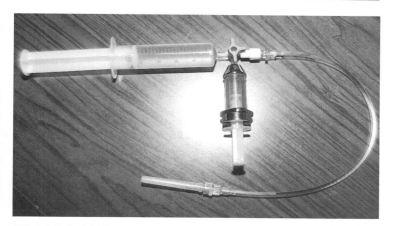

Abb. 4.8 Bolusinjektion.
Bei dynamischen Untersuchungen (z.B. Herzuntersuchungen in First-pass-Technik) ist eine Bolusinjektion notwendig. Dazu wird eine möglichst kleine Menge Radiopharmakon mit einer hohen spezifischen Aktivität aus der bleiabgeschirmten Spritze in ein Dreiwegesystem injiziert. Der Hahn wird auf Durchfluß mit einer mit 0,9%igen Kochsalzlösung gefüllten Spritze gestellt, mit der das System schnell ausgespült wird.

Der Mandrin wird erst nach dem Eindringen in die Dura entfernt. Bei richtiger Lage der Nadel läßt man etwa 1,5 ml Liquor in ein steriles Röhrchen abtropfen und läßt diesen untersuchen. Jetzt wird die Nadel fixiert, die sterile Spritze mit dem Radiopharmakon aufgesetzt und nach geringer Liquoraspiration zur Überprüfung der Nadellage injiziert. Nach dem Entfernen der Nadel wird ein steriles Pflaster auf die Injektionsstelle geklebt. Der Patient sollte anschließend 12 Stunden liegen.

Bei der Untersuchung von lumbalperitonealen (LP) Liquorableitungen wird ebenfalls lumbal punktiert, während bei ventrikuloatrialen (VA) oder ventrikuloperitonealen (VP) Ableitungen das Reservoir unter der Haut aufgesucht wird. Dieses wird nach Entfernung der Haare und Hautdesinfektion in steriler Technik mit einer kurzen Nadel punktiert. Es wird ebenfalls, soweit möglich, Liquor zur Untersuchung entnommen und dann nach sterilem Aufsetzen der Spritze das Radiopharmakon injiziert.

Bei der Radionuklidlymphographie wird die Substanz interstitiell injiziert.

Bei direkten vesikoureteralen Refluxuntersuchungen kann das

Radiopharmakon nach Entnahme einer Urinprobe über einen steril eingeführten Blasenkatheter oder über eine suprapubische Blasenpunktion in die Blase instilliert werden.

Bei Untersuchungen des gastroösophagealen Refluxes wird das Radionuklid, in einem Getränk gelöst, zum Trinken angeboten.

Bei Lungenventilationsuntersuchungen werden radioaktive Gase oder Aerosole aus dem Transportbehälter bzw. dem Vernebler über ein Schlauchsystem mit Mundstück eingeatmet. Um die Abatmung durch die Nase zu verhindern, wird eine Nasenklemme angelegt.

5 Strahlungsnachweis

Dosis

Zur Messung der Strahlung sind verschiedene Einheiten definiert worden.

Als **Energiedosis** wird die auf eine Masse bezogene Strahlenenergie definiert.

$$\text{Dosis} = \frac{\text{Energie}}{\text{Masse}}$$

Sie wird in Gray (Gy) gemessen, wobei dies einem Joule (J) pro Kilogramm (kg) bzw. einer Wattsekunde (Ws) pro kg entspricht. Die alte Einheit war das rad (radiation absorbed dose). 1 rad entspricht 0,01 Gy oder 10 CentiGray (cGy). Die bisher verwandte Einheit Elektronenvolt (eV) kann wie das rad weitergeführt werden.

$$\text{Es gilt: } 1\,\text{Gy} = 1\,\text{J kg}^{-1} = 1\,\text{Ws kg}^{-1}$$

In den alten Einheiten entspricht

$$1\,\text{Gy} = 100\,\text{rad} = 10\,000\,\text{erg g}^{-1}$$

Als **Kerma** („kinetic energy released in matter") ist die Summe der beim ersten Stoß durch indirekt ionisierende Strahlung (z. B. Photonen, Neutronen) freiwerdende Energie definiert. Ihre Einheit ist ebenfalls das Gy.

Die **Äquivalentdosis** gibt die biologische Wirksamkeit der Strahlung an, die von der im Gewebe erzeugten Ionendichte abhängt. Man erhält sie durch Multiplikation der Energiedosis mit einem dimensionslosen Bewertungsfaktor q, der früher als RBW-(relative biologische Wirksamkeit)Wert bezeichnet wurde. Der Bewertungsfaktor q ist für Röntgen-, Gamma- und Betastrahlung 1, für Alphastrahlung 10. Die Einheit der Äquivalentdosis ist das Sievert (Sv); die alte Einheit das rem (radiation equivalent man).

Es gilt: $1\,Sv = 1\,Gy \cdot q = 100\,rem$

Bei der klinischen Dosismessung spielt die **Ionendosis** eine wichtige Rolle, da die Äquivalentdosis nicht direkt bestimmt werden kann. Sie ist wie folgt definiert:

$$Ionendosis = \frac{Ladung}{Masse\ (Luft)}$$

mit der Einheit $\dfrac{Cb}{kg}$, wobei Cb für Coulomb (= 1 Ampere-sekunde) steht.

Das **Roentgen** (R) ist eine besondere Einheit der Ionendosis. 1 R erzeugt in $1\,cm^3$ trockener Luft (Dichte = 1,293 mg pro cm^3 bei einem Druck von 760 Torr und 0° Celsius) eine elektrostatische Einheit (esE) positiver und negativer Ladung. Unter diesen Bedingungen entspricht

$$1\,R = 2{,}58 \times 10^{-4}\ \frac{Cb}{kg}$$

Aus der in R gemessenen Ionendosis läßt sich über die Formel

$$Gy = R \cdot f\text{-Faktor}$$

die Energiedosis berechnen.

Der f-Faktor ist von der Strahlenqualität und dem absorbierenden Material abhängig. Die Werte sind in Tabellen in der DIN-(Deutsche Industrie Norm)Vorschrift 6827 Blatt 1 aufgeführt.

Dosimeter

Da radioaktive Strahlung mit den normalen Sinnesorganen nicht wahrgenommen werden kann, müssen besondere Geräte zu ihrem Nachweis angewendet werden.

Filmdosimeter

Wie Röntgenstrahlung führt auch Beta- und Gammastrahlung zur Schwärzung von strahlenempfindlichen Filmen. Dieses Untersuchungsprinzip wird beim Filmdosimeter ausgenutzt, mit dem sich über die Schwärzung des Films Strahlung nachweisen und durch zusätzliche Filter die Strahlenart und Strahlungsrichtung bestimmen läßt.

Diese Filmdosimeter müssen von jedem in der Nuklearmedizin Beschäftigten getragen werden und monatlich von einer staatlich bestimmten, unabhängigen Stelle ausgewertet werden, um die Strahlenbelastung des Personals zu bestimmen. Die Ganzkörperdosis darf nach der Strahlenschutzverordnung 0,05 Sv (5 rem) im Jahr nicht überschreiten. Die Empfindlichkeit der Filmdosimeter reicht von etwa 0,0005 Sv (50 mrem) bis 5 Sv (500 rem).

Thermoluminiszenz-Dosimeter

Thermoluminiszenz-Dosimeter (TLD) enthalten Calcium- oder Lithiumfluorid. Dieses absorbiert die eingestrahlte Energie der ionisierenden Strahlung und setzt sie beim Erhitzen auf eine bestimmte Temperatur in Form von Licht wieder frei. TLD werden zur Personenüberwachung und zur individuellen Dosisbestimmung verwendet. Im Vergleich zum Filmdosimeter sind sie deutlich empfindlicher, aber auch störungsanfälliger.

Gasdetektoren

Das Ionisierungskammerprinzip von Gasdetektoren beruht auf der Bildung von Ionenpaaren in einem Gasvolumen durch eine einfallende ionisierende Strahlung. Durch eine außen angelegte Gleichspannung können die Ionen in einem Meßgerät einen Stromfluß erzeugen (Abb. 5.1−2). Ist die außen angelegte Spannung gering,

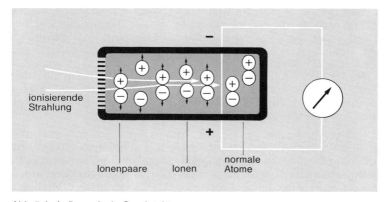

Abb. 5.1 Aufbauprinzip Gasdetektor.
Einfallende ionisiernde Strahlung führt in der Meßkammer des Gasdetektors zur Bildung von Ionen. Durch eine außen angelegte Gleichspannung können diese einen Stromfluß erzeugen.

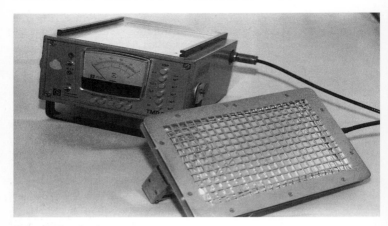

Abb. 5.2 Gasdetektor.
Mobiler Gasdetektor zur Kontaminationsmessung. Am Meßgerät (links) können verschiedene Meßbereiche eingestellt werden. Die Meßkammer ist rechts vorne im Bild zu sehen.

so kommt es noch innerhalb des Gases zu einer Wiedervereinigung der Ionen, ohne daß ein Stromfluß nachweisbar ist. Man nennt dies Rekombination.

Wird die Spannung erhöht, so steigt der meßbare Strom bis zu einem Punkt, an dem ein weiteres Erhöhen der Spannung keinen Effekt mehr auf die Anziehung der Ionen hat. Diesen Spannungsbereich nennt man Sättigungsspannung. Der gemessene Stromfluß stellt ein direktes Maß für die Gesamtanzahl der Ionenpaare pro Zeiteinheit in dem umschlossenen Gas dar. Die so arbeitenden Geräte heißen Ionisationskammern. Alphastrahler rufen aufgrund ihrer höheren Ionisationsdichte einen stärkeren Stromfluß hervor als Betastrahler. Die Geräte werden zur Personenüberwachung und zur Dosiskalibrierung verwendet (Abb. 5.3).

Wenn die Spannung über die Sättigungsspannung hinaus erhöht wird, kollidieren die primär gebildeten Ionen, hier speziell die Elektronen, mit weiteren Gasmolekülen, so daß ein Lawineneffekt entsteht. Man nennt dieses Phänomen Gasverstärkung. Die so arbeitenden Geräte werden als Proportionalzähler bezeichnet. Mit ihnen sind einzelne geladene Teilchen nachweisbar; die Empfindlichkeit ist deutlich höher als bei der Ionisationskammer. Da die hervorgerufenen Stromimpulse jedoch sehr gering sind, ist eine komplizierte Meßelektronik notwendig.

Abb. 5.**3** Kontaminationsmonitor.
An dem als Gasdetektor ausgelegten Kontaminations-
meßgerät werden minde-
stens zweimal täglich die
Hände und Füße auf mögli-
che Kontamination gemes-
sen. Das Meßergebnis wird
schriftlich protokolliert.

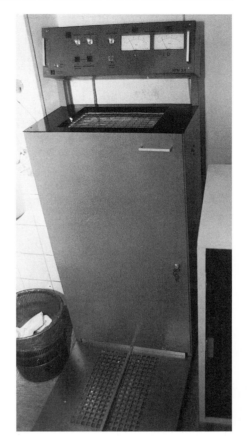

Wird die Spannung weiter erhöht, so ist die Höhe des meßbaren Stromes immer weniger eine Funktion der einfallenden Strahlung, als vielmehr eine Funktion der angelegten Spannung. Dieser Spannungsbereich ist für den Strahlungsnachweis uninteressant.

Bei noch stärkerer Erhöhung der Spannung tritt zusätzlich zum genannten Lawineneffekt im Gas durch die Richtungsänderungen der Elektronen Röntgenstrahlung auf, die ebenfalls wiederum aus der Kathode Elektronen losschlägt und weitere sekundäre Ionenpaare produziert, was in Bruchteilen von Sekunden zu einer Ionisation des gesamten Gasvolumens führt. Der meßbare Stromimpuls steht in keinem Verhältnis mehr zum auslösenden Ereignis. Dies nennt man Geiger-Effekt. Die Spannung, ab der der Geiger-Effekt auftritt, wird Schwellenspannung genannt. Sie wird von einem Plateau gefolgt, über dem die Zählrate langsam steigt. In diesem Spannungsbereich betriebene Geräte heißen Geiger-Müller-Zähler. Mit diesen sind minimale Strahlungsdosen nachweisbar. Nachteilig ist, daß sobald eine Ionisation des Gases stattfindet, ein zweites Ionisationsereignis nicht mehr erfaßt werden kann. Die Zeit, in der der Zähler nicht auf ein zweites Ereignis reagieren kann, wird als Totzeit bezeichnet. Geiger-Müller-Zähler sind relativ langsame Systeme mit einer Totzeit von etwa 4×10^{-4} Sekunden. Ein weiterer Nachteil liegt darin, daß die Geräte relativ unempfindlich für Gammastrahlen sind und anhand der Höhe des Stromimpulses nicht zwischen Alpha- und Betastrahlung unterschieden werden kann. Geiger-Müller-Zähler werden hauptsächlich zur Kontaminationsmessung verwendet.

Szintillationsmeßgeräte

Aufbauprinzip

Der wichtigste Bestandteil eines Szintillationsmeßgerätes ist ein Szintillationskristall. Wird dieser einer Gamma- oder Röntgenstrahlung ausgesetzt, so entstehen in ihm kleine Lichtblitze oder **Szintillationen**.

Als **Lumineszenz** bezeichnet man den Vorgang, bei dem bestimmtes Material durch Photonen zur Emission von sichtbarem Licht angeregt wird. Wenn die Reemission während der Erregung des Materials oder innerhalb von wenigen Sekunden spontan stattfindet, nennt man dies **Fluoreszenz**. Falls die Reemission später, d. h. zwischen mehreren Sekunden oder Stunden auftritt, nennt man dies **Phosphoreszenz**.

In Szintillations-Meßgeräten werden meist Natriumjodid-Kristalle verwendet, die durch Thalliumeinschlüsse „verunreinigt" sind. Ein einfallendes Photon wird im Natriumjodidkristall meist durch einen photoelektrischen Effekt oder einen Compton-Effekt absorbiert. Die sekundären Elektronen erzeugen eine Ionisation innerhalb des Kristalls. Die entstehenden freien Ionenpaare werden durch Kristall-Verunreinigungen „gefangen", und es entsteht eine Kristallerregung, die in Form von Lichtphotonen nachweisbar ist. Das entstehende Licht hat eine Energie von etwa 3 eV oder eine Wellenlänge von 420 nm, entsprechend dem blauvioletten Licht. Nur etwa 10−20% der Ionisationen führen zu einer Szintillation, der Rest der Energie wird in Wärmeenergie umgewandelt. Die temperaturabhängige Lichtemission dauert etwa 0,25 bis 0,5 Mikrosekunden im Natriumjodid-(Thallium-)Kristall. Eine Temperaturänderung des Kristalls um 8°C ändert die Lichtproduktion um etwa 1%. Die Quantität der erzeugten Szintillationen ist proportional zu den durch die einfallende Strahlung hervorgerufenen Ionisationen. Diese werden bei hochenergetischen Gammastrahlen durch mehrere Compton-Effekte und einen photoelektrischen Effekt erzeugt. Man kann somit sagen, daß die hervorgerufene Intensität der Szintillation von der Energie des einfallenden Gammaquants abhängig ist. Da Natriumjodidkristalle Wasser einlagern, müssen sie hermetisch versiegelt sein, um ihre Fähigkeit zur Szintillation nicht zu verlieren.

Das erzeugte Licht hat nur eine sehr geringe Intensität. Um diese in eine meßbare Größe zu bringen, wird das Licht in Elektronen umgewandelt, die dann im Sekundärelektronenvervielfacher, dem Photomultiplier, verstärkt werden. Der Kristall ist optisch mit der photosensitiven Schicht an der Innenfläche einer Vakuumröhre gekoppelt. Diese wird als Photokathode bezeichnet. Wenn auf diese Licht auftrifft, werden Elektronen freigesetzt. Normalerweise setzt etwa jedes 8. Lichtphoton 1 Elektron frei. Die Anzahl der freigesetzten Elektronen ist direkt proportional zur Intensität des Lichts aus dem Kristall. Das primäre, durch Photoemission aus der Photokathode freigesetzte Elektron wird durch eine starke Hochspannung auf eine Dynode hin beschleunigt. Dort schlägt es auf und löst weitere Elektronen aus, die als Sekundärelektronen bezeichnet werden. Diese werden ebenfalls durch eine Hochspannung auf weitere (meist 10) Dynoden hin beschleunigt und lösen dabei an jeder dieser Dynoden ihrerseits wiederum Sekundärelektronen aus. Angenommen, 1 Elektron löst 5 Sekundärelektronen an einer Dynode aus, so entstehen bei 11 Dynoden etwa 5o Millionen Elektronen aus einem primären an der Photokathode entstandenen Elektron. Es ist von größter Wichtigkeit, daß die Hochspannung zwischen den einzelnen Dynoden konstant bleibt, damit diese Relation gleichbleibt. Damit besteht eine Relation zwischen der Energie des einfallenden Gammaquants, den entstehenden Szintillationen und letztlich dem im Photomultiplier entstehenden Spannungssignal. Da die Zahl der Primärelektronen aufgrund der statistischen Wahrscheinlichkeit des Photoeffektes schwankt, unterliegt das Spannungssignal statistischen Schwankungen und hat die Form einer Gaußschen Verteilungskurve.

Das 3. wichtige Bauteil ist die Verstärkerelektronik. Diese verstärkt zusätzlich das aus dem Photomultiplier kommende Spannungssignal. Bei älteren Geräten wurde zwischen einem Vorverstärker, der im Meß- bzw. Kamerakopf angebracht war, und dem eigentlichen Verstärker im Steuergerät unterschieden. Bei modernen Kameras sind beide im Detektorkopf eingebaut. Die Verstärkung (gain) läßt sich meist über einen groben und einen feinen Regelknopf einstellen. Das Verstärkungssystem darf nicht fluktuieren, d.h., der Verstärkungsfaktor muß, einmal eingestellt, konstant gehalten werden. Dies wird als Stabilität bezeichnet. Zum zweiten müssen kleine Signale von niederenergetischen Photonen genauso verstärkt werden wie große Signale von hochenergetischen Photonen, was als Linearität bezeichnet wird.

Das Energiespektrum, das von einem Szintillationsmeßgerät bei der Untersuchung eines monochromatischen Gammastrahlers wiedergegeben wird, ist leider keine scharfe Energielinie, sondern eine Glockenkurve. Mit geringer Verstärkereinstellung ist sie hoch und schmal, bei großer Verstärkung flacher und breiter. Ihre Breite bei halbem Maximum („full width at half maximum" – FWHM) ist geräteabhängig. Ihr schließen sich nach links weitere Kurven an, die durch die Streuung (z. B. Compton-Effekt) und die sekundär entstehende charakteristische Röntgenstrahlung hervorgerufen werden. Um nur die interessierende Gammaenergielinie zu untersuchen, ist daher ein weiteres Gerätebauteil nötig.

Durch den Pulshöhenanalysator werden Impulse, die unterhalb bzw. oberhalb einer festgelegten Schwelle liegen, ausgeblendet. Die Spannbreite zwischen oberem und unterem Schwellenwert bezeichnet man als Fenster.

Die meisten Meßgeräte haben nur eine Fenstereinstellmöglichkeit und werden als Einsignalmeßgerät bezeichnet. Moderne Meßgeräte bzw. Gammakameras haben jedoch mehrere Meßkanäle, in denen verschiedene Fenster eingestellt werden können. Dies hat zwei Vorteile. Zum einen lassen sich durch gleichzeitiges Messen bei einem Radionuklid mit mehreren verschiedenen Energielinien im Vergleich zu Einzelkanalmeßgeräten höhere Zählimpulsraten erreichen. Zweitens können gleichzeitig 2 verschiedene Nuklide, die sich im Energiespektrum unterscheiden, untersucht werden.

Es ist wichtig, daß das Fenster den Gipfel oder Peak des Spannungsimpulses voll erfaßt, da sonst bei gleicher Aktivität eine geringere Zählstatistik resultiert. Wird das Fenster sehr eng gesetzt, d. h. liegen unterer und oberer Schwellenwert nahe beieinander, so werden zwar Störimpulse weitgehend eliminiert, es werden jedoch auch insgesamt deutlich weniger Impulse gezählt. Bei weiter Fenstereinstellung werden mehr Impulse gezählt, die jedoch nicht alle vom untersuchten Nuklid stammen müssen. Das Einstellen des oder der Fenster bezeichnet man als Kalibrierung des Geräts. Diese muß

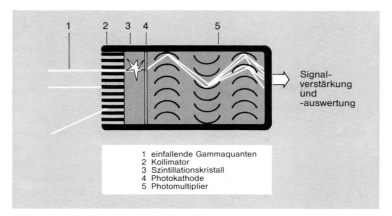

1 einfallende Gammaquanten
2 Kollimator
3 Szintillationskristall
4 Photokathode
5 Photomultiplier

Abb. 5.4 Aufbauprinzip Szintillationsmeßkopf.
Nur Gammaquanten (1), die parallel zu den Lamellen des Kollimators (2) einfallen, können im NaJ-Szintillationskristall (3) einen Lichtblitz erzeugen. Dieser löst an der Photokathode (4) ein Elektron aus, das seinerseits im Photomultiplier (5) vervielfacht wird. Das resultierende Spannungssignal wird verstärkt und ausgewertet.

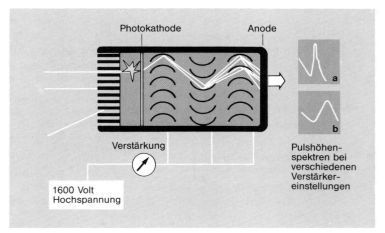

Abb. 5.5 Hochspannungs- und Verstärkerteil.
Die Hochspannung zwischen den einzelnen Dynoden muß gleich sein, und darf sich zeitlich nicht verändern, damit die einfallende Photonenenergie immer zum gleichen Energieausgangssignal z führt. Mit zunehmender Hochspannung und damit Verstärkung des Eingangssignales (a < b) wird der Gipfel (Peak) des Pulshöhenspektrums breiter.

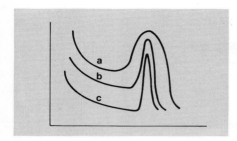

Abb. 5.6 Energiefenster.
Bei abnehmender Fenster-
breite (a>b>c) wird das
Energiesignal (z-Impuls)
schmäler und niedriger.

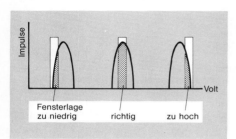

Abb. 5.7 Fensterlage.
Das Fenster muß über dem
Gipfel des Energiespektrums
zentriert sein, um eine möglichst hohe Impulsausbeute
zu erreichen.

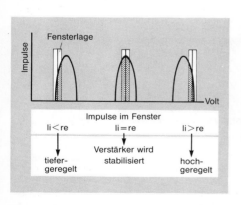

Abb. 5.8 Autopeak.
Der Autopeak ist eine elektronische Schaltung, bei der
das Energiefenster in zwei
Hälften geteilt wird. Die Impulse in beiden Fensterhälf-
ten werden miteinander verglichen und der Energiepeak
wird durch Höher- oder Tief-
erregeln des Verstärkers im
Fenster zentriert.

mindestens 1mal täglich kontrolliert werden, da ein Szintillations-
meßsystem Schwankungen, dem sogenannten Drift, unterliegt.

Die Einstellung des Photopeaks kann manuell erfolgen. Dabei
wird bei feststehendem Fenster und bekanntem Nuklid durch Einre-

geln des Verstärkers die maximale Impulsrate eingestellt. Die meisten modernen Geräte haben eine automatische Peakeinstellung, den sog. Autopeak. Dabei wird das Meßfenster elektronisch in 2 Hälften geteilt und die Meßwerte mit der 1. und 2. Hälfte verglichen. Bei Differenzen regelt die Elektronik den Verstärker nach unten oder oben nach, bis sich beide Hälften angeglichen haben (Abb. 5.4−8).

Szintillationsmeßsonde

Die Szintillationsmeßsonde stellt das einfachste Szintillationsmeßgerät dar. Sie besteht aus einem Natriumjodidkristall, einem Photomultiplier, dem Verstärker, dem Pulshöhenanalysator und der Zählelektronik.

Mit ihr können nur Impulse gemessen, jedoch keine Bilder erzeugt werden. Durch eine vor dem Kristall angebrachte Bleiblende, dem sog. Kollimator, lassen sich die Impulse etwas besser lokalisieren. Das Gerät ist relativ strahlenempfindlich.

Szintillationssonden, die in den Anfangszeiten der Nuklearmedizin die Hauptarbeitsgeräte waren, werden heute noch als „nukleare Stethoskope" zur Bestimmung von Zeitaktivitätskurven über dem Herzen und damit der Ejektionsfraktion eingesetzt. Sie sind ebenfalls im Nierenmeßstand eingebaut. Sie werden auch bei Jodaufnahmemessungen der Schilddrüse eingesetzt. Mit einem Bohrlochkristall versehen werden sie als Probenmeßgerät verwendet.

Teilabgeschirmter Ganzkörper-Nieren-Meßstand

Bei dem aus dem Oberhausen-Meßstand weiterentwickelten teilabgeschirmten Ganzkörper-Nieren-Meßstand werden 4 Szintillationsmeßsonden zur Bestimmung der relativen und absoluten Nierenfunktion verwendet.

Der Meßstand besteht aus einem Tisch, unter dem 2 Meßsonden angebracht sind, die unter die Nierenregion des auf dem Rücken liegenden Patienten eingestellt werden. Diese müssen vorher durch Ultraschall oder durch eine Röntgenuntersuchung lokalisiert und markiert worden sein.

Unterhalb (kaudal) der Harnblase und oberhalb (kranial) der Nierensonden läßt sich jeweils eine Bleiblende einschieben. Kranial bzw. kaudal dieser Bleiblenden mißt jeweils eine weitere Szintillationsmeßsonde die Aktivität des Thorax bzw. der unteren Extremität (Abb. 5.9). Ein angeschlossener Kurvenschreiber nimmt die

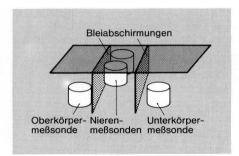

Bleiabschirmungen

Oberkörper- Nieren- Unterkörper-
meßsonde   meßsonden meßsonde

Abb. 5.9 Modifizierter teilab-
geschirmter Nierenmeßplatz
nach Oberhausen.
Durch zwei bewegliche Nie-
renmeßsonden werden Zeit-
aktivitätskurven der Nieren
aufgezeichnet. Die Bleiabschirmungen verhindern, daß
Blasenaktivität oder Nie-
renaktivität die Ober- und Un-
terkörpermeßsonde beein-
flußt, die zur Errechnung der
Ganzkörperaktivitätskurve
verwendet werden.

Zeitaktivitätskurve der beiden Nierensonden und der Ganzkörpersonden auf und zeichnet je eine Zeitaktivitätskurve für die rechte
und linke Niere sowie für den Körperhintergrund. Über einen anges-
chlossenen Prozeßrechner läßt sich aus den beiden Nierenkurven
die relative Nierenfunktion errechnen. Aus den Impulsraten der
injizierten Aktivität und der zu einem definiertem Zeitpunkt ent-
nommenen Serumblutproben läßt sich aus der Ganzkörperkurve
die absolute Nierenfunktion errechnen. Mit Hilfe von Körpergewicht und Größe des Patienten wird diese auf einen Standard normiert.

Rektilinearer Scanner

Scan ist das englische Wort für Abtasten und beschreibt das Wesen
dieses Szintillationsmeßgerätes. Es besteht im Prinzip aus einer
Szintillationsmeßsonde, die an einem beweglichen Arm angebracht
ist und durch einen Motor gesteuert in mäanderförmigen Bewegun-
gen die Aktivitätsverteilung im Patienten abtastet. Diese wird in
Form von Graustufen oder farbkodiert durch Drucker auf Papier
festgehalten. Nachdem der Scanner die zu untersuchende Region
abgefahren hat, ist ein „Mosaik" der Aktivitätsverteilung im Maß-
stab 1:1 entstanden. Dieses kann alternativ auch durch einen Licht-
schreiber auf Röntgenfilm festgehalten werden (Abb. 5.10).

Um die Lokalisationsgenauigkeit zu erhöhen, sind vor dem Kristall Bleilamellen, der sog. Kollimator, angebracht. Die Bleilamellen sind auf einen Punkt ausgerichtet oder fokussiert. Bei Nukliden
mit unterschiedlich hohen Gammaenergien müssen verschiedene
Kollimatoren verwendet werden. Bei niedrigen Energien genügen
dünnere Bleilamellen, um zu verhindern, daß Gammaquanten, die

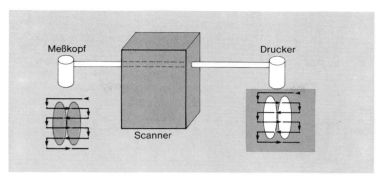

Abb. 5.10 Aufbauprinzip rektilinearer Scanner.
Der Meßkopf des rektilinearen Scanners fährt das zu untersuchende Organ zeilenförmig ab. Die Daten werden durch einen Drucker auf Papier oder Röntgenfilm dokumentiert.

nicht vom Meßpunkt stammen, zum Kristall durchdringen. Bei höheren Gammaenergien müssen die Bleilamellen dicker ausgelegt sein. Dies verhindert ein Durchdringen gestreuter Photonen, führt jedoch zu einer geringeren Zählstatistik, da ein größerer Teil des Kristalls von Blei bedeckt ist und damit nicht mehr zur Messung benutzt werden kann (Abb. 5.**12**).

Der erste Scanner wurde 1950 durch Cassen in den USA entwickelt. Da diese Geräte eine gewisse Zeit brauchen, um den Patienten abzutasten, können mit ihnen keine dynamischen Untersuchungen durchgeführt werden. Außerdem ist im Vergleich zur Gammakamera die Ortsauflösung schlechter. Daher haben die Geräte in der Nuklearmedizin an Bedeutung verloren. Sie werden heute noch vereinzelt zur Schilddrüsendiagnostik eingesetzt.

Gammakamera

Monokristallkamera

Die Gammakamera wurde 1958 durch Anger entwickelt. Bei ihr sind hinter einem großen Szintillationskristall Photomultiplier auf engstem Raum angebracht. Die ersten Kameras hatten 19, später 37, dann 61 und mehr Multiplier. Moderne Großfeldkameras haben 93 Photomultiplier, wobei die technische Entwickung hier noch nicht abgeschlossen ist (Abb. 5.**11**).

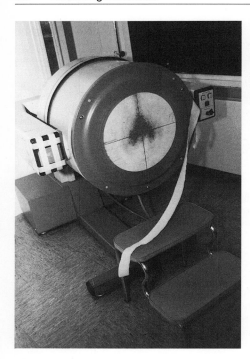

Abb. 5.**11** Monokristallkamera.
Kamerakopf mit aufge-
setztem Parallelloch-Kol-
limator. Im Vordergrund
Fußtreppe und Klettband
zur Fixierung des Patien-
ten.

Die Dicke des Szintillationskristalls ist speziell für niederenerge-
tische Gammastrahlung ausgelegt. Da die Photomultiplier möglichst nahe am Szintillationsort plaziert sind, wird der Compton-
Effekt, der bei dickeren Kristallen auftritt, auf ein Minimum reduziert.

Aufgrund des großen Kamerakristalls kann die Nuklidverteilung in einem entsprechend großen Organ (z. B. der Leber) gleichzeitig untersucht werden. Das „Abtasten" oder „Scannen" des Un-
tersuchungsobjektes entfällt.

Zur exakten Lokalisation des Photons sind wie beim Scanner
Kollimatoren notwendig, um Streustrahlung zu eliminieren
(Abb. 5.**12**). Je nach Energie des untersuchten Nuklids werden Kol-
limatoren mit dickeren (hohe Energien) oder dünneren (niedrigere
Energien) Bleilamellen verwendet. Kollimatoren mit dickeren Blei-
lamellen ergeben längere Aufnahmezeiten und eine schlechtere
Ortsauflösung.

Abb. 5.**12** Kollimatoren.
Je nach Untersuchung muß die Gammakamera mit verschiedenen Kollimatoren ausgerüstet werden.

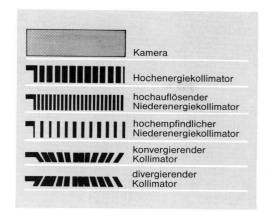

Je kleiner die einzelnen Kollimatoröffnungen sind, um so besser ist die Ortsauflösung des Bildes und umgekehrt. Wird auf eine hohe Impulsrate Wert gelegt, so verwendet man bei gleicher Lamellendicke größere Kollimatorlöcher, die jedoch zu einer schlechteren Ortsauflösung führen. Der meist verwendete Mehrzweckkollimator

Abb. 5.**13** Aufbauprinzip Pinhole-Kollimator.
Mit dem Pinhole-Kollimator, der nach dem Lochkameraprinzip arbeitet, können Vergrößerungsaufnahmen angefertigt werden. Je kleiner die Distanz zwischen Objekt und Kollimatoröffnung $d_1 < d_2$, desto stärker ist die Vergrößerung $a_2 < a_1$.

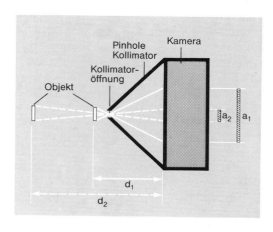

stellt einen Kompromiß zwischen einem hochauflösenden und einem hochempfindlichen Kollimator dar. Der Mehrzweckkollimator hat eine senkrechte Bohrung.

Ein Spezialkollimator ist der divergierende Kollimator, der bei Gammakameras mit kleinem Kristall die Aufnahme eines größeren Objektes erlaubt. Er führt zur Verkleinerung des Bildes. Ein konvergierender Kollimator wird eingesetzt, wenn eine Bildvergrößerung bei der Untersuchung kleiner Strukturen (z. B. Schilddrüse, kindliche Hüftköpfe) erwünscht ist.

Eine maximale Vergrößerung ist mit dem sog. Pinhole-Kollimator möglich (pin hole = winziges Loch, Abb.5.**13−14**). Er hat nur ein kleines Kollimatorloch und funktioniert nach dem Lochkameraprinzip. Die Aufnahmezeiten sind jedoch bei diesem Kollimator sehr lange.

Weitere Spezialkollimatoren sind die sogenannten „Slant-hole"- (Schrägloch-)Kollimatoren, die bei der Herzdiagnostik eingesetzt werden.

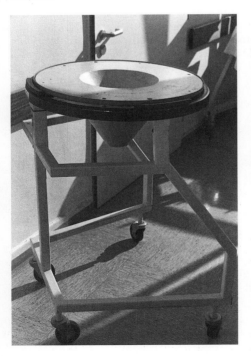

Abb.5.14 Pinhole-Kollimator mit Transportgestell.
Mit Hilfe des Transportgestells werden die schweren Kollimatoren unter den Kopf der Kamera geschoben. Vor dem Anheben des Kamerakopfes müssen die Fixierungsschrauben des Kollimators exakt angezogen werden, um Geräteschäden und Unfälle zu vermeiden.

Ein nur sehr selten verwendeter Kollimator ist der „7-Pinhole"-Kollimator, bei dem die einzelnen Öffnungen auf bestimmte Organtiefen fokussiert sind. Die Aufnahmezeiten sind lange, so daß er nur geringe Verwendung (z.B. zur Herzdiagnostik mit ^{201}Thallium) gefunden hat.

Die einzelnen Photomultiplier der Gammakamera sind in ihrer Verstärkung aufeinander abgeglichen. Das heißt, daß das letztlich resultierende Energiesignal (der z-Impuls) für jeden Photomultiplier auf dasselbe Niveau gebracht wird.

Wenn die Szintillation unmittelbar über einem Photomultiplier stattfindet, erreicht diesen das meiste Licht. Das resultierende Spannungssignal ist schmal und hoch. Die übrigen Photomultiplier werden durch das emittierte Licht ebenfalls erregt. Die Lichtausbeute und damit die Höhe des Spannungssignales nimmt jedoch in Entfernung vom Szintillationspunkt ab, und das Spannungssignal selbst wird breiter. Über elektronische Schaltungen der einzelnen Photomultiplier in x- und y-Richtung und mit Hilfe des Pulshöhenanalysators kann die Gammakamera den Szintillationspunkt genau lokalisieren (Abb. 5.**15**).

Die meisten Gammakameras haben zwei, moderne Gammakameras vier verschieden einstellbare Pulshöhenanalysatoren, wodurch bei Radionukliden mit verschiedenen Energiespektren (z.B. ^{67}Gallium-Citrat) höhere Impulsausbeuten und damit eine bessere Bildqualität erreicht wird. Andererseits lassen sich zwei verschiedene Radionuklide mit unterschiedlichen Energiespektren (z.B. ^{67}Gallium-Citrat und ^{99m}Tc) gleichzeitig untersuchen.

Die Kamera kann in verschiedenen Betriebsarten arbeiten. Bei vorgegebener zu erreichender Impulsdichte (information density – full scan) wird die Aufzeichnung nach dem Start der Kamera solange fortgesetzt, bis die vorgegebene Impulsdichte pro Flächeneinheit in einem mit einem elektronischen Griffel wählbaren Kalibrierungspunkt erreicht ist. Die Gammakamera ordnet danach dem Kalibrierungspunkt, der die höchste Impulsdichte aufweist, die stärkste Schwärzung zu. Alle anderen (weniger aktiven) erhalten eine im Vergleich zum Kalibrierungspunkt geringere Schwärzung. Die einzelnen Aufnahmen haben dann eine gute Abbildungsqualität, sind aber, da dieselbe Schwärzung nicht derselben Impulsdichte entspricht, nicht direkt miteinander vergleichbar.

Bei vorgegebener Aufnahmezeit (preset time – image for image) sind die Schwärzungen verschiedener Aufnahmen miteinander vergleichbar, da sie derselben Impulsdichte entsprechen. Die Abbildungsqualität ist jedoch bei stark unterschiedlichen Impulsdichten schlecht. Daher ist es zur Beurteilung einer Untersuchung (z.B.

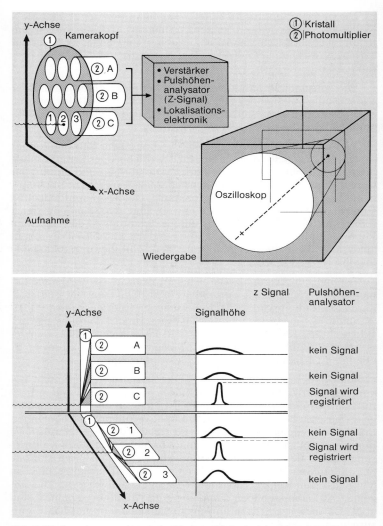

Abb. 5.15 Anordnungsschema der Photomultiplier bei der Monokristallkamera. Die Photomultiplier sind bienenwabenartig hinter dem Szintillationskristall angeordnet und in x- und y-Richtung elektronisch verschaltet.
Das Ausgangssignal der einzelnen Photomultiplier ($2 > 1,3$; $C > B > A$) nimmt mit der Entfernung des Photomultipliers vom einfallenden Photon ab.

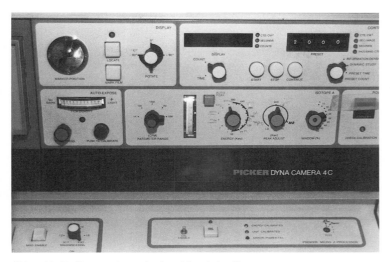

Abb. 5.**16** Bedienungskonsole einer Monokristallkamera.
Vor Aufnahmebeginn wird an der Konsole das zu untersuchende Radionuklid
eingestellt und die Kamera kalibiriert (Bildmitte). Die Aufnahmeparameter
(rechts oben) werden eingestellt und die Filmbelichtungsdaten eingegeben
(links Mitte). Zuletzt erfolgt die Markierung zur Seitenlokalisation der Aufnahme
(links oben). Der Mikroprozessor (unten) sorgt für einen Abgleich der einzelnen
Photomultiplier.

Knochenszintigramm) oft erforderlich, Aufnahmen in beiden Auf-
nahmearten zu haben (Abb.5.**16**).

Die neueren Gammakameras sind mit einem Computer zur
elektronischen Bildverarbeitung gekoppelt. In diesen können die
Aufnahmen elektronisch manipuliert werden; aus Aufnahmen, die
in „preset time" aufgenommen wurden, lassen sich durch elektronische Kontrastanhebung leicht Aufnahmen errechnen, die denen der „preset-count"-Betriebsart entsprechen.

Zur Darstellung von schnell ablaufenden Vorgängen (z.B.
Durchblutungsuntersuchungen) werden Sequenzszintigraphien angefertigt, bei denen die Kamera über einen vorgegebenen Zeitraum
eine definierte Anzahl von Aufnahmen (dynamic study) anfertigt.
Bei Funktionsabläufen, die in verschieden schnellen Phasen ablaufen (z.B. Leberdurchblutung und Ausscheidung eines gallegängi-
gen Radiopharmakons), lassen sich verschiedene Aufnahmese-
quenzen miteinander kombinieren.

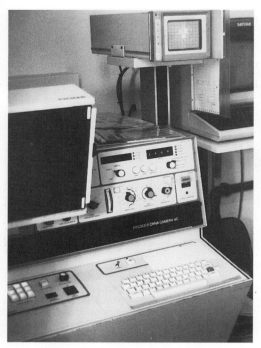

Abb.5.**17** Bedienpult einer Monokristallkamera.
Am Oszilloskop (rechts oben) wird die Position des Patienten vor Aufnahmebeginn kontrolliert. Die Bilder werden auf Röntgenfilm dokumentiert (links Mitte). Dazu muß vor Beginn der Aufnahme das Bildformat gewählt (links unten) und der Schieber der Filmkassette herausgezogen werden.

Die Position des Patienten wird am Oszilloskop kontrolliert und die Aufnahmen auf Röntgenfilm dokumentiert (Abb.5.**17**).

Für dynamische Herzuntersuchungen ist neben einem Computer eine sog. „EKG-Triggerung" notwendig. Sie steuert über die R-Zacke des EKGs als Zeitimpulsgeber die Aufnahmen der Gammakamera.

Die mobile Gammakamera ist eine kleine Gammakamera, die zur Diagnostik auf Intensivstationen entwickelt wurde. Sie ist mit Rädern und meist mit einem Motor versehen und kann so zum Krankenbett transportiert werden. Aufgrund des hohen Gerätege-

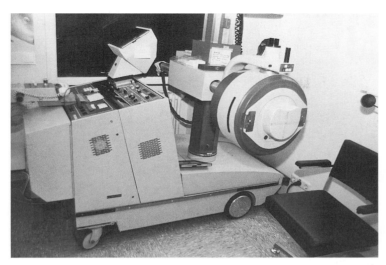

Abb.5.18 Mobile Monokristallkamera.
Die mobile, motorisch bewegbare Gammakamera wurde primär zum Einsatz am Krankenbett (z.B. in Intensivstationen) entwickelt. Sie ist mit einer EKG-Triggerung für MUGA-Herzuntersuchungen ausgestattet. Auf der Abb. wird die mobile Gammakamera mit speziellem Kollimator für Schilddrüsenuntersuchungen eingesetzt.

wichtes und der relativ bewegungsempfindlichen Elektronik hat sie jedoch nur eine mäßige Verbreitung gefunden (Abb.5.**18**).

Ein weiteres Zusatzgerät ist der Ganzkörpertisch. Dieser wird mit einem definierten Tischvorschub unter bzw. über einer entsprechend ausgestatteten Gammakamera bewegt, so daß Ganzkörperszintigramme erstellt werden können (Abb.5.**22**). Meist ist jedoch das Gesichtsfeld der Gammakamera zu schmal, um die gesamte Körperbreite aufzunehmen, so daß entweder ein divergierender Kollimator verwendet werden muß, oder eine Projektion in zwei Arbeitsebenen im sog. Reißverschlußverfahren angefertigt wird. Beides führt jedoch zu einer im Vergleich zum normalen Kamerabild schlechteren Ortsauflösung.

Spezielle Ganzkörperkameras besitzen in der Regel zwei Kameraköpfe, die unter und über der feststehenden Patientenliege bewegt werden. Sie finden bei der Knochenszintigraphie, der Galliumszintigraphie und der Jod-Ganzkörperuntersuchung Anwendung (Abb.5.**19**).

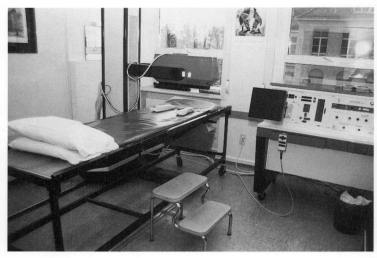

Abb. 5.**19a** Ganzkörperkamera.
Je 1 Kamerakopf befindet sich unter und über der Patientenliege, so daß gleichzeitig eine Aufnahme in ventraler und dorsaler Projektion aufgenommen wird.

Single-Photon-Emmissions-Computer-Tomographie (SPECT)

Die Emmissions-Computertomographie, mit der Schichtaufnahmen der regionalen Aktivitätsverteilung durchgeführt werden, kann prinzipiell in verschiedenen Techniken erfolgen.

Die eine, die nach dem Scanprinzip mit Hilfe fokussierter „7-Pinhole"-Kollimatoren (S. 53) arbeitet, wurde weitgehend aufgegeben. Eine weitere Variante des fokussierten Kollimators wurde mit Ganzkörperscannern eingesetzt; auch diese Methode ist überholt.

Die heute verwendete Technik beruht auf der „rotierenden" Gammakamera mit angeschlossenem Computer (Abb. 5.**20—21**). Dabei wird eine spezielle Monokristallkamera oder eine Doppelkopfkamera vom Rechner gesteuert in definierten Winkelstellungen einmal um die Längsachse des Patienten rotiert. In jeder der definierten Winkelstellungen wird eine Aufnahme angefertigt, deren digitalisierte Bilddaten in einem Computer gespeichert werden. Aus diesen digitalisierten Daten berechnet der Computer axiale, sagittale oder koronare Rekonstruktionen (S. 61).

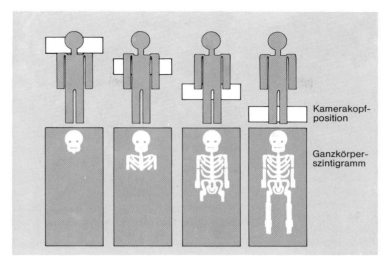

Abb. 5.19b Funktionsweise der Ganzkörperkamera.
Während eines Kamerakopfdurchlaufes entsteht ein komplettes Ganzkörperszintigramm.

Multikristallkamera

Wie der Name bereits sagt, wird bei der Multikristallkamera nicht ein Kristall sondern ein Mosaik von 294 Kristallen verwendet, die durch Bleisepten voneinander getrennt sind. Jedes der in x- und y-Richtung geordneten Kristalle ist durch Lichtleiter mit je 2 Photomultipliern gekoppelt. Von einem Gammaquant wird jeweils nur ein Kristall erregt. Die Szintillation wird durch die zwei zugeordneten Photomultiplier gleichzeitig wahrgenommen und ist durch deren Koordinaten bereits örtlich lokalisiert (Abb. 5.**23**).

Durch diese Geräteauslegung ist eine im Vergleich zur Monokristallkamera 4- bis 5mal schnellere Signalverarbeitung möglich. Von Nachteil sind das relativ kleine Kameragesichtsfeld und die im Vergleich zur Monokristallkamera schlechtere Ortsauflösung.

Die Multikristallkamera wird zur Untersuchung schnell ablaufender Vorgänge (z. B. dynamische Herzuntersuchung und Hirndurchblutungsuntersuchungen) verwendet.

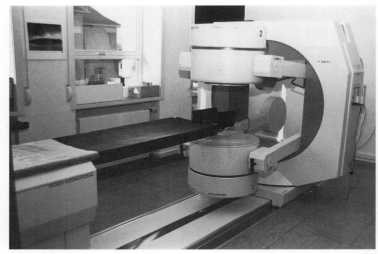

Abb. 5.**20** SPECT-Kamera.
Doppelkopf-SPECT-Kamera in Ausgangsposition für eine Schädeluntersuchung (rechts). Bei Aufnahmen des Rumpfes wird der Patient mit der Liege (links) in die Öffnung des Gerätes (Gantry) geschoben.

Positronen-Emissions-Computer-Tomographie (PET)

Aufgrund ihrer Vernichtungsstrahlung von 511 keV lassen sich Positronenstrahler mit speziellen Emissionscomputertomographen nachweisen. Wegen der hohen Energie können dafür keine normalen Gammakameras eingesetzt werden, da ihre Kristalldicke dafür zu gering ist. Zur Lokalisation des Strahlers muß die Vernichtungsstrahlung simultan durch zwei, sich im Winkel von 180 Grad gegenüberliegende Szintillationskristalle nachgewiesen werden. Dazu ist eine sehr schnelle Elektronik notwendig, um zufällige Ereignisse von den zwei gleichzeitig auftretenden Vernichtungsquanten zu unterscheiden.

Hinsichtlich des Geräteaufbaus sind zwei Konstruktionen möglich: einmal, analog zu einem SPECT-System, eine Doppelkopfkamera, die um den Patienten rotiert wird, zum zweiten eine stationäre ringförmige Detektoranordnung, durch die der Patient, analog zu einem Röntgen-CT-Gerät, entlang der Körperlängsachse bewegt wird.

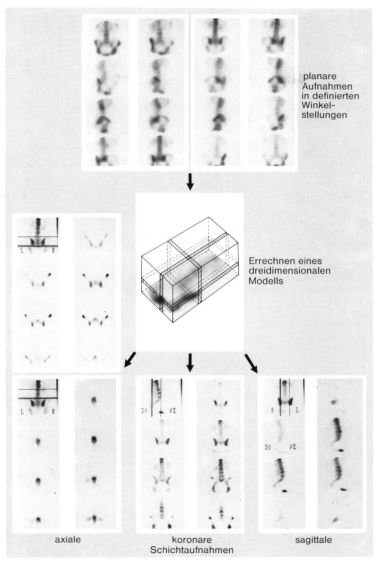

planare
Aufnahmen
in definierten
Winkel-
stellungen

Errechnen eines
dreidimensionalen
Modells

axiale   koronare   sagittale
          Schichtaufnahmen

Abb. 5.**21** Entstehung einer SPECT-Aufnahme am Beispiel eines Skelettszinti-
gramms.

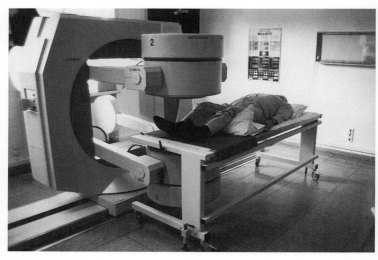

Abb. 5.**22** SPECT-Kamera.
Mit seitlich geschwenkter Gantry und feststehendem Zusatztisch kann die Doppelkopfkamera, auf der Bodenschiene fahrend, als Ganzkörperkamera benutzt werden.

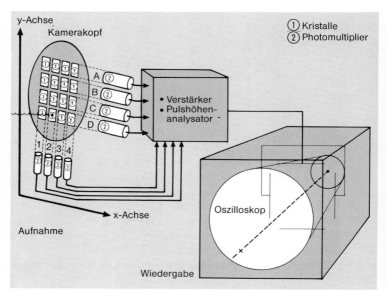

Da sich eine Reihe von natürlichen Stoffwechselprodukten (z. B. Glucose) mit Positronenstrahlern markieren lassen, spielen diese Geräte in der Forschung (z. B. in der Erforschung des Gehirnstoffwechsels) eine wichtige Rolle. Da Positronenstrahler jedoch im Zyklotron hergestellt werden müssen und meist nur eine kurze Halbwertszeit haben, sind die Geräte nur in unmittelbarer Reaktornähe zu betreiben. Die aufwendige Elektronik macht das Gerät zusätzlich kompliziert, so daß es nicht für den klinischen Routinebetrieb geeignet ist. Zur Zeit wird nach Radiopharmaka gesucht, die sich mit kurzlebigen Gammastrahlern (z. B. ^{99m}Tc) markieren lassen und in ihrer Pharmakokinetik den Positronenstrahler entsprechen. Damit wäre es dann möglich, die Ergebnisse der PET auch an SPECT-Geräten erzielen.

Abb. 5.23 Aufbau der Multikristallkamera.
Im getroffenen Kristall (2, D) löst das Photon eine Szintillation aus, die gleichzeitig vom Photomultiplier der Zeile (D) und der Reihe (2) registriert wird.

6 Computer

Grundlagen

Die moderne Nuklearmedizin ist ohne die Verwendung der elektronischen Datenverarbeitung undenkbar. Elektronische Elemente sind bereits in den einzelnen Bauteilen der Gammakamera enthalten.

Die von der Kamera aufgenommenen Bilder können von Oszillographen kurzfristig gespeichert und direkt (analog) auf einem Film (Sofortbildfilm oder Röntgenfilm) festgehalten werden. Eine weitere Bearbeitung und Auswertung der Aufnahmen ist dann nicht mehr möglich. Diese erfordert den Einsatz eines speziellen Computers (Abb. 6.**1–2**).

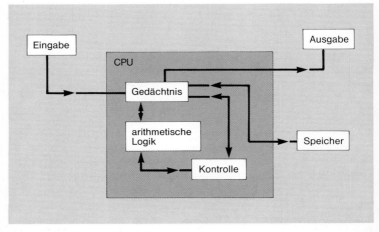

Abb. 6.**1** Schematischer Aufbau eines Computers.

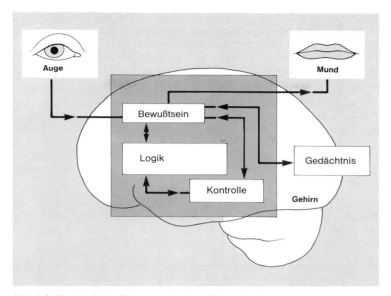

Abb. 6.2 Vergleich der Datenverarbeitung Mensch – Computer.
Um die Datenverarbeitung zu veranschaulichen, lassen sich Parallelen zwischen Computer und Mensch ziehen. Die Zufuhr von Signalen (= Eingabe) erfolgt über die Sinnesorgane (z.B. das Auge). Diese werden im Gehirn (= CPU) verarbeitet und im Gedächtnis (= Speicher) festgehalten. Die Kommunikation mit der Umwelt (= Ausgabe) erfolgt u.a. durch die Sprache. Gott sei Dank ist das Wesen eines Menschen jedoch viel komplexer und komplizierter und besteht nicht nur aus Signalverarbeitung!

Computeraufbau

Ein Computer hat prinzipiell 3 Aufgaben:

– die Aufnahme,
– die Verarbeitung und
– die Wiedergabe von Daten.

Dazu ist er in 5 Bauteile gegliedert. Diese sind der Eingangs-, der Gedächtnis-, der Kontroll-, der Rechen- und der Ausgabeteil.

Die Kontroll- und die Recheneinheit werden als zentrale Verarbeitungseinheit auf englisch als „central processing unit" oder CPU bezeichnet. Diese steuert nach eingegebenen Befehlen oder nach einem vorgegebenen Programm (der Software) den Computer.

Eine Verständigung mit dem Rechner ist über die Eingabegeräte möglich. Diese bestehen meist aus einer Schreibmaschinentastatur („keyboard") und einem Bildschirm (Monitor). Als Eingabegeräte sind aber auch andere Rechner, Lichtgriffel und anderes mehr möglich. Es ist notwenig, daß die Eingabe von Daten in einer für den Rechner verständlichen Art (Sprache) erfolgt.

Ausgegeben werden die Daten des Rechners dann entweder auf einem Monitor oder auf einem Drucker. Sie können auch dazu verwendet werden, andere Geräte oder Rechner zu steuern oder können zur Speicherung auf bestimmten Medien wie Magnetplattenspeicher oder Magnetbandgerät oder in Zukunft auf optischen Platten abgelegt werden. Dort stehen sie dem Rechner zum erneuten Zugriff zur Verfügung.

Die elektromechanischen Teile des Computers, wie Monitor, Eingabetastatur, Kabel, die Recheneinheit und angeschlossene Ausgabe- und Speichereinheiten werden als Hardware bezeichnet (Abb. 6.3).

Als Software bezeichnet man das Betriebsprogramm, nach dem der Rechner geordnet ist, die Anwendungsprogramme und die gespeicherten Daten. Die Software ist in einer Computersprache (z. B. Basic, Fortran, Assembler o. ä.) geschrieben.

Digitales Datensystem

Die in der Nuklearmedizin verwendeten Computer sind in der Regel digitale Computer. Diese verarbeiten im Prinzip nur zwei verschiedene Informationen, die sich als „ja" oder „nein" oder, zahlenmäßig, als 1 oder 0, Stromfluß oder kein Stromfluß, ausdrücken lassen. Mit diesen zwei Informationen läßt sich ein Zahlensystem aufbauen, in dem es nur die zwei Zahlen 1 und 0 gibt. Es wird im Gegensatz zum uns gewohnten dezimalen (d. h. zehn Ziffern enthaltenden) Zahlensystem als binäres Zahlensystem bezeichnet. Die kleinste Einheit dieses Zahlensystems nennt man Bit.

Unser normales dezimales Zahlensystem und das Alphabet können über einen bestimmten Code in dieses binäre System übertragen werden. Über bestimmte Operationen lassen sich jedoch auch Bilder in Zahlen umsetzen (digitalisieren) und damit im Computer bearbeiten. Da der Computer nur zwei Informationen, d. h. ja oder nein, oder 1 oder 0 kennt, kann er diese in unglaublicher Geschwindigkeit voneinander unterscheiden. Durch ein ausreichend häufiges Koppeln solcher Entscheidungen kann der Rechner komplizierteste

Abb. 6.**3a** Computer.
Kameraadaptierter
Rechner (Kandi, Fa.
Krupp) mit Monitor,
Tastatur und Lichtgriffel
(links im Bild) sowie Ma-
gnetbandspeicher
(rechts unten) und
Drucker (rechts Mitte).

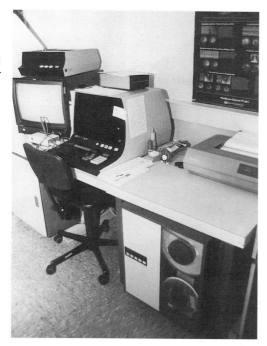

mathematische Rechenoperationen in Bruchteilen von Sekunden
ausführen. Dies wird bei der Bildverarbeitung in der Nuklearmedizin und seit jüngstem in der digitalen Radiologie ausgenutzt.

Analog-digitale Bildumwandlung

Das bei der Gammakamera auf dem Oszilloskop entstehende Bild,
das sog. analoge Bild, muß zur Bearbeitung durch den Computer in
digitale Informationen umgesetzt werden.

Dies geschieht im Analog-Digital-Wandler. Das Bild wird in ein
Netz von gleichgroßen rechteckigen Kästchen, die sogenannte Matrix, zerlegt. Damit entspricht es praktisch einem Mosaik, bei dem
jeder Mosaikstein durch eine x- und eine y-Koordinate charakterisiert ist. Je kleiner die Mosaiksteine, d. h. je größer die Anzahl der
Kästchen und damit die Matrixgröße ist, um so schärfer ist das Bild.
Da hierbei in Zweierpotenzen gearbeitet wird, sind die üblichen

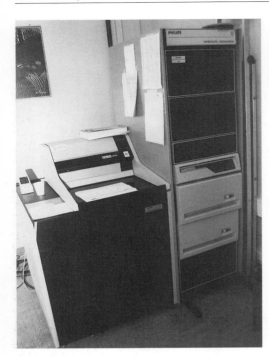

Abb. 6.**3b** Computer. Rechnereinheit eines PDP-11-Computers der Fa. Digital mit zwei fest-installierten Plattenlauf-werken (rechts unten).

Matrixgrößen 64, 128, 512 oder 1 024. Mit zunehmender Matrixgrö-ße steigen jedoch der Speicherbedarf und der Rechenaufwand für den Computer exponentiell an.

Jedem Kästchen oder Bildelement (auf englisch picture ele-ment, abgekürzt pixel) werden eine definierte Anzahl von Grauwer-ten, die der Computer auch farbig markieren kann, zugeordnet. Dies wird als Bildtiefe bezeichnet. Das menschliche Auge ist nur in der Lage, etwa dreißig Graustufen zu unterscheiden, jedoch erheb-lich mehr Farben. Mit dem Computer lassen sich durch entspre-chende Darstellung für das Auge normalerweise nicht erkennbare Graustufenunterschiede sichtbar machen. Je größer die Bildtiefe ist, um so kontrastreicher wird die Abbildung. Der Rechenaufwand für den Computer steigt hierdurch allerdings ebenfalls erheblich an.

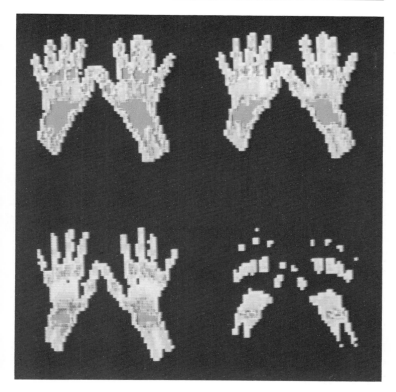

Abb. 6.4 Bildbearbeitung.
Die digitalisierten Bilddaten lassen sich mit Hilfe des Computers bearbeiten. Die Handaufnahmen eines kindlichen Knochenszintigrammes werden in verschiedenen Intensitätstufen wiedergegeben, wodurch die Wachstumsfugen, Knochen und Gelenke besser beurteilbar sind.

Bildbearbeitung

Der Bildbearbeitungscomputer muß vor Beginn der Untersuchung gestartet (gebootet) werden. Dazu wird der Strom eingeschaltet und über die Eingabetastatur der Startbefehl gegeben. Meist fragt der Rechner nach Eingabe des Benutzercodes Datum und Uhrzeit ab.

Damit ist der Rechner betriebsbereit. Zur Aufnahme einer Untersuchung wird mit Start der Gammakamera ein Aufnahmeprogramm des Computers gestartet. Dieses kann entweder vorher individuell zusammengestellt worden oder als Unterprogramm bereits im Rechner vorgegeben sein. Die vom Analog-Digital-Wandler in binäre Zahlen zerlegten, d. h. digitalisierten Bilder werden in die CPU eingelesen. Nach Ablauf der Aufnahmen springt der Rechner wieder in die Betriebsebene zurück.

Die Aufnahmen können durch den Aufruf eines Auswertungsprogrammes entweder verarbeitet oder auf Magnetplatten, Magnetband oder optischer Platte zur späteren Auswertung gespeichert werden. Über Auswertungsprogramme können z. B. einzelne Bilder vergrößert und verkleinert werden. Die Graustufenskala läßt sich verschieben, so daß Bildunterschiede sichtbar gemacht oder verdeutlicht werden können (Abb. 6.**4**). Einzelne Bilder lassen sich addieren oder subtrahieren. Als Glättung bezeichnet man eine mathematische Bildmanipulation, bei der aus den Rohdaten statistische Schwankungen eliminiert werden und dadurch besser interpretierbare Bilder erstellt werden.

Der Computer kann die Impulsdichte eines Bildausschnitts, der „region of interest" oder ROI, angeben oder Aktivitätsprofile innerhalb eines Bildes errechnen. Sind nacheinander mehrere Aufnahmen in derselben Position als sog. Sequenszintigraphie gespeichert worden, so können die Impulsraten der ROIs als Zeitaktivitätskurven wiedergegeben werden. Diese Zeitaktivitätskurven lassen sich durch den Computer mathematisch exakt definieren. Gipfelpunkt, Höhe des Gipfels, Anstiegssteilheit und ihre Relation zu anderen Kurven, lassen sich sehr schnell feststellen. Zusätzlich lassen sich die Aufnahmen nach einer vorgegebenen Reihenfolge sortieren. Dies wird z. B. bei der Herzdiagnostik ausgenutzt. Schließlich lassen sich aus den Originalaufnahmen sog. Funktionsaufnahmen errechnen, die in Bildform nicht mehr die Aktivitätsverteilung des Tracers, sondern Funktionswerte (z. B. die Herzauswurfleistung) in einem Bildpunkt wiedergeben.

Nachdem der Computer die errechneten Bilder und Kurven über einen Digital-Analog-Wandler wieder zu uns verständlichen Bildern zusammengesetzt hat, können diese direkt am Monitor betrachtet werden. Durch den Rechner ist es auch möglich, Bewegungsabläufe durch eine endlose Filmschleife (cine mode) darzustellen. Dies wird z. B. bei Herzuntersuchungen ausgenutzt.

SPECT

Die SPECT ist nur durch den Einsatz eines Rechnersystems möglich. Dieses steuert die Aufnahmen der rotierenden Gammakamera, die in bestimmten Winkelpositionen erfolgen müssen (Abb. 6.5). Die gewonnenen Daten werden im Rechner abgelegt. Durch die Berechnung von Aktivitätsprofilen in jedem Datensatz sowie deren Winkelstellung rekonstruiert der Rechner die Aktivitätsverteilung im Untersuchungsobjekt in drei Dimensionen. Die Daten müssen dabei zusätzlich durch eine komplizierte mathematische Funktion, den Faltungskern, bearbeitet werden, um dargestellt werden zu können. Außerdem ist es möglich, bei der Rekonstruktion die Absorption im Objekt zu berücksichtigen und die Daten entsprechend zu korrigieren. Aus diesen Daten kann der Rechner dann Rekonstruktionen in axialer (transversaler), sagittaler und koronarer Projektion errechnen (Abb. 5.21). Die Daten können auch als kontinu-

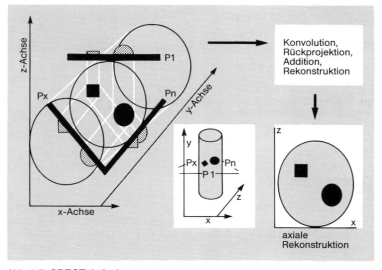

Abb. 6.5 SPECT-Aufnahme.
Die Gammakamera rotiert um die y-Achse um den Patienten. Dabei werden in definierten Winkelstellungen (im Beispiel P1, Pn, Px) Aufnahmen gemacht. Über die mathematischen Operationen Konvolution, Rückprojektion, Addition und Rekonstruktion lassen sich die Bilddaten in der z-x-Ebene (und auch anderen Ebenen) errechnen.

ierlicher Film auf dem Monitor dargestellt werden, wobei sich das
Untersuchungsobjekt scheinbar auf dem Monitor dreht (Abb. 6.**6**).

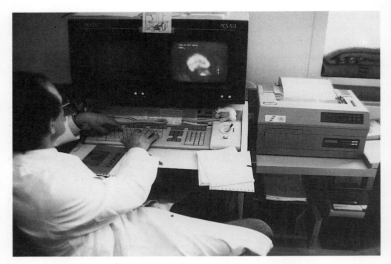

Abb. 6.6 SPECT-Auswertung.
Die Eingabe der Rechnerbefehle erfolgt mit der Tastatur oder dem Joystick
(rechts neben der Tastatur). Auf dem Doppelmonitor werden links die Pro-
grammbefehle angezeigt, während rechts die Bilddaten wiedergegeben werden. Die Dokumentation kann über einen Drucker (rechts im Bild), über eine
Diskette oder auf Röntgenfilm erfolgen.

Datenspeicherung

Die digitalen Daten werden entweder auf einer festeingebauten
oder herausnehmbaren Magnetplatte (Winchesterplatte), auf einer
flexiblen Magnetplatte (floppy disk), auf Magnetband oder auf
einer optischen Platte gespeichert (Abb. 6.**7**). Von diesen Speicher-
medien können alle Daten jederzeit wieder in die CPU eingelesen
werden.

Da sich die Magnetplatten im Plattenlaufwerk mit hohen Ge-
schwindigkeiten drehen und die Magnetleseköpfe sich nur Bruchtei-
le von Millimetern über den Platten befinden, ist eine Kühlung und
Klimatisierung des Rechnersystems und absolute Staubfreiheit er-

forderlich. Es versteht sich von selbst, daß die Magnetplatten schonend behandelt werden müssen, da Verschmutzung und Magnetisierung die Daten zerstören.

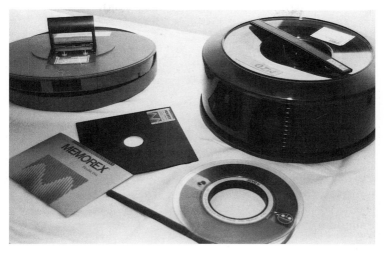

Abb. 6.**7** Datenspeichermedien.
Zur Speicherung elektronischer Daten können Magnetplatten verschiedener Kapazität (obere Bildreihe), Floppy disks (unten links) oder Magnetbänder (unten rechts) verwendet werden.

7 Dokumentation

Radionuklid

Die Anforderung und der Verbrauch von Radionukliden sowie deren Entsorgung sind nach der Strahlenschutzverordnung zu dokumentieren.

Untersuchung

Patienten und Untersuchungsdaten

Für jeden Patienten wird eine Akte angelegt, in der die durchgeführten Untersuchungen schriftlich festgehalten werden. Vor der Untersuchung muß der Patient nach vorausgegangenen nuklearmedizinischen Untersuchungen befragt werden. Die applizierte Aktivität, das verwendete Radiopharmakon und die Applikationsart, der Applikationsort (z.B. rechte Ellenbeuge), Datum und Uhrzeit der Applikation werden ebenfalls notiert.

Untersuchungsergebnisse

Jede nuklearmedizinische Untersuchung muß schriftlich und – soweit möglich – bildlich dokumentiert werden, damit der Untersuchungsablauf und dessen Ergebnisse reproduziert werden können. Bei Untersuchungen, bei denen nur Meßdaten ermittelt werden (z.B. reine Clearancemessung der Nieren), werden diese in einem Meßprotokoll festgehalten. Bei Untersuchungen, bei denen Funktionskurven ermittelt werden (z.B. Oberhausen-Clearance), werden diese ebenfalls archiviert. Bei bildgebenden Untersuchungen an der Gammakamera erfolgt die Dokumentation auf Röntgenfilm oder Papierausdrucken (Abb. 7.1). Die Dokumentation auf Sofortbildfilm ist ebenfalls möglich, jedoch deutlich teurer. Wird ein Com-

Abb. 7.1 Dokumentation.
Filmkassette zur Dokumen-
tation von Aufnahmen auf
Röntgenfilm. Die Kassette
wird in die Halterung der
Gammakamera eingesetzt
und der Schieber der zu be-
lichtenden Seite herausgezogen. Nach Ende der Auf-
nahme wird dieser umge-
kehrt wieder eingeschoben
und der Film in einer Rönt-
genentwicklungsmaschine
entwickelt.

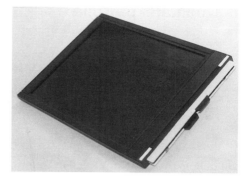

puter zur Bildauswertung eingesetzt, werden oft die Rechnerdaten
auf Magnetplatte oder -band gespeichert, damit nachträgliche Berechnungen möglich sind.

8 Qualitätskontrolle

Da radioaktive Strahlung mit den Sinnesorganen nicht wahrgenommen werden kann, und die Geräte zum Nachweis der Stahlenbelastung kompliziert und damit störanfällig sind, müssen im Interesse der Patienten und des Personalstrahlenschutzes sowie zur Sicherung der Abbildungsqualität regelmäßige Gerätekontrollen durchgeführt werden. Falls bei der Qualitätskontrolle Störungen festgestellt werden, muß das entsprechende Gerät unverzüglich durch einen Techniker untersucht und repariert werden.

Gammakamera

Geringe Änderungen oder gar der Ausfall einer Kamerasystemkomponente und Änderungen der Umweltbedingungen, wie z. B. Änderungen in der Stromzufuhr, Erschütterungen, Temperaturänderungen, Feuchtigkeit, Schmutz, Hintergrundstrahlung sowie Wechselwirkung mit Radiofrequenzen, können die Abbildungseigenschaften einer Gammakamera erheblich verändern.

Es ist eine Kontrolle der Feldhomogenität, der Ortsauflösung, der Linearität und der Sensitivität der Kamera notwendig. Diese sollte täglich durchgeführt werden.

Die „Feldhomogenität" ist die Eigenschaft der Kamera, ein gleichmäßig dichtes Bild über das ganze Detektorfeld zu erzeugen, wenn eine gleichmäßige Strahlenquelle aufgenommen wird. Arbeitet die Kamera – z. B. durch den Ausfall von Photomultipliern – nicht homogen, so täuscht sie Minderanreicherungen vor, die zu gravierenden Fehlentscheidungen bei der Interpretation des Szintigramms führen können.

Es gibt zwei Möglichkeiten, die Homogenität zu kontrollieren. Einmal wird bei aufgesetztem Kollimator eine ^{57}Cobalt-Scheibe oder ein flüssigkeitsgefülltes Flächenphantom, das meist mit ^{99m}Technetium gefüllt ist, auf den Kamerakopf gelegt und die dann angefertigte Aufnahme auf die Homogenität hin untersucht. Wird der Kollimator abgenommen, so wird ein kleines Volumen ^{99m}Technetium in möglichst großem Abstand (mindestens 2 m) vom Kristall aufgehängt und ebenfalls eine Aufnahme angefertigt, die auf Homogenität hin untersucht wird.

Die Impulsrate sollte in keinem Fall 20 000 Impulse pro Sekunde überschreiten, da die Kamera nicht in der Lage ist, eine höhere Impulsrate zu verarbeiten und so Gerätedefekte vorgetäuscht werden.

Die Ortsauflösung, die Linearität und Sensitivität werden mit speziellen Transmissionsphantomen untersucht. Transmissionsphantome sind Scheiben, die verschieden dicke Bleilamellen oder andere geometrische Gebilde in definierten unterschiedlichen Abständen enthalten. Zur Qualitätskontrolle wird das Transmissionsphantom auf den mit einem Kollimator versehenen Kamerakopf gelegt. Darauf wird zusätzlich ein aktivitätshaltiges Flächenphantom gelegt. Wird mit einer punktförmigen ^{99m}Technetiumquelle in mindestens 2 m Abstand von der Gammakamera gemessen, muß vorher der Kollimator abgenommen werden. Auf der mit dieser Geräteanordnung durchgeführten Aufnahme muß das Transmissionsphantom identisch abgebildet werden, um zu gewährleisten, daß die Ortsauflösung und die Wiedergabe der geometrischen Relationen und der Aktivitätsverteilung exakt sind.

Die Kamerakontrollaufnahmen werden ausgewertet und archiviert. Bei SPECT-Kameras sind zusätzlich Phantommessungen zur Überprüfung des Rotationszentrums erforderlich.

Abbildungssystem

Das verwendete photographische System, im Regelfall die Multiformatkamera und die Filmkassetten, das Entwicklungsgerät und die Entwicklungschemikalien müssen regelmäßig kontrolliert und gewartet werden. Weiter wird jeweils morgens ein unbelichteter Film in der Entwicklungsmaschine entwickelt und auf gleichmäßige Transparenz untersucht. Die Kamerakontrollaufnahmen lassen Mängel der Multiformatkamera, der Kassetten, des Entwicklungsgerätes und der Chemikalien erkennen.

Meßgeräte

Die Dosismeßgeräte und Kontaminationsmeßgeräte werden ebenfalls täglich mit einer Standarddosis auf ihre Präzision hin überprüft und der Meßwert in einem speziellen Protokoll festgehalten.

9 Strahlenexposition und Strahlenschutz

Strahlenwirkungen

Ionisierende Strahlen haben im Prinzip eine schädigende Wirkung auf Organismen, da die Ionisierung zur Störung bzw. Schädigung von biologisch wichtigen Eiweißmolekülen führt. Betrifft dieser Schaden Eiweißmoleküle innerhalb der Zelle, kommt es zu einer Funktionsstörung bzw. zum Funktionsausfall der Zelle. Wenn der Zellkern mit seinen Kernsäuren (DNA und RNA) betroffen ist, führt dies zum Zelltod oder zur Änderung des genetischen Materials (Mutation) der Zelle. Handelt es sich dabei um Körperzellen, kann daraus ein Organversagen oder ein bösartiger Tumor entstehen. Bei Schädigung von Keimzellen kann es zu Erbschäden in der folgenden oder gar der übernächsten Generation kommen.

Diese „Störungen" des Organismus laufen auch ohne Nuklearmedizin ständig ab, da wir einer natürlichen Strahlung, die im Mittel in der Bundesrepublik 1,1 mSv pro Jahr (110 mrem pro Jahr) beträgt, ausgesetzt sind. Diese setzt sich einmal aus der äußeren Strahlung, die von natürlichen radioaktiven Elementen im Boden und aus Strahlung aus dem Weltraum stammt, sowie der Strahlung aus inkorporierten radioaktiven Elementen – hier speziell dem ^{40}Kalium – zusammen. Der Körper ist aufgrund von Reparaturmechanismen im Zellkern, der Zelle und dem immunologischen Abwehrsystem durchaus in der Lage, mit diesen Störungen fertig zu werden. Es gibt ernstzunehmende Wissenschaftler, die dieser Strahlung eine wesentliche Rolle in der Evolution zuordnen.

Aus der Therapie mit Röntgenstrahlen, die seit Anfang des Jahrhunderts betrieben wird, kennen wir Strahlenschäden recht gut. Jenseits einer Dosis von 0,2 Sv (20 rem) gibt es eine lineare Dosiswirkungsbeziehung. Bis 2 Sv (200 rem) werden nur geringe Veränderungen beobachtet, danach tritt eine akute Strahlenkrankheit auf. Mehr als 6 Sv (600 rem) Ganzkörperdosis werden normalerweise nicht überlebt.

Deutlich höhere Dosen können vertragen werden, wenn nur Teilbereiche des Körpers einer Strahlung ausgesetzt werden oder die Strahlung über einen längeren Zeitraum verteilt einwirkt.

Unterhalb der Schwelle von 0,2 Sv (20 rem) sind die Verhältnisse unklar, da zu einer statistischen Absicherung der Untersuchungsergebnisse mehr als eine Million Menschen über einen längeren Zeitraum unter gleichen Bedingungen leben und nachuntersucht werden müßten. In diesem Bereich werden die Werte nach unten linear extrapoliert, in der Annahme, damit im sicheren Bereich zu liegen.

Strahlenexposition für Patienten

Dem Patienten wird bei einer nuklearmedizinischen Untersuchung ein Radiopharmakon appliziert. Es verteilt sich im Körper des Patienten gemäß dem physiologischen Stoffwechselweg des Carriers. Dieser weist bereits bei Gesunden eine Schwankungsbreite auf und kann im Krankheitsfall extrem verändert sein.

Die Strahlenexposition des Patienten wird durch die injizierte Aktivität, die Zerfallsart, die Energie und die effektive Halbwertszeit des verwendeten Nuklids bestimmt. Letztere ergibt sich aus der physikalischen und der biologischen Halbwertszeit.

Aus diesen Gründen ist eine individuelle Dosisberechnung in der Nuklearmedizin im Gegensatz zur Röntgenologie nur durch komplizierte mathematische Modelle möglich. Aus mathematischen Berechnungen von Untersuchungen und Dosismessungen bei Tierversuchen ist jedoch eine annähernde Abschätzung der Exposition möglich (Tab. 9.1). Zum Vergleich mit der natürlichen Strahlenexposition werden die Organdosiswerte, nach Verteilungsfaktoren gewichtet, zur sog. effektiven Äquivalentdosis zusammengefaßt. Diese stellt eine fiktive Ganzkörperdosis dar, die dieselbe Risikoerwartung wie die tatsächliche Dosisverteilung hat (Tab. 9.2). Aufgrund ihrer kleineren Körperdimensionen und z. T. noch nicht ausgereifter Organfunktion ist die Strahlenexposition für Kinder bei gleicher Dosis höher. Dies ist umso wichtiger, da man annimmt, daß sich die Strahlenbelastung im Laufe des Lebens addiert, und sich dadurch ein möglicher Schaden aufgrund der längeren Lebenserwartung später manifestieren kann. Im Vergleich zur inneren Exposition ist die externe Belastung des Patienten (z. B. durch Mitpatienten oder Hintergrundstrahlung) gering.

Tabelle 9.1   Strahlenbelastung bei nuklearmedizinischen Untersuchungen

Untersuchung	Dosis	Pharmakon	Energiedosis in cGy (rad) Keimzellen weibl.	männl.	KM	krit. Org.	
Schilddrüse	37 MBq (1mCi)	^{99m}Tc-O-4	0,017	0,012	0,022	SD	0,34
	7,4 MBq (0,2mCi)	^{123}J	0,004	0,003	0,006	SD	4
Lunge (Perfusion)	74 MBq (2mCi)	^{99m}Tc-MAA	0,012	0,008	0,03	Lunge	0,4
Leber, Milz	74 MBq (2mCi)	^{99m}Tc-S-Kolloid	0,011	0,002	0,054	Leber / Milz	0,7 / 0,4
Nieren	74 MBq (2mCi)	^{99m}Tc-DMSA	0,046	0,028	0,070	Niere	1,5
	370 MBq (10mCi)	^{99m}Tc-DTPA				Niere / Blase	0,4 / 6
	370 MBq (10mCi)	^{99m}Tc-Glucoheptonat				Niere / Blase	1,7 / 8
Knochen	555 MBq (15mCi)	^{99m}Tc-MDP	0,195	0,15	0,525	KN / Blase	6,6
Herz	74 MBq (2mCi)	^{201}Tl	1,14	1,08	0,68	Niere	2,9
Galliumszintigramm	111 MBq (3mCi)	^{67}Ga	0,84	0,72	1,72	Kolon	2,7
Nebennierenrinde	74 MBq (2mCi)	^{131}J-Cholesterol	16	2,4	2,4	NN	30

Abkürzungen: KM Knochenmark   krit. Org. kritisches Organ
              SD Schilddrüse   KN   Knochen
              NN Nebenniere

Tabelle 9.2 Effektive Dosis in Prozent der jährlichen natürlichen Strahlenexposition

Organ	Radiopharmakon	Aktivität mCi	MBq	Relative Dosis
Schilddrüse	^{99m}Tc-O4	1,0	37	21
Lunge	^{99m}Tc-Mikrosphären	4,5	167	100
Leber/Milz	^{99m}Tc-S-Kolloid	4,5	167	110
Skelett	^{99m}Tc-Phosphonat	15	555	180
Nieren	^{99m}Tc-DTPA	10	370	185
Hirn	^{99m}Tc-DTPA	12,5	463	230
Herz	^{99m}Tc-Erythrozyten	20	740	260
	^{201}Tl	2	74	350

Strahlenexposition für medizinisches Personal

Die Strahlenschutzverordnung (StrSchV) vom November 1989 enthält die Vorschriften, die beim Umgang mit Radionukliden eingehalten werden müssen. Sie muß in jedem Betrieb zur Einsicht ausliegen. In ihr werden u. a. die maximal zulässigen Dosen für beruflich strahlenexponiertes Personal festgelegt.

Die höchstzulässige Jahresganzkörperdosis beträgt 0,05 Sv (5 rem). Die zulässigen Dosen für einzelne Organsysteme liegen höher.

Tabelle 9.3 Maximal zulässige Strahlenexposition für verschiedene Körperteile

Körperbereich	Maximal zulässige Berufliche Strahlenexposition pro Kalenderjahr	
	Kategorie A	Kategorie B
1. Ganzkörper Knochenmark Gonaden Uterus	50 mSv (5 rem)	15 mSv (1,5 rem)
2. Organe außer 1, 3−4	150 mSv (15 rem)	50 mSv (5 rem)
2. Haut (außer 3) Knochen Schilddrüse	300 mSv (30 rem)	100 mSv (10 rem)
3. Hände Unterarme Füße Unterschenkel sowie jeweils deren Haut	600 mSv (60 rem)	200 mSv (20 rem)

Der Gesetzgeber unterscheidet bei beruflich Strahlenexponierten eine Kategorie B (sie darf nur 1/10 bis maximal 3/10 der höchstzulässigen Dosis erhalten) von Beschäftigten der Kategorie A, die mehr als 3/10 erhalten können. Für alle dürfen die Dosiswerte im Vierteljahr maximal die Hälfte des Jahreswertes betragen (Tab. 9.**3**). Einrichtungen, in denen mit Radionukliden umgegangen wird, sind in zwei Bereiche gegliedert.

Im **Kontrollbereich** besteht die Möglichkeit, daß 3/10 der Grenzdosen bei einer 40-Stunden-Arbeitswoche überschritten werden können. Dieser muß deutlich abgegrenzt und gekennzeichnet sein. Jugendliche zwischen 16 und 18 Jahren dürfen nur unter ständiger Kontrolle, soweit dies zur Ausbildung erforderlich ist, anwesend sein und nur maximal 1/10 der Grenzwertdosen erhalten.

Im **betrieblichen Überwachungsbereich** dürfen im Jahr bei dauerndem Aufenthalt 1/10 der Grenzwerte erreicht werden. Schwangere und stillende Frauen dürfen nicht mit offenen radioaktiven Substanzen umgehen.

Die Strahlenexposition kann durch Inkorporation oder von außen erfolgen. Die Inkorporation als Expositionsursache ist bei Beachtung der Strahlenschutzvorschriften (Essen, Trinken, Rauchen und Schminken ist im Kontroll- und Überwachungsbereich verboten) extrem gering. Die Exposition durch äußere Bestrahlung findet einmal durch den Umgang mit den Radiopharmaka und den radioaktiven Abfällen, zum zweiten durch die zu untersuchenden Patienten statt. Diese liegen bei Beachtung der Strahlenschutzvorschriften (kein unnötiger Aufenthalt in der Nähe von Radioaktivität, Verwendung von Bleiabschirmungen, Vermeidung von und sofortige Beseitigung von Kontaminationen, Kontaminationsmessungen, ggf. Dekontamination) unterhalb der festgelegten Grenzwerte.

Alle beruflich Strahlenexponierten müssen vor Beginn ihrer Beschäftigung von einem besonders ermächtigten Strahlenschutzarzt untersucht werden. Diese Untersuchung ist jährlich zu wiederholen.

Strahlenschutz für den Patienten

Der erste Schritt zum Strahlenschutz für Patienten ist die exakte Indikationsstellung zur Untersuchung. Dabei muß feststehen, daß das Untersuchungsergebnis nicht auf anderem Wege (z. B. durch andere oder bereits vorliegende Untersuchungen) erhalten werden kann. Zum zweiten sollte das Untersuchungsergebnis für den Patienten eine medizinische Konsequenz haben. Es ist daher genau darauf zu achten, daß für den Patienten ein ärztlich begründeter und unterschriebener Untersuchungsantrag vorliegt.

Schwangere dürfen grundsätzlich nicht nuklearmedizinisch untersucht werden. Ausnahme ist der extrem seltene Fall, daß eine akut lebensbedrohliche Situation nicht durch andere Maßnahmen abgeklärt werden kann.

Der zweite Schritt liegt in der sachgerechten Durchführung der Untersuchung. Diese beginnt bei der Bereitung des Radiopharmakons. Die Dosisberechnung muß exakt durchgeführt werden, wobei die jeweils geringstmögliche Dosis zu wählen ist. Dies gilt besonders für Kinder. Diese Maßnahme setzt auch die Exposition für das Personal herab.

Weiter ist die Vorbereitung der Geräte und deren Qualitätskontrolle zu nennen, damit die Untersuchung nicht wegen technischer Mängel wiederholt werden muß.

Bei Radiopharmaka, die über die Nieren ausgeschieden werden, wird der Patient aufgefordert, viel zu trinken und häufig die Blase zu entleeren. Dadurch wird der Harnfluß erhöht und die Gesamtkörperbelastung und besonders die Blasen- und Gonadenbelastung bis auf ein Viertel reduziert.

Bei ^{99m}Tc und ^{131}J oder ^{123}J-Verbindungen wird zur Reduktion der Schilddrüsenbelastung vor und nur bei bestimmten Fragestellungen nach der Untersuchung Perchlorat verabreicht.

Bei Säuglingen und Kleinkindern muß die Windel häufig gewechselt werden, um die Gonadenbelastung gering zu halten.

Patienten sollten vor der Radiopharmakaapplikation nicht im selben Wartebereich sitzen, wie die Patienten, die bereits ihr Radiopharmakon verabreicht bekommen haben.

Strahlenschutz für das Personal

Beachtung der Strahlenschutzvorschrift, Sorgfalt und sauberes Arbeiten sind die Grundlagen für den Strahlenschutz des Personals. Die Teilnahme an Strahlenschutzbelehrungen ist durch die Strahlenschutzverordnung zwingend vorgeschrieben. Der Strahlenschutzbeauftragte ist von Kontaminationen und Betriebsstörungen sofort in Kenntnis zu setzen. Seinen Anordnungen ist Folge zu leisten. Beim Arbeiten mit offener Radioaktivität müssen gekennzeichnete Schutzkleidung und Handschuhe getragen werden. Alle beruflich strahlenexponierten Personen müssen Filmdosimeter tragen. Als zusätzliche Kontrolle können Ionisationsdosimeter (Füllhalterdosimeter) getragen und regelmäßig abgelesen werden. Bei direktem Umgang mit Aktivität werden Ringdosimeter eingesetzt.

Nach jedem direktem Umgang mit offener Radioaktivität, beim Verlassen des Kontrollbereiches, jedoch mindestens zweimal täglich, sind Hände und Füße auf Kontamination zu messen (Abb. 9.**1**). Die Werte müssen schriftlich protokolliert werden. Im eigenen Interesse sollte diese Messung jedoch jedesmal wiederholt werden, wenn direkt mit Aktivität gearbeitet wurde.

Um Inkorporationen zu vermeiden, ist das Essen, Trinken, Rauchen und Schminken im Kontroll- und Überwachungsbereich strengstens untersagt.

Da die äußere Strahlenbelastung mit dem Quadrat des Abstandes abnimmt, sollte man stets von allen Strahlern (z. B. Generatoren, Radiopharmakapräparationen, aktivitätshaltigem Abfall, strahlenden Patienten) soweit wie möglich Abstand halten.

Bei der Knochenszintigraphie mit 555 MBq (15 mCi) ^{99m}Tc-MDP (S. 95) beträgt die Ionendosisleistung in 0,25 m Abstand $40,2 \times 10^{-7}$ Cb kg^{-1} h^{-1} (15,6 mR/h). In einem Abstand von 0,5 m sind es

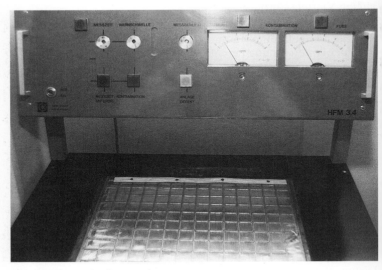

Abb. 9.**1** Kontaminationsmonitor.
Der Hand- und Fußmonitor (s. auch Abb. 5.**3**) zeigt auf einer Skala, durch rotes Warnlicht und Pfeifton eine Kontamination von Händen und Füßen an. Die Meßkammer für die Hände ist am unteren Bildrand zu sehen.

noch $10{,}1 \times 10^{-7}$ Cb kg^{-1} h^{-1} (3,9 mR/h) und in 1 m Entfernung noch $2{,}50 \times 10^{-7}$ Cb kg^{-1} h^{-1} (0,97 mR/h).

Im Applikationsraum sollte man sich möglichst kurz aufhalten. Offene Aktivität und Prüfstrahler müssen im Strahlentresor unter Verschluß gehalten werden.

Wird mit offener Aktivität gearbeitet, so muß dies rasch und unter Benutzung von Bleiblenden, Greifwerkzeug und Bleiabschirmungen für aktivitätshaltige Spritzen erfolgen. Dabei sind Gummihandschuhe zu verwenden, um bei unbeabsichtigter Kontaminierung der Hände, die Dekontamination zu erleichtern. Aktives Material sollte möglichst vom Körper entfernt gehalten werden. Aktive Spritzen sollten nicht direkt am Kolben, sondern nur mit Bleiabschirmung und möglichst in der Nähe des Stempels angefaßt werden. Dadurch läßt sich die Strahlenbelastung der Finger um den Faktor 10 reduzieren, Die Verwendung von Butterfly-Nadeln, Dreiwegehähnen und Kochsalzlösung zum Plazieren der Injektionsnadel ist ebenfalls ratsam. Radioaktive Abfälle müssen sofort in bleiabgeschirmten Behältern entsorgt werden (Abb. 9.2).

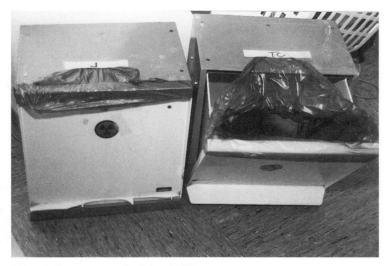

Abb. 9.2 Entsorgung radioaktiver Abfälle.
Radioaktive Abfälle (z.B. leere Spritzen, Tupfer, Handschuhe etc.) werden, nach Radionuklid sortiert, sofort in bleiabgeschirmte Behälter gelegt, bevor sie als radioaktiver Sondermüll entsorgt werden.

Dekontamination

Tritt trotz aller Sorgfalt eine Verunreinigung mit aktivem Material (Kontamination) auf, muß diese beseitigt werden. Der Strahlenschutzbeauftragte der Abteilung und die übrigen Mitarbeiter sind sofort in Kenntnis zu setzen.

Wird bei der Personenmessung eine Kontamination festgestellt, müssen die entsprechenden Kleidungsstücke (z.B. Kittel, Schuhe, Handschuhe) abgelegt und zum Abklingen der Aktivität in speziellen bleiabgeschirmten Behältern gelagert werden. Die kontaminierte Haut wird sofort mit spezieller Waschpaste an einem zur Dekontamination vorgesehenen Waschbecken oder einer Dusche gewaschen und anschließend erneut die Kontamination gemessen.

Bei Kontamination von Gegenständen wird das Ausmaß der Kontamination mit Meßgeräten überprüft und sofort mit dem De-

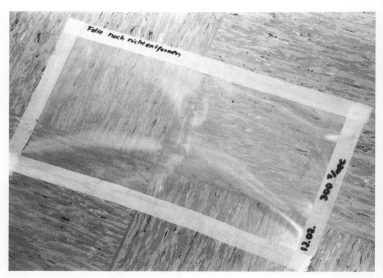

Abb.9.**3** Dekontamination.
Kommt es trotz sorgfältigem Arbeiten zu Kontaminationen (z.B. des Fußbodens), wird das radioaktive Material sorgfältig entfernt. Sind trotzdem noch hohe Aktivitätswerte meßbar, muß der entsprechende Raum gesperrt werden. Bei geringer Strahlung entscheidet der Strahlenschutzbeauftragte, ob die kontaminierte Stelle mit Plastikfolie abgeklebt werden kann, um eine Verschleppung von Aktivitätsresten zu verhindern. Datum, Zeitpunkt und Aktivitätswert werden festgehalten und die Folie erst nach völligem Abklingen der Aktivität entfernt.

kontaminieren (z. B. Aufwischen versprühter Aktivität) begonnen. Dabei muß das Weitertragen der Aktivität (z. B. durch kontaminierte Schuhe, Türklinken, Geräteknöpfe) und eine Kontaminierung des Reinigungspersonals selbst vermieden werden. Falls Fußboden kontaminiert wurde, wird dieser nach der Dekontamination mit wasserdichter Folie abgedeckt. Sind nach der Kontrollmessung die Aktivitätswerte immer noch erhöht, muß der entsprechende Raum bis zum Abklingen gesperrt werden (Abb. 9.3).

10 Patientenversorgung

Vorbereitung

Der Patient meldet sich normalerweise mit einem Untersuchungs-
anmeldebogen oder einem Krankenschein zur nuklearmedizinischen Untersuchung an. Auf diesen Unterlagen müssen Name,
Geburtsdatum, Wohnort, Krankenversicherung und zuweisende
Stelle vermerkt sein. Der Anmeldebogen sollte kurze Daten zur
Anamnese enthalten und die Indikation zur Untersuchung mit klini-
scher Fragestellung, die vom zuweisenden Arzt mit Datum unter-
schrieben sein muß.

Bei der Anmeldung wird der Patient nach vorausgegangenen
radiologischen und nuklearmedizinischen Untersuchungen befragt
und die entsprechenden Befunde werden angefordert, falls sie nicht
bereits zur Anmeldung mitgebracht wurden.

Frauen im gebärfähigen Alter werden nach einer bestehenden
Schwangerschaft gefragt. Falls eine Schwangerschaft nicht ausgeschlossen werden kann, wird die nächste Regelblutung abgewartet
oder der Nachweis eines negativen Schwangerschaftstestes verlangt. Stillende Mütter werden darauf hingewiesen, daß sie für die
Dauer von 10 Halbwertszeiten des verwendeten Radiopharmakons
nicht stillen dürfen.

Bei Schilddrüsenuntersuchungen wird nach der Einnahme von
Schilddrüsenhormonen, schilddrüsenblockierenden Medikamenten (z. B. Carbimazol, Thiouracil und Irenat) sowie nach einer
Jodexposition (z. B. durch Röntgenkontrastmittel, Hautdesinfektionsmittel) gefragt. Falls solche Medikamente angewandt wurden,
muß der untersuchende Arzt vor der Terminvergabe zu Rat gezogen
werden.

Bei Nierenuntersuchungen werden die Patienten aufgefordert,
vor der Untersuchung mindestens einen halben Liter Flüssigkeit zu
sich zu nehmen.

Den Patienten wird die vorgesehene Untersuchung erklärt. Bei Kindern und Jugendlichen muß das Einverständnis der Erziehungsberechtigten eingeholt werden.

Untersuchung

Der Patient kommt am Untersuchungstag zur Anmeldung der Abteilung. Dort sind bereits sämtliche Unterlagen vorbereitet. Die Identität des Patienten wird bei der Anmeldung überprüft. Die auf die Applikation zur Untersuchung wartenden Patienten bekommen einen gesonderten Warteraum zugewiesen.

Nach der Applikation des Radiopharmakons, bei der die Identität des Patienten sowie die Art und die Dosis des vorgesehenen Radiopharmakons nochmals überprüft wird, erfolgt die Untersuchung. Dazu wurden bereits vorher die Geräte und die Patientenlagerung vorbereitet.

Vital gefährdete oder nichtorientierte Patienten und Kinder müssen während des Aufenthaltes in der Abteilung unter kontinuierlicher Beobachtung sein. Bei vitaler Gefährdung des Patienten oder risikoreichen Untersuchungen (z. B. Herzuntersuchungen unter maximaler Belastung) muß ein Arzt beim Patienten anwesend sein. Unabhängig davon müssen alle Mitarbeiter in der Abteilung die Regeln der ersten Hilfe beherrschen und der ärztliche Notfallkoffer muß jederzeit greifbar sein. Innerhalb der Abteilung sollte ein Notfallsignal vereinbart sein, und jeder sollte seine Aufgaben für den Notfall kennen.

Nach der Untersuchung wird der Patient erneut auf Möglichkeiten zur Dosisreduktion (z. B. durch Trinken und häufiges Blasenentleeren bei nierengängigen Radiopharmaka) hingewiesen.

Untersuchung von Kindern

Untersuchungen von Kindern bedürfen besonderer Sorgfalt. Die Erziehungsberechtigten müssen der Untersuchung zustimmen. Diese sollte dem Kind in ihm verständlicher Form erklärt werden. Vor der Radiopharmakaapplikation muß alles bereits vorbereitet sein und zur Injektion ist eine zweite Person zur Fixierung der Injektionsstelle notwendig.

Die Dosis muß bei Kindern aufgrund ihres kleineren Körpervolumens reduziert werden. Die Dosisberechnug wird nach den Tabellen von Gilday u. Mitarb. (Tab. 10.**1**) oder nach der Formel nach Webster durchgeführt. Danach berechnet sich die Kinderdosis:

$$\frac{(\text{Alter in Jahren} - 1)}{(\text{Alter in Jahren} + 7) \cdot \text{Erwachsenendosis}}$$

Trotzdem darf eine minimale Dosis nicht unterschritten werden, da sonst die Aufnahmezeiten zu lange werden und damit die Untersuchungsergebnisse wegen Bewegungsartefakten nicht ausgewertet werden können. Zur Untersuchung sollte der Untersuchungsraum ruhig und etwas abgedunkelt sein. Es ist wichtig, beruhigend auf das Kind einzuwirken. Ruhiges Zureden und „Handhalten" sind wirkungsvoller als Schimpfen und Ringkämpfe, um ein Kind auf dem Untersuchungstisch zu halten. Oft ist die Anwesenheit der Eltern für das Kind beruhigend. Allerdings darf die Mutter nicht schwanger sein. Bei überängstlichen oder aggressiven Eltern hat die Anwesenheit jedoch den gegenteiligen Effekt. Bei Säuglingen hilft oft ein

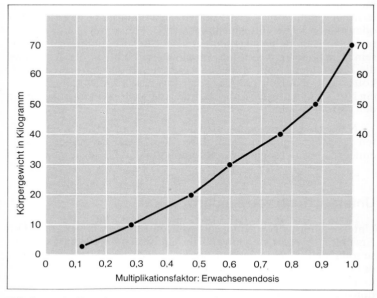

Tabelle 10.**1** Berechnung der Kinderdosis nach Gilday. Sie wird über das Körpergewicht des Kindes in kg und den Multiplikationsfaktor mit der Erwachsenendosis bestimmt.

Schnuller, bei Kleinkindern das Lieblingsstofftier oder die Puppe, die Ängste zu überwinden. Die Kinder haben weniger Angst, wenn die Gammakamera bei der Untersuchung unter der Patientenliege positioniert ist.

Falls durch alle diese Maßnahmen keine Beruhigung des Kindes erreicht werden kann, kann im Ausnahmefall eine Sedierung notwendig werden, die durch den Arzt durchgeführt werden sollte. Das Kind muß unter der Sedierung und in der Aufwachphase permanent überwacht werden.

Vor der Untersuchung muß bei Radiopharmaka, die freies ^{99m}Tc oder ^{123}J enthalten, zur Schilddrüsenblockade Perchlorat oral verabreicht werden. Bei Schilddrüsenuntersuchungen und bei der Suche nach ektoper Magenschleimhaut erfolgt dies nach der Untersuchung. Die Kinder sollen möglichst viel trinken und häufig die Blase entleeren. Bei Säuglingen und Kleinkindern müssen die Windeln häufig gewechselt werden.

11 Skelettsystem

Skelettszintigraphie

Anatomie und Physiologie

Das Skelettsystem besteht aus insgesamt 206 Knochen, die dem Körper als Stützapparat dienen. Die meisten sind durch Knorpel überzogene Gelenke und Bänder untereinander verbunden. Sie können mit Hilfe der zugehörigen Muskeln gegeneinander bewegt werden (Abb. 11.**1—2**).

Die Knochen bestehen zum einen aus Knochenzellen, den Osteoblasten, die Knochensubstanz aufbauen, zum anderen aus Osteoklasten, die Knochensubstanz abbauen. Zwischen ihnen befindet sich die Interzellulärsubstanz, das Osteoid, das aus kollagenen Fibrillen, einer amorphen Grundsubstanz sowie Mineralien besteht. Gewichtsmäßig setzt sich ein normaler Erwachsenenknochen zu ungefähr 5—10% aus Wasser, zu 25—30% aus organischen Anteilen (kollagene Grundsubstanz und Zellen) und zu 65—70% aus anorganischem Material (Mineralien) zusammen. Die wichtigsten Mineralien sind Calcium, das etwa 27% und Phosphate, die 12% des Knochengewichtes ausmachen. Diese liegen im Knochen als Calciumhydroxyapatitkristalle vor.

Die Knochen sind außen mit der Knochenhaut, dem Periost, überzogen. Es folgt der massive Anteil des Knochens, die Kompakta oder Kortikalis, während das Innere des Knochens durch Knochenbälkchen, die Spongiosa, gebildet wird. Zwischen diesen Knochenbälkchen befindet sich das blutbildende bzw. das fetthaltige Knochenmark.

Man unterscheidet Röhrenknochen und Flachknochen.

Der Schaft des Röhrenknochens wird als Diaphyse bezeichnet. Diese erweitert sich an beiden Enden zur Metaphyse, die an die im Kindesalter knorpelige Wachstumszone, die Epiphysenfuge, angrenzt. Als Epiphyse wird der gelenknahe Knochenkern bezeichnet, der im Erwachsenenalter wie die Epiphysenfuge völlig verknöchert und nahtlos in die Metaphyse übergeht (Abb. 11.**3**).

Die Blutversorgung des Knochens erfolgt über ein oder mehrere Gefäße, die beim Röhrenknochen über das Foramen nutritium, das sich in der Mitte des Schafts befindet, eintreten. Die Gefäße verzweigen sich in der Metaphyse in ein kapilläres Netz. Die knorpelige Epiphysenfuge des Kindes und Jugendlichen wird nicht von Gefäßen durchzogen. Die Epiphyse hat im Kindesalter eine eigene Blutversorgung. Nach Schluß der Wachstumsfugen sprossen dann auch Gefäße aus der Metaphyse in die Epiphyse ein.

Zu den flachen Knochen gehören das Schulterblatt und verschiedene Schädelknochen.

Verbindungen zwischen zwei Knochen werden als Gelenke bezeichnet. Eine Synarthrose ist eine nicht bewegliche Verbindung, die aus Bindegewebe oder Knorpel besteht (z. B. die Schädelnähte). Bewegliche Gelenke werden als Diarthrosen bezeichnet. Sie besitzen mit Knorpel überzogene Gelenkflächen, eine bindegewebige Gelenkkapsel und einen Gelenkspalt, der bei einzelnen Gelenken noch mit Verstärkungsbändern, Zwischenscheiben, Gelenklippen und Gleitbeuteln ausgestattet ist. Der Gelenkspalt ist normalerweise ein kapillärer Raum, der die Gelenkschmiere (Synovia) enthält. Im Alter kommt es zu einem zunehmendem Verschleiß des Gelenkknorpels.

Der Knochenstoffwechsel steht unter dem Einfluß des in der Nebenschilddrüse gebildeten Parathormons, das zu einer Mobilisierung des im Knochen vorhandenen Calciums führt. Einen ähnlichen Effekt hat das mit der Nahrung aufgenommene und in Leber und Haut unter Einwirkung von Sonnenstrahlung verstoffwechselte Vitamin D. Calcitonin, das in den C-Zellen der Schilddrüse gebildet wird, hemmt das Parathormon, das die Osteoklastentätigkeit fördert, und führt zu einem vermehrten Einbau von Calcium in den Knochen. Weitere Hormone, die direkt oder indirekt in den Knochenstoffwechsel eingreifen, sind die in der Nebennierenrinde gebildeten Glucocorticoide und Östrogene.

Radiopharmaka

Zur Knochenszintigraphie wurden ursprünglich 72 Gallium (^{72}Ga), 85 Strontium (^{85}Sr), 87m Strontium (^{87m}Sr) und 18 Fluor (^{18}F) verwendet. Wegen ihrer langen Halbwertszeit bzw. ihrer ungünstigen Energiespektren, die zum einem zu einer hohen Strahlenbelastung des Patienten, zum anderen zu schlechten Abbildungseigenschaften führten, werden diese Substanzen heute nicht mehr verwendet.

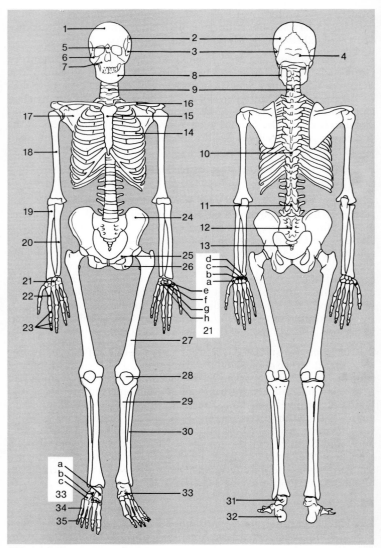

Abb. 11.**1** Anatomie der Knochen.
　　　Schädel:　1 Os frontale, 2 Os parietale, 3 Os temporale, 4 Os occipitale, 5 Os nasale, 6 Os zygomaticum, 7 Maxilla, 8 Mandibula.

Zur Knochenszintigraphie werden heute ^{99m}Tc-markierte Phosphonatverbindungen verwendet. ^{99m}Tc hat eine Gammaenergie von 140 bzw. 142 keV und eine HWZ von 6 Stunden. Die ursprünglich verwendeten Poly- und Pyrophosphate sind heute zugunsten des Methylen-di-phosphonats (MDP) und seiner Variante Hydroxymethylen-di-phosphonat (HMDP) bzw. Dipropylphosphonat (DPD) aufgegeben, die eine höhere Knochen- und eine geringere Weichteilanreicherung aufweisen.

Das Untersuchungsprinzip besteht darin, daß Phosphonatverbindungen durchblutungsabhängig an die Calciumapatitkristalle des Knochens angelagert werden und damit den Knochenstoffwechsel widerspiegeln. Wenn die Blutversorgung unterbrochen ist, eine Knochenläsion den Knochenstoffwechsel nicht verändert oder ein Knochen komplett zerstört ist, läßt sich keine Anreicherung nachweisen.

Intravenös injizierte ^{99m}Tc-Phosphonat-Verbindungen verteilen sich innerhalb der ersten Minuten zuerst entsprechend der arteriellen und dann entsprechend der venösen Durchblutung. Nach etwa

---

Forts. von Abb. 11.1

Wirbelsäule:	9 Halswirbelsäule (HWS): 7 Wirbelkörper, 1. HWK: Atlas, 2. HWK: Axis, 10 Brustwirbelsäule (BWS): 12 Wirbelkörper, 11 Lendenwirbelsäule (LWS): 5 Wirbelkörper, 12 Os sacrum (5 Segmente), 13 Os coccygis.
Rippen:	14 Costae I−XII (12 Rippen, davon 10 mit Sternum verbunden).
Sternum:	15 Sternum (Manubrium und Corpus sterni mit Xyphoid).
Schultergürtel:	16 Clavicula, 17 Scapula (mit Acromion und Coracoid).
Obere Extremität:	18 Humerus, 19 Radius, 20 Ulna (mit Olecranon), 21 Carpus (Handwurzel): proximale Reihe: a) Os naviculare, b) Os lunatum, c) Os triquetrum, d) Os pisiforme; distale Reihe: e) Os multangulum majus, f) Os multangulum minus, g) Os capitatum, h) Os hamatum. 22 Ossa metacarpi 1−5, 23 Digitus (1 mit Grund- und Endphalanx, 2−5 mit Grund-, Mittel- und Endphalanx).
Becken:	24 Os ilium, 25 Os pubis (oberer und unterer Ast), 26 Os ischii.
Untere Extremität:	27 Femur, 28 Patella, 29 Tibia, 30 Fibula, 31 Talus, 32 Calcaneus 33 Tarsus mit a) Os naviculare, b) Os cuboideum, c) Os cuneiforme mediale, intermedium und laterale 34 Metatarsalia 1−5, 35 Digitus 1−5 (1 mit Grund- und Endglied, 2−5 mit Grund-, Mittel- und Endglied).

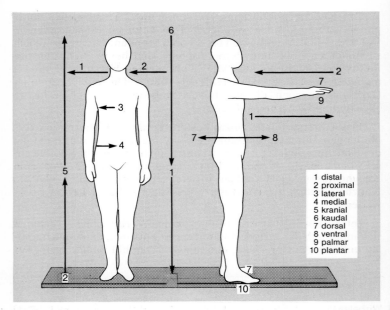

Abb. 11.**2** Anatomische Orientierung. Die Lage von Organen oder Veränderungen wird in Relation zur Körpermitte angegeben.

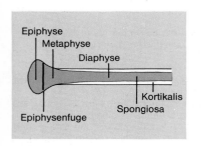

Abb. 11.**3** Aufbau eines Röhrenknochens.

zwei Stunden sind ungefähr 55% der Substanz im Knochen angereichert, während der überwiegende Rest über beide Nieren in die Blase ausgeschieden wurde. Sonstige Weichteilanreicherungen sind pathologisch.

Bei Kindern ist in den Wachstumsfugen (Epiphysenfugen) eine starke Aktivitätsanreicherung nachweisbar (Abb. 11.**4a−e**). Diese stellen sich normalerweise scharf begrenzt als lineare Strukturen dar. Beim Säugling wird bei der Untersuchung mit einem Parallellochkollimator (Abb. 11.**4d**) ein tropfenförmiges Aussehen der Epiphysenfuge vorgetäuscht. Bei Verwendung eines Pinhole-Kollimators (Abb. 11.**5**) läßt sich jedoch die lineare Struktur der Wachstumsfuge erkennen. Mit Einsetzen des Wachstumsfugenschlusses gleicht sich die Aktivitätsanreicherung der der Meta- und Diaphysen an (Abb. 11.**4e**).

Untersuchungstechnik

Vor der Untersuchung müssen gegebenfalls vorher durchgeführte röntgenologische und nuklearmedizinische Voruntersuchungen vorliegen. Das Knochenszintigramm sollte nicht direkt nach einer Röntgenuntersuchung mit Bariumsulfat durchgeführt werden, da Bariumreste im Darm Minderanreicherungen vortäuschen.

Falls keine Kontraindikationen (Nieren- oder Herzinsuffizienz) bestehen, sollte der Patient vor der Untersuchung mindestens 1 Liter Flüssigkeit trinken, um die über die Nieren einsetzende Ausscheidung des Radiopharmakons zu beschleunigen.

Metallteile (Ketten, Ringe, Gürtelschnallen, Schlüssel und Geldbörsen) müssen vor der Untersuchung abgelegt werden, da sie Minderanreicherungen vortäuschen. Ähnlich verfälschte Ergebnisse werden auch durch Herzschrittmacher, Osteosynthesematerial und Totalendoprothesen hervorgerufen, was zu Fehldiagnosen führen kann, wenn die Voraufnahmen fehlen.

Beim Erwachsenen werden maximal 555 MBq (15 mCi) einer ^{99m}Tc-Phosphonatverbindungen intravenös injiziert.

Bei Verdacht auf eine umschriebene Skelettveränderung erfolgt die Untersuchung als Dreiphasenszintigraphie (Abb. 11.**4a−c**). Dazu wird mit Beginn der Bolusinjektion über den Zeitraum von 1 Minute eine Sequenzszintigraphie mit 1 Aufnahme pro Sekunde angefertigt. Dann erfolgen die statischen Frühaufnahmen (Blutpoolphase) des betroffenen Skelettareals. Nach mindestens 2 Stunden werden Aufnahmen des gesamten Skeletts in ventraler und dorsaler Projektion durchgeführt und durch Zielaufnahmen klinisch oder szintigraphisch auffälliger Regionen ergänzt. Falls nach diffusen Skelettveränderungen gesucht wird, erfolgen die ersten Aufnahmen nach 2 Stunden.

Die Untersuchung erfolgt mit wenigen Ausnahmen als Ganzkörperszintigraphie (Abb. 11.**4e−f**), die entweder mit einer Gammakamera mit Ganzkörperzusatz oder mit Einzelaufnahmen an einer Großfeldkamera durchgeführt werden kann (Abb. 11.**4d**).

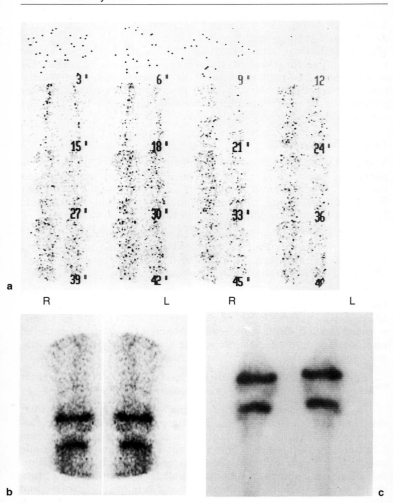

Abb. 11.**4a−c** Normales Dreiphasen-Knochenszintigramm.
Die Dreiphasenszintigraphie der Kniegelenke eines 3 Jahre alten Mädchens zeigt in den Perfusionsaufnahmen (**a**) eine seitengleiche arterielle Durchblutung. Die statische Frühaufnahme (**b**) zeigt die beginnende Anreicherung der Substanz in den Knochen und besonders in den Wachstumsfugen (Epiphysenfugen). Auf dem statischen Knochenszintigramm nach 2 Stunden (c) erkennt man gut die Anreicherung in den Knochen und den sich linear darstellenden Epiphysenfugen. Die Weichteile sind fast aktivitätsfrei.

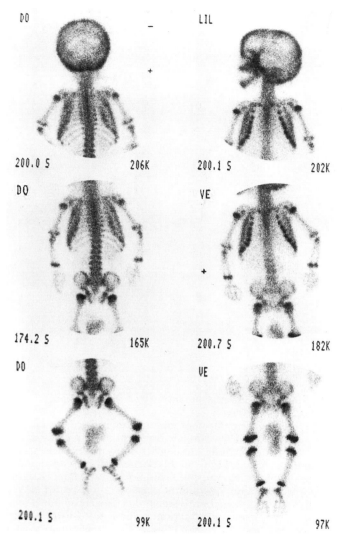

DO

LIL

200.0 S   206K

200.1 S   202K

DO

VE

174.2 S   165K

200.7 S   182K

DO

VE

200.1 S   99K

200.1 S   97K

Abb. 11.4d Normales Skelettszintigramm: Säugling.

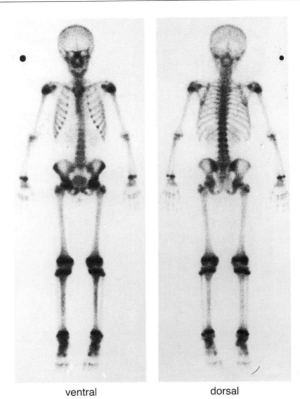

ventral   dorsal

Abb. 11.**4e** Normales Skelettszintigramm: Kind.

Zur Untersuchung mit der Gammakamera wird ein hochauflösender Tc-Kollimator verwendet. Bei bestimmten Fragestellungen und bei der Untersuchung kleiner Strukturen (kindliches Hüftgelenk, Handwurzel oder Fußwurzelknochen) ist eine optimale Ortsauflösung erforderlich, weshalb ein konvergierender Kollimator oder besser ein Pinhole-Kollimator zur Vergrößerung eingesetzt wird (Abb. 11.**5**). Speziell im Bereich des Gesichtschädels und der Wirbelsäule sind Zusatzinformationen durch eine SPECT-Untersuchung möglich (Abb. 5.**21**). Die Untersuchung mit einem rektilinearen Scanner ist aufgrund der schlechten Ortsauflösung und der langen Aufnahmezeit heute überholt.

Um die Aktivitäten miteinander vergleichen zu können, müssen die Aufnahmen nach vorgegebener Zeit (preset time) aufgenom-

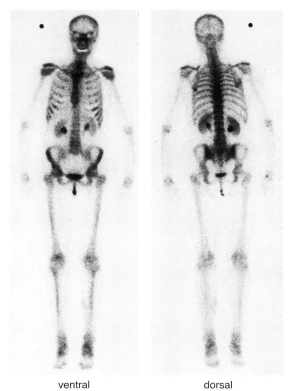

ventral   dorsal

Abb. 11.**4f** Normales Skelettszintigramm: Erwachsener.

men werden. Gelegentlich sind zusätzliche Aufnahmen in mehreren
Projektionen (z. B. Seit- bzw. halbaxiale Aufnahmen des Beckens
bei Sakrumveränderungen bzw. Restharn) zur weiteren Differenzierung notwendig (Abb. 11.**6–7**).

Der Patient soll vor Anfertigung der 2-Stunden-Aufnahmen die
Blase entleert haben, um Überlagerungen von Blase und Becken-
knochen zu vermeiden. Kontaminationen durch aktivitätshaltigen
Urin müssen als solche erkannt werden. Nach Dekontamination ist
eine zweite Dokumentationsaufnahme erforderlich.

Zur exakten Beurteilung von Knochenszintigrammen bei Kindern sind wegen der hohen Aktivitätsanreicherung in den Wachstumsfugen mehrere Expositionen, die auf die Wachstumsfuge bzw.
auf die Diaphyse kalibriert sind, notwendig. Bei digitalisierter Auf-

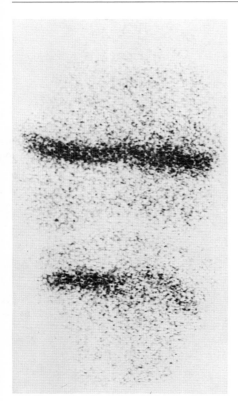

Abb. 11.5 Pinhole-Aufnahme eines kindlichen Kniegelenkes.
Zur Beurteilung kleiner Details (z. B. Epiphysenfugen) sind oft Vergrößerungsaufnahmen in Pinhole-Technik erforderlich (vgl. Abb. 11.4).

nahmetechnik ist dies nicht mehr nötig, da am Computer durch Änderung der Schwellenwerte der Aufnahme die Wachstumsfugen und die Diaphysen ausgewertet werden können.

Um die Strahlenbelastung zu reduzieren wird der Patient auch nach Ende der Untersuchung aufgefordert, möglichst viel zu trinken und häufig die Blase zu entleeren.

Klinische Anwendung

Im Vergleich zu Röntgenaufnahmen hat das Skelettszintigramm eine deutlich höhere Sensitivität, jedoch eine geringere Spezifität.

Die Reihenfolge der aufgeführten Indikationen ist nach didaktischen Gesichtpunkten und nicht nach der klinischen Gewichtung vorgenommen.

Abb. 11.6 Sitzaufnahmen-Technik.
Der Patient wird auf die 45 Grad nach vorne gekippte Gammakamera gesetzt und am Oszilloskop die Freiprojektion der Symphyse von der Harnblase kontrolliert. Der Kamerakopf muß unbedingt festgestellt sein!

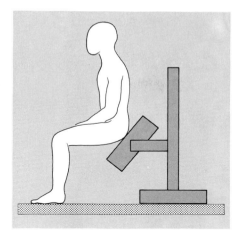

Die Normalbefunde bei Kindern und Erwachsenen sind durch Abbildungen illustriert (Abb. 11.**4a−f**).

Beim älteren Erwachsenen ist eine geringe Mehranreicherung in der unteren Lendenwirbelsäule den Hüft-, Knie- und Sprunggelenken bei beginnendem Gelenkverschleiß (Arthrose) als normal anzusehen. Ist die **Arthrose** aktiv, so ist eine deutliche Mehranreicherung im betroffenen Gelenk nachweisbar.

Die Knochenszintigraphie kann zur Feststellung des **Wachstumsfugenschlusses** bzw. des vorzeitigen Schlusses der Schädelnähte eingesetzt werden.

Bei **Skelettdysplasien** ist eine Beurteilung des Knochenstoffwechsels möglich. Die **fibröse Dysplasie** zeigt eine starke Mehranreicherung im betroffenen Knochen.

Eine Hauptindikation zur Skelettszintigraphie liegt in der **Früherkennung und Differenzierung von Weichteil-, Gelenks- (septischer Arthritis) und Knochenmarksentzündung (Osteomyelitis)**. Dafür ist eine Dreiphasenszintigraphie des betroffenen Skelettareals unerläßlich.

Bei der **Weichteilentzündung** zeigen die Perfusions- und Frühaufnahmen eine deutliche Hyperämie, während der Knochenstoffwechsel auf den Spätaufnahmen nicht oder nur gering vermehrt ist.

Bei einer **eitrigen Gelenkentzündung** (septischen Arthritis) ist auf den Perfusions- und Frühaufnahmen ebenfalls eine deutliche

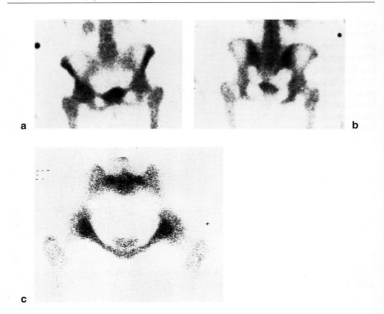

Abb. 11.7a–c Sitzaufnahme.
Auf planaren Aufnahmen in ventraler (**a**) oder dorsaler (**b**) Richtung ist die Blase oft nicht von einer Anreicherung in der Symphyse bzw. im Os sacrum zu trennen. Dies gelingt durch eine Sitzaufnahme (**c**), bei der sich die Blase von der Symphyse und vom Sakrum freiprojiziert.

Hyperämie, die sich auf das betroffene Gelenk bezieht, nachweisbar. Die 2-Stunden-Aufnahme kann entweder eine aufs Gelenk bezogene Mehranreicherung zeigen oder, falls der eitrige Gelenkerguß zu einer Durchblutungsdrosselung im Gelenk geführt hat, normal oder vermindert erscheinen. Im letzteren Fall ist jedoch auch die Frühphase negativ. Ist die eitrige Gelenkentzündung das Resultat einer ins Gelenk eingebrochenen Knochenmarksentzündung (Osteomyelitis), so ist in der angrenzenden Metaphyse ein stark vermehrter Knochenumbau nachweisbar.

Die **Osteomyelitis** läuft bevorzugt in den Metaphysen des jugendlichen Knochens ab, da die über die Blutbahn eingeschwemmten Bakterien und Viren dort im Kapillarstrombett hängen bleiben. Bei der Drei-Phasen-Knochenszintigraphie zeigt sich in der betroffenen Metaphyse auf den Perfusions- und Frühaufnahmen eine

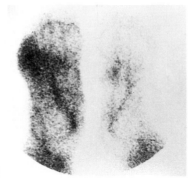
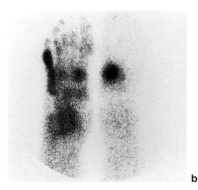

a

b

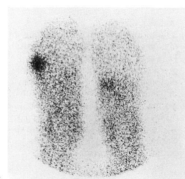

c

Abb. 11.**8a−c** Akute Osteomyelitis. 47jähriger Mann mit Ulkus am lateralen rechten Fußrand. Im Knochenszintigramm zeigt die statische Frühaufnahme (**a**) eine ausgeprägte Hyperämie des Metatarsale 5 und des Mittelfußes rechts. Zusätzlich sieht man eine Hyperämie im Bereich des Mittelfußes links medial. Auf den 2-Stunden-Aufnahmen (**b**) zeigt sich ein entsprechend vermehrter Knochenumbau. Das Gallium-67-Szintigramm (**c**) zeigt den Entzündungsherd im distalen Metatarsale 5 rechts und im medialen Mittelfuß links.

deutliche Hyperämie. Innerhalb der ersten 48 Stunden kann auf den 2-Stunden-Aufnahmen eine normale oder verminderte Anreicherung nachweisbar sein, da der unter Druck stehende Eiter im eigentlichen Entzündungsfokus zu einer Durchblutungsdrosselung führt. Mit Einsetzen der Knochenreaktion auf die Entzündung kommt es zu einer massiven Mehranreicherung (Abb. 11.**8a−c**).

Handelt es sich um eine subakute oder chronische Osteomyelitis, ist nur ein mäßig vermehrter Knochenumbau nachweisbar. Inwieweit hier Reparationsvorgänge ablaufen oder die Entzündung noch aktiv ist, läßt sich mit einer zusätzlichen ^{67}Ga-Citrat-Untersuchung nachweisen, bei der die Anreicherung die des Knochenszintigramms überschreitet, wenn noch entzündliche Aktivität vorhanden ist (Abb. 11.**9a−c**).

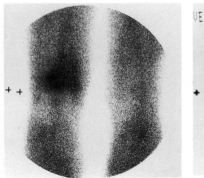

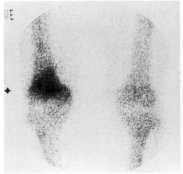

a

b

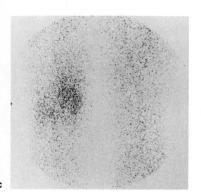

c

Abb. 11.9a−c Chronische Osteomyelitis.
33jähriger Mann mit Osteomyelitis im
distalen Femur rechts. Die statischen
Frühaufnahmen des Knochenszintigrammes (a) zeigen eine Hyperämie,
die 2-Stunden-Aufnahme (b) einen
deutlich vermehrten Knochenstoffwechsel als Reaktion auf die Entzündung. Im Leukozytenszintigramm (c)
ist nur eine geringe Anreicherung im
Bereich des eigentlichen Entzündungsherdes zu erkennen.

Konventionelle Röntgenaufnahmen können zwar innerhalb der
ersten 48 Stunden eine Weichteilschwellung nachweisen, Osteoly-
sen sind jedoch frühestens nach 2−3 Wochen röntgenologisch zu
erkennen und entsprechen einer ausgedehnten Destruktion des ent-
zündeten Knochens. Die Knochenszintigraphie ermöglicht bei der
akuten Osteomyelitis eine frühe Diagnosestellung und Behandlung
sowie das Erkennen von weiteren, klinisch noch nicht erkannten
Osteomyelitisherden, so daß bei früh einsetzender antibiotischer
Behandlung das Stadium der Knochendestruktion, die sich im
Röntgenbild manifestiert, verhindert werden kann.

Knochenentzündungen nach operativen Eingriffen (Platten-
osteosynthese, künstlicher Gelenkersatz) sind aufgrund des durch
die Operation bedingten erhöhten Knochenstoffwechsels schwierig
zu diagnostizieren. Eine Dreiphasenszintigraphie ist unerläßlich,

und die Diagnose läßt sich oft nur durch eine zusätzliche ^{67}Ga-Citrat-Untersuchung bzw. eine Leukozytenszintigraphie oder eine Verlaufskontrolle stellen.

Eine Reihe von Erkrankungen, die unter dem Überbegriff **Kollagenosen** zusammengefaßt werden, führen zu nichteitrigen Gelenkentzündungen. Hierzu gehören die **rheumatoide Arthritis** und der **Morbus Bechterew**. Auch bei der **Psoriasis** sind entzündliche Gelenkveränderungen bekannt. Das Drei-Phasen-Knochenszintigramm zeigt auf den Spätaufnahmen in den betroffenen Gelenken eine Mehranreicherung. Mit Hilfe der Perfusions- und Frühaufnahmen läßt sich die Hyperämie und damit der Aktivitätsgrad im befallenen Gelenk beurteilen. Beim Befall der Iliosakralgelenke (ISG) sind diese auf Beckenaufnahmen in dorsaler Projektion im Vergleich zum Normalpatienten sehr gut zu erkennen. Mit digitalisierten Aufnahmen läßt sich ein Quotient aus der Anreicherung in den Iliosakralgelenken und im Kreuzbein (Sakrum) errechnen und zur Verlaufsbeurteilung heranziehen.

Bei den meisten **gutartigen Tumoren** ist eine normale bzw. mäßige Aktivitätsanreicherung nachweisbar.

Ausnahmen stellen das **Osteoidosteom**, das **Osteoblastom** und das **Enchondrom** dar, die eine massiv erhöhte Anreicherung aufweisen. Die **Histiozytose X** zeigt knochenszintigraphisch ein „buntes Bild", das von einer Minderanreicherung über eine normale Knochenanreicherung bis hin zu einem massiv vermehrten Knochenstoffwechsel reichen kann. Bei erhöhtem Knochenstoffwechsel kann szintigraphisch nicht zwischen gutartigen oder bösartigen Tumoren unterschieden werden.

Bei den **bösartigen Knochentumoren** geht das **osteogene Sarkom** wegen seiner Knochenneubildung immer mit einem massiv vermehrten Knochenstoffwechsel einher. Selbst seine Weichteilmetastasen können oft aufgrund ihrer Knochenneubildung die knochenaffine Substanz einlagern und szintigraphisch nachgewiesen werden. Das **Ewing-Sarkom** zeigt zwar meistens einen deutlich vermehrten Knochenstoffwechsel, in Einzelfällen kann jedoch nur eine geringe Mehranreicherung vorliegen. Die **Weichteilsarkome** zeigen auf den Frühaufnahmen meist eine Hyperämie, während auf den Spätaufnahmen oft nur eine geringe oder eine fehlende Anreicherung nachweisbar ist. Zu einer Knochenanreicherung kommt es nur dann, wenn der Tumor unmittelbar dem Knochen anliegt oder in ihn hineinwächst. Durch die Tumorhyperämie kann es aber auch reaktiv zu einer geringen diffusen Mehranreicherung kommen, ohne daß eine Knochenbeteiligung vorliegt. Das **Neuroblastom**, ein bösartiger kindlicher Tumor, der von Nervenzellen ausgeht, zeigt in ca. 60% eine Weichteilanreicherung. Seine Knochenmetastasen führen zu einer diffusen Mehranreicherung, die auch zu einer Unschärfe der Wachstumsfugen (Epiphysenfugen) führt. Zu ihrem Nachweis ist eine sorgfältige Untersuchungstechnik notwendig.

Knochenmetastasen treten bei vielen bösartigen Tumoren auf. Die häufigsten Tumoren sind das **Mammakarzinom**, das **Bronchialkarzinom**, das **Prostatakarzinom**, das **Nierenzell-** und das **Schilddrüsenkarzinom**. Etwa 90−95% der Metastasen sind szintigraphisch nachweisbar (Abb. 11.**10a−c**). Die meisten haben eine osteoblastische Komponente oder zeigen eine umgebende Knochenreaktion, so daß es szintigraphisch zu einer Mehranreicherung kommt. Ein Beispiel für den osteoblastischen Metastasierungstyp ist das Prostatakarzinom, das zuerst ins Stammskelett metastasiert und eine massive Mehranreicherung in den Knochenmetastasen erkennen läßt. Liegen rein osteolytische Metastasen vor und fehlt eine Knochenreaktion, so ist szintigraphisch eine Minderanreicherung, in Einzelfällen auch ein falsch-negativer Befund möglich.

Besondere diagnostische Schwierigkeiten bestehen beim **multiplen Myelom**, dessen Knochenmetastasen szintigraphisch nur in ca. 50−60% nachweisbar sind. Die Knochenmetastasierung beim **Neuroblastom** bzw. bei **Leukämien** ist ebenfalls oft schwierig zu erkennen. Hinweis ist eine unscharfe Epiphysenfuge, deren Aktivität langsam in die Metaphysenaktivität übergeht.

Liegt eine diffuse Metastasierung vor, so ist insgesamt ein erhöhter Knochenstoffwechsel („Superscan") nachweisbar (Abb. 11.**11**). Bei inhomogener Anreicherung ist dies auf den Aufnahmen noch zu erkennen, bei homogener Anreicherung hingegen fällt der pathologische Befund jedoch nur im Vergleich mit Normalaufnahmen durch die relativ stärkere Knochenanreicherung und geringere Nierenanreicherung oder in Kenntnis der Flächenimpulsdichte auf.

Knochenszintigraphisch sind **Frakturen** als Mehranreicherungen nachweisbar. Eine gewisse Ausnahme bildet das Schädelskelett, bei dem das Knochenszintigramm nur eine geringe Empfindlichkeit aufweist. Die SPECT erhöht hier die Nachweisempfindlichkeit und trägt im Bereich der Schädelbasis zur besseren Lokalisation einer Läsion bei. Die Knochenszintigraphie wird zum Auffinden röntgenologisch schwer erkennbarer Frakturen (z. B. in der Wirbelsäule und den Rippen), bei Patienten mit Osteoporose oder röntgenologisch nicht sicher faßbarer Fraktur (z. B. Ermüdungsfrakturen bei Sportlern) sowie bei Verdacht auf Kindesmißhandlung durchgeführt.

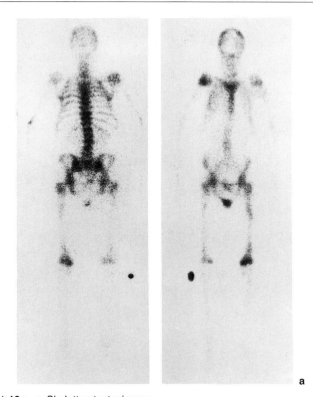

a

Abb. 11.10a–c Skelettmetastasierung.
53jährige Frau mit metastasierendem Mammakarzinom. Das Skelettszintigramm (**a**) zeigt eine mäßige Mehranreicherung im Schädel parietal, im rechten
Schultergelenk sowie im proximalen und distalen Femur beidseits, links mehr
als rechts.

Beim Verdacht auf **Kindesmißhandlung** läßt sich durch Perfusionsaufnahmen des Schädels ein subdurales Hämatom nachweisen.
Eine Frühaufnahme der Nierenregion läßt zusätzliche Nierenverlet-
zungen ausschließen. Die Spätaufnahmen müssen mit größter Sorgfalt durchgeführt werden, um traumatische Epiphysenlösungen erkennen zu können.

Postoperativ ist aufgrund der vermehrten Durchblutung des
Knochens eine Mehranreicherung nachweisbar. Bei künstlichen

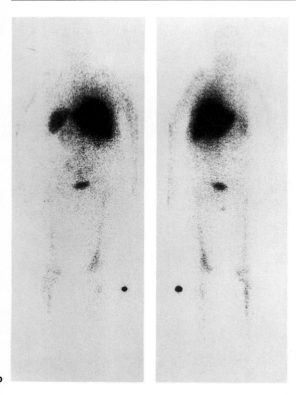

b

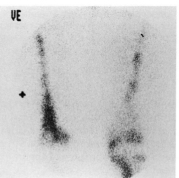

c

Abb. 11.**10** (Forts.)
Das Knochenmarkszintigramm (**b**)
läßt eine fleckige Anreicherung in der
unteren Extremität erkennen, die in
der Gammakameraufnahme (**c**) des
distalen Femurs gut zu beurteilen ist.

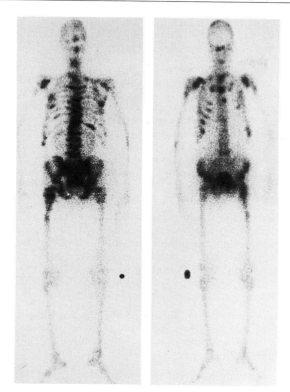

Abb. 11.11 Diffuse Skelettmetastasierung.
72jähriger Mann mit metastasierendem Prostatakarzinom. Im Knochenszintigramm sieht man eine massive fleckige Mehranreicherung in der Schädelkalotte, im gesamten Rumpfskelett und im proximalen Femur beidseits. Die Nieren
lassen sich nicht erkennen. Die Harnblase ist als Zeichen der Harnentleerungs-
störung auch nach Miktion noch gut gefüllt.

Gelenken wird die Knochenszintigraphie zum Nachweis einer **Pro-
thesenlockerung**, bei der es zu einer zunehmenden Anreicherung
kommt, eingesetzt. Zementlose Prothesen verursachen im Vergleich zu zementierten Prothesen einen vermehrten Knochenstoffwechsel.

   Die Differenzierung einer Lockerung von einer Entzündung
kann schwierig sein.

Bei der posttraumatischen **Myositis ossificans** läßt sich szintigraphisch die Stoffwechselaktivität in der Verkalkung erfassen; dies ist für die Wahl des Zeitpunkts der operativen Ausräumung wichtig.

Aseptische Knochennekrosen zeigen initial eine verminderte Perfusion und eine durchblutungsbedingte Minderanreicherung. In der Heilungsphase kommt es dann zu einem vermehrten Knochenstoffwechsel, der szintigraphisch einer Mehranreicherung entspricht. Die aseptische **Hüftkopfnekrose beim Kind** und Jugendlichen (Morbus Perthes) ist im Anfangstadium röntgenologisch nicht zu erkennen. Hier ist eine Dreiphasenszintigraphie mit Perfusions- und Frühaufnahmen sowie Gammakameraaufnahmen nach 2 Stunden, die bei Kindern mit einem Pinhole-Kollimator durchgeführt werden, notwendig, um die fehlende Aktivitätsanreicherung im Hüftkopf erkennen zu können.

Knocheninfarkte treten bei Tauchern, bei der Sichelzellanämie und bei bestimmten Speicherkrankheiten (Morbus Gaucher) auf. Im Frühstadium findet man hier ebenfalls eine verminderte Perfusion und Anreicherung. In der Heilungsphase kommt es dann zur Mehranreicherung. Die Erkennung einer zusätzlichen Osteomyelitis macht erhebliche Schwierigkeiten und ist auch mit Hilfe der ^{67}Ga-Citrat-Szintigraphie manchmal nicht sicher möglich.

Beim **Hyperparathyreoidismus** und bei der **Rachitis** ist ein diffus vermehrter Knochenstoffwechsel szintigraphisch nachweisbar. Treten braune Tumoren und pathologische Frakturen auf, sind diese als fokale Mehranreicherung zu erkennen.

Ein diffus vermehrter Knochenstoffwechsel findet sich auch bei der **Hyperthyreose**.

Bei der **Urämie** ist aufgrund der fehlenden Radiopharmakonausscheidung über die Nieren eine erhöhte Weichteilanreicherung und eine relativ schlechte Knochenanreicherung erkennbar.

Eine weitere Skeletterkrankung, die in einem oder mehreren Knochen auftreten kann, ist der **Morbus Paget**, der durch eine Hyperämie und eine massive Mehranreicherung in den betroffenen vergrößerten und deformierten Knochen gekennzeichnet ist.

Das Knochenszintigramm gibt **Zusatzinformationen über** Form, Größe, Lage und Funktion beider **Nieren**, die ebenfalls ausgewertet werden sollten. Beckennieren dürfen nicht mit Knochenveränderungen verwechselt werden. Minimale Restaktivität im Nierenbecken ist nach 2 Stunden noch normal. Transportstörungen lassen sich durch eine Aufweitung des Nierenbeckens und eine Uretererweiterung erkennen.

Weichteilanreicherungen werden im Zusammenhang mit Verkalkungen und Mikroverkalkungen, z.B. beim Spritzenhämatom, Herz- oder Hirninfarkten und Muskelnekrosen beobachtet. Diffuse Mehranreicherungen der betroffenen Extremität sind beim Lymphödem nachweisbar. Anreicherungen von Phosphonatverbindungen finden sich ebenfalls gelegentlich in malignen Pleuraergüssen.

Bei einer Anreicherung in Leber und Milz muß Restaktivität eines vorausgegangenen Leber-Milz-, Milz- oder Knochenmarkszintigramms ausgeschlossen werden. Anreicherungen in der Leber finden sich u.a. bei fehlerhafter Radiopharmakonpräparation, einer diffusen Lebernekrose und Lebermetastasen z.B. von Kolon-, Mamma-, Lungen- und Ösophaguskarzinomen.

Die klinisch wichtigsten Indikationen sind die Metastasensuche, die Erkennung und Differentialdiagnose von entzündlichen und traumatischen Knochenveränderungen sowie von avaskulären Nekrosen.

Knochenmarkszintigraphie

Anatomie und Physiologie

Beim Knochenmark unterscheidet man das blutbildende rote Knochenmark und das fettreiche gelbe Knochenmark. Während beim Fetus die Blutbildung in sämtlichen Knochen, Leber und Milz stattfindet und im Kindesalter noch in allen Knochen Blutzellen produziert werden, ist beim Erwachsenen das Mark der langen Röhrenknochen nicht mehr blutbildend. Unabhängig davon sind Freßzellen (Phagozyten) des retikuloendothelialen Systems (RES) in Leber, Milz, Lymphknoten und im Knochenmark vorhanden. Diese eliminieren Fremdkörper aus der extrazellulären Flüssigkeit.

Radiopharmaka

Der blutbildende Anteil des Knochenmarks kann mit ^{111}In-Chlorid oder ^{52}Fe untersucht werden. Aufgrund der sehr hohen Strahlenbelastung wird dies jedoch heute nicht mehr durchgeführt. Das retikuloendotheliale System (RES) speichert ^{99m}Tc-Schwefel-Kolloid (^{99m}Tc-SC). Dieses reichert sich aufgrund der Verteilung des RES im Normalfall am stärksten in der Leber, dann in der Milz und zu einem geringeren Anteil im Knochenmark an.

Untersuchungstechnik

Eine spezielle Vorbereitung des Patienten für ein Knochenmarkszintigramm ist nicht notwendig. Es wird eine Gammakamera mit
hochauflösendem Kollimator verwendet. Beim Erwachsenen werden 555 MBq (15 mCi) ^{99m}Tc-Schwefel-Kolloid intravenös injiziert
und nach 20 Minuten Aufnahmen des Skelettsystems in ventraler
und dorsaler Projektion durchgeführt. Wegen der starken Anreicherung in Leber und Milz muß bei der Untersuchung auf das
Extremitätenskelett kalibriert werden.

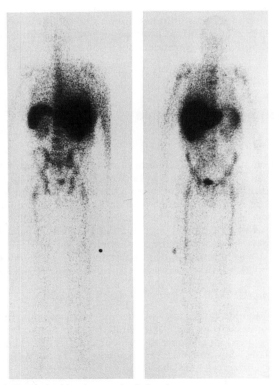

Abb. 11.12 Normales Knochenmarkszintigramm.
53jähriger Mann mit chronisch lymphatischer Leukämie in Remission. Das
Knochenmarkszintigramm zeigt eine normale Anreicherung im RES der Leber,
der Milz und des Stammskelettes.

Klinische Anwendung

Die Knochenmarksszintigraphie wird nur selten zur Erkennung von **infiltrativen Prozessen im Knochenmark** (z. B. Metastasen oder Speichererkrankungen) sowie bei der **Osteomyelosklerose** durchgeführt. Bei **hämatologischen Systemerkrankungen** (z. B. Leukämie) informiert sie über den Funktionszustand des Knochenmarkes (Abb. 11.**12**).

12 Galliumszintigraphie

Anatomie und Physiologie

Gallium reichert sich in Entzündungen und einigen malignen Tumoren an. Der Anreicherungsmechanismus von Gallium ist dabei nur z. T. bekannt.

Radiopharmakon

Das verwendete ^{67}Ga-Citrat ist ein Metall mit ähnlichen Eigenschaften wie Eisen, das durch Protonenbeschuß von Zinkoxid im Zyklotron hergestellt wird. Es zerfällt unter Elektroneneinfang mit einer Halbwertszeit von 78 Stunden unter Emission der 4 Hauptgammaenergien 93 keV (40%), 184 keV (24%), 296 keV (22%) und 388 keV (7%). Untersuchungsprinzip ist die Mehranreicherung von Gallium in Entzündungen bzw. bestimmten Tumoren.

Nach intravenöser Injektion von 111 MBq (3 mCi) ^{67}Ga-Citrat werden 10−25% der Aktivität innerhalb der ersten 24 Stunden mit dem Urin ausgeschieden. Die weitere Ausscheidung erfolgt hauptsächlich über den Gastrointestinaltrakt. Gallium reichert sich in Leber, Milz, Nierenrinde, Knochenmark und im Knochen an. Es wurde ursprünglich zur Knochenszintigraphie (S. 93) eingesetzt, bevor die Anreicherung in Entzündungsherden und Tumoren erkannt wurde.

Untersuchungstechnik

Vor Durchführung einer ^{67}Ga-Citrat-Szintigraphie zur Aktivitätsbestimmung eines ossären Entzündungsherdes bzw. zum Nachweis von Tumoren muß wegen der relativ hohen Strahlenbelastung ein normales Knochenszintigramm vorausgegangen sein.

Es werden 111 MBq (3 mCi) bis maximal 185 MBq (5 mCi) ^{67}Ga-Citrat intravenös injiziert. Der Patient wird an einer Gammakamera mit Mediumenergiekollimator untersucht. Das Gerät wird auf den 93- und 184- bzw. 296 keV-Peak kalibriert.

Bei der Suche nach einem Entzündungsherd werden nach 24 und 48 Stunden Aufnahmen in ventraler und dorsaler Projektion angefertigt. Vor den Aufnahmen wird, falls erforderlich, zur Vermeidung von Darmaktivitätsüberlagerungen ein Einlauf durchgeführt. Zur Tumorszintigraphie werden nach 48 und 72 Stunden Szintigramme angefertigt. Gelegentlich sind weitere Aufnahmen notwendig. Diese werden miteinander und mit dem vorliegenden Knochenszintigramm verglichen.

Bei der Differenzierung von Leberläsionen (z. B. Leberzellkarzinom innerhalb einer zirrhotisch umgebauten Leber) werden dem Patienten nach der Galliumszintigraphie 74 MBq (2 mCi) ^{99m}Tc-SC (S. 125) zur Leberszintigraphie injiziert und in derselben Position Aufnahmen mit der Fenstereinstellung 140 keV durchgeführt. Die im Rechner gespeicherten Aufnahmen lassen sich voneinander abziehen (subtrahieren), wodurch sich die Gallium anreichernde Läsion besser erkennen und anatomisch zuordnen läßt.

Klinische Anwendung

Ausscheidung von ^{67}Ga-Citrat über den Darm ist normal, kann jedoch zu erheblichen diagnostischen Schwierigkeiten führen. Die Anreicherung im Knochenmark und weniger ausgeprägt im Knochen muß mit dem Knochenszintigramm verglichen werden, da Prozesse, die den Knochenstoffwechsel erhöhen, ebenfalls zu einer, wenn auch mäßigen Mehranreicherung von ^{67}Ga-Citrat führen. Dies darf nicht mit einer Entzündung verwechselt werden.

^{67}Ga-Citrat zeigt eine ausgeprägte Anreicherung in Entzündungsherden. So kann eine im Knochenszintigramm noch negative **Osteomyelitis** erkannt und von einer Weichteilentzündung unterschieden werden (s. Abb. 11.**8c**).

Gallium eignet sich ebenfalls zur Aktivitätsbestimmung bei **chronischen Osteomyelitiden**. Da sich Gallium auch außerhalb des Knochens in Entzündungsherden anreichert, sind **Abzesse** nachweisbar. Anreicherungen finden sich ebenfalls bei der **Tuberkulose** und bei **nichtbakteriellen Entzündungen**, wie z. B. der Sarkoidose und AIDS.

Die ^{67}Ga-Szintigraphie ist bei der Diagnostik des **Hodgkin-** und **Non-Hodgkin-Lymphoms**, des **Burkitt-Lymphoms**, des **Leberzellkarzinoms**, des **Melanoms** und der **Leukämie** wertvoll, da es – unabhängig von der Größe des Tumors – befallene Regionen nachweist.

^{67}Ga-Citrat wurde auch zur **Verlaufsbeobachtung von malignen Tumoren** (z. B. Ewing-Sarkom und osteogenem Sarkom) unter Chemotherapie eingesetzt.

Zur Erkennung eines **Hepatoms** oder **Hepatoblastoms** wird die Galliumuntersuchung oft zusammen mit einer ^{99m}Tc-SC-Untersuchung durchgeführt und eine Substraktionsaufnahme von beiden Aufnahmen angefertigt.

Bei anderen Tumoren ist eine Galliumuntersuchung wenig hilfreich. Galliumanreicherungen sind aufgrund der Knochenmarks- und Knochenaffinität zu Gallium auch in Frakturen zu erwarten. Weichteilanreicherungen werden gelegentlich in der weiblichen Brust und in operativen Wunden oder Narben sowie bei Kindern im Thymus gefunden, ohne daß eine Entzündung oder ein Tumor vorliegt. Muskelanreicherungen sind bei der Muskeldystrophie Duchenne bekannt.

13 Leukozytenszintigraphie

Anatomie und Physiologie

Die Leukozyten, zu denen die Granulozyten, Monozyten und Lymphozyten gehören, stellen eines der wichtigsten Körperabwehrsysteme gegenüber Infektionen dar.

Die Granulozyten werden im roten Knochenmark gebildet und dienen zusammen mit dem retikuloendothelialen System (RES) von Milz, Leber und Knochenmark der unspezifischen Abwehr. Ihre Lebenszeit in der Zirkulation beträgt ca. 30 Stunden. Bei Bedarf (z. B. bei einer bakteriellen Entzündung) werden Granulozytenreserven aus dem Knochenmark mobilisiert. Entzündungsherde ziehen Granulozyten an, die in der Lage sind Bakterien zu fressen (phagozytieren).

Die Monozyten werden ebenfalls im Knochenmark gebildet und scheinen bei der Antikörperbildung indirekt beteiligt zu sein.

Bei den in den Lymphknoten der Milz gebildeten Lymphozyten unterscheidet man die B- und T-Lymphozyten. Während die B-Lymphozyten Immunglobuline bilden, dienen die T-Lymphozyten der spezifischen zellulären Abwehr.

Die Lebenszeit der Zellen des spezifischen Abwehrsystems ist z. T. sehr lange; die Gedächtniszellen (memory cells) speichern die Informationen über einen Fremdkörper (Antigen) ein Leben lang.

Radiopharmakon

Zur Untersuchung werden mit ^{111}In markierte Granulozyten eingesetzt. Diese wurden vorher mit Oxin oder Tropolon inkubiert. ^{111}In hat eine Halbwertszeit von 2,8 Tagen und Gammaenergien von 173 und 247 keV. Zur Zeit werden Markierungen mit ^{99m}Tc, das über monoklonale Antikörper an die Leukozyten gebunden wird, getestet. Dadurch wird die Strahlenbelastung der Lymphozyten reduziert.

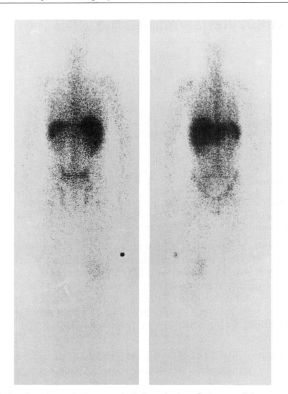

Abb. 13.1 Leukozytenszintigramm bei chronischer Osteomyelitis.
33jähriger Mann mit chronischer Osteomyelitis im rechten distalen Femur
(s. auch Abb. 11.**9**), die nur eine geringe Anreicherung an markierten Leukozyten aufweist. Die Anreicherung in Leber, Milz und Knochenmark sowie gering
auch in Lunge und Abdomen sind normal.

Untersuchungstechnik

Untersucht wird die Anreicherung markierter Leukozyten in Entzündungsherden. Dem Patienten wird zu Beginn der Untersuchung
Blut entnommen. Durch Zentrifugieren und Waschen mit Kochsalz
werden die Leukozyten isoliert. Nach Inkubation mit Oxin oder
Tropolon erfolgt die Markierung der Granulozyten mit 37 MBq
(1 mCi) [111]In. Die markierten Leukozyten werden dem Patienten
reinjiziert.

In der Regel werden nach 4 und 24 Stunden Aufnahmen in ventraler und dorsaler Projektion an der Gammakamera durchgeführt. Zu diesem Zeitpunkt ist eine Anreicherung in Leber, Milz und Knochenmark normal. Oft sind jedoch noch spätere Aufnahmen erforderlich.

Klinische Anwendung

Indiummarkierte Leukozyten, die sich im Gegensatz zu ^{67}Ga-Citrat spezifisch in Entzündungsherden anreichern, wurden bisher zur Lokalisation von **Abzessen** und zusammen mit dem Knochenszintigramm bei **Knochen-** und **Weichteilinfektionen** eingesetzt (s. Abb. 11.**9c** und Abb. 13.**1**). Aufgrund der hohen Strahlenbelastung für Leber und Milz und einer sehr hohen Strahlenbelastung für die langlebigen T-Lymphozyten ist die Methode jedoch sehr umstritten. Sie sollte deshalb sicherheitshalber nur bei alten Patienten und nicht bei Kindern, Jugendlichen und Schwangeren durchgeführt werden.

Leber- und Milzszintigraphie

Anatomie und Physiologie

Leber

Die Leber liegt im rechten Oberbauch unterhalb des Zwerchfells. Man unterscheidet anatomisch den medial gelegenen linken Leberlappen vom lateral gelegenen rechten Leberlappen, die durch das Lig. falciforme bzw. teres hepatis, die die linke sagittale Furche bilden, voneinander getrennt werden (Abb. 14.**1–2**).

An der Leberrückfläche wird eine zweite, die rechte sagittale Furche durch die V. cava inferior und die Gallenblase, die die Leberunterfläche gering überragt, gebildet. Zwischen beiden sagittalen Furchen befindet sich der Leberhilus.

Durch die rechte sagittale Furche und den Leberhilus wird am anatomisch rechten Leberlappen zusätzlich der Lobus quadratus, der vor der Leberpforte liegt, und der Lobus caudatus, der hinter der Leberpforte liegt, unterschieden. Aufgrund ihrer Blutversorgung zählen Lobus quadratus und caudatus physiologisch noch zum linken Leberlappen.

Im Leberhilus tritt die A. hepatica, die aus dem Truncus coeliacus und damit aus der Aorta stammt, in die Leber ein. Sie führt arterielles Blut, das jedoch nur zu ca. 30% zur Leberdurchblutung beiträgt.

70% des Blutes, das die Leber durchströmt, stammt aus der Pfortader, die ebenfalls im Leberhilus eintritt. In ihr sammelt sich das gesamte venöse Blut aus dem Darm. Im Leberhilus vereinigen sich die Gallengefäße der Leber und der Ductus cysticus aus der Gallenblase zum Ductus choledochus. Dieser vereinigt sich meistens im Pankreaskopf mit dem Pankreasgang und mündet dort in das Duodenum.

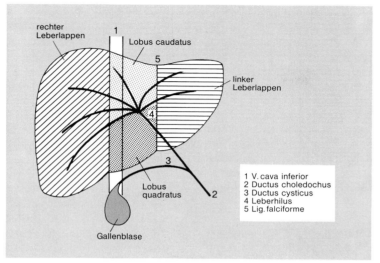

Abb. 14.1 Anatomie der Leber.

Der venöse Blutabstrom aus der Leber erfolgt über die Lebervenen, die fächerförmig im kranialen Anteil der Leber in die V. cava inferior münden. Der Lobus caudatus hat Venen, die direkt in die V. cava inferior münden.

Die Leberformen können beträchtlich variieren. Der rechte Leberlappen kann als „Riedelscher Lappen" bis zum Becken reichen. Das Gallenblasenbett darf szintigraphisch nicht mit einem Speicherdefekt verwechselt werden.

Die Aufgaben der Leber sind vielfältig. Sie ist zum einen das größte Stoffwechselorgan des Körpers, in dem primär alle aus dem Darm kommenden Nährstoffe aufgenommen und weiterverarbeitet werden. Zum zweiten werden ein Teil der Bluteiweiße sowie die Gerinnungsfaktoren in der Leber gebildet. Drittens werden Stoffwechselgifte in der Leber unschädlich gemacht und zur Ausscheidung über die Nieren vorbereitet oder direkt in die Galleflüssigkeit ausgeschieden, die ihrerseits zur Aufschlüsselung von Fetten im Darm notwendig ist. Alle diese Funktionen laufen in den Leberzellen (Hepatozyten) ab.

Die Von-Kupffer-Sternzellen, die zum retikuloendothelialen System gehören, fangen Fremdstoffe aus der Blutbahn ab.

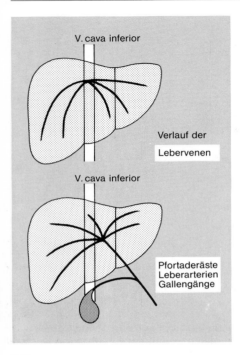

Abb. 14.**2** Lebergefäße.

V. cava inferior

Verlauf der
Lebervenen

V. cava inferior

Pfortaderäste
Leberarterien
Gallengänge

Milz

Die Milz liegt im linken Oberbauch unterhalb des Zwerchfells, laterodorsal des Magens. Sie ist normalerweise 4 × 7 × 11 cm groß. Sie wird durch die A. lienalis sehr gut arteriell durchblutet und gibt ihr Blut über die V. lienalis, die in die Pfortader mündet, ab. Gelegentlich findet man kleine Nebenmilzen.

Die Milz dient dem Abbau der Erythrozyten, hat eine wichtige Funktion im spezifischen Abwehrsystem und gehört mit Knochenmark und Leber zum retikuloendothelialen System, in dem Fremdstoffe aus dem Blut abgefangen werden.

Radiopharmakon

Zur Leber-Milz-Szintigraphie wird ^{99m}Tc-markiertes Schwefelkolloid oder Nanokolloid verwendet.

Die Untersuchung beruht auf der Aufnahme des Kolloids im retikuloendothelialen System von Leber und Milz und zum geringen Umfang auch im Knochenmark (S. 113).

Nach intravenöser Injektion erfolgt innerhalb der ersten Sekunden eine starke Anreicherung in der Milz, da diese rein arteriell versorgt wird. Die Leber ist auf den ersten Aufnahmen nur schwach zu sehen, da nur 30% des Bluts über die A. hepatica die Leber erreicht. Nach wenigen Minuten überwiegt jedoch die Anreicherung der Leber die der Milz, da das aktivitätshaltige Blut erst den Darm durchströmen muß, bevor es die Pfortader und damit die Leber erreicht. Nach 15−20 Minuten ist das gesamte ^{99m}Technetium-Schwefel-Kolloid im retikuloendothelialen System abgefangen. Man erkennt jetzt nur noch Leber, Milz und schwach das Knochenmark.

Untersuchungstechnik

Eine Vorbereitung des Patienten ist bei der Leber-Milz-Szintigraphie nicht notwendig. Die Untersuchung erfolgt an der Gammakamera mit einem Technetium-Kollimator.

Es werden intravenös 111 MBq (3 mCi) Technetium-Schwefel-Kolloid injiziert, wenn nur statische Aufnahmen durchgeführt werden. Bei Durchblutungsuntersuchungen sind 5, maximal 10 mCi notwendig.

Die Radionuklidangiographie wird in Rückenlage des Patienten durchgeführt. Nach Bolusinjektion werden 32 4-Sekunden-Aufnahmen angefertigt. Bei traumatisierten Patienten und primärer Untersuchung der Milz wird in dorsaler, bei Leberuntersuchungen in ventraler Projektion aufgenommen.

Nach 10 bis 15 Minuten werden 8 statische Projektionen (ventral, dorsal, rechts schräg ventral, rechts seitlich und rechts schräg dorsal sowie links schräg ventral, links seitlich und links schräg dorsal) durchgeführt.

Bei traumatisierten Patienten kann alternativ eine Nierendurchblutungsuntersuchung mit ^{99m}Tc-DTPA vorausgehen (S. 190−193).

Bei Tumorpatienten sollte zuerst das Leber-Milz-Szintigramm und nach 2 Tagen das Knochenszintigramm erfolgen. Die Leber-Milz-Szintigraphie sollte, wenn dies möglich ist, als SPECT-Untersuchung durchgeführt werden, da kleinere Läsionen hier besser erkannt und anatomisch zugeordnet werden können.

Klinische Anwendung

Mit dem zunehmendem Einsatz der Sonographie hat die Bedeutung der Leber-Milz-Szintigraphie abgenommen, da die Sonographie schnell und ohne Strahlenbelastung Informationen über das gesamte Abdomen ergibt. Weitere Schnittbildverfahren sind die Com-

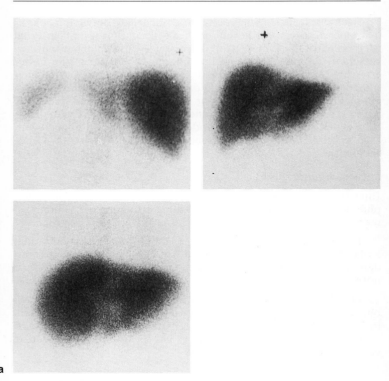

a

Abb. 14.**3a–c** Solitäre Lebermetastase.
54jähriger Patient mit Kolonkarzinom. Die planaren Aufnahmen (**a**) in dorsaler
(li. oben), ventraler (re. oben) und seitlicher (li. unten) Projektion lassen bei
regelrechter Anreicherung in der Milz einen Speicherdefekt im Leberhilus ver-
muten. Die SPECT-Aufnahmen zeigen sowohl in axialer (**b**) als auch in koronarer (**c**) Rekonstruktion den Speicherdefekt im Leberhilus.

putertomographie (CT) und seit neuestem die Magnetresonanztomographie (MRT). Die Szintigraphie gibt jedoch nicht nur anatomische, sondern zusätzlich auch funktionelle Informationen.

Bei diffusen **Leberparenchymschäden** (z.B. **Hepatitis**) ist eine
verminderte Anreicherung in der Leber nachweisbar. Führt diese
zur **Zirrhose**, so wird die Leberanreicherung fleckig und der linke
Leberlappen speichert relativ mehr. Die Milz nimmt deutlich an
Größe zu und übertrifft in ihrer Speicherintensität die Leber. Das
Knochenmark wird jetzt deutlich erkennbar.

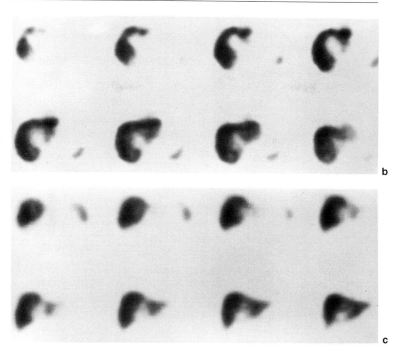

Leberabzesse sind als Speicherdefekte nachweisbar. Diese können nicht im Technetium-Schwefel-Kolloid-Szintigramm von anderen Raumforderungen (z. B. Zysten, Hämangiomen oder Metastasen) unterschieden werden (Abb. 14.3−4).

Die relativ häufigen gutartigen **Leberhämangiome** zeigen ebenfalls einen Speicherdefekt. In Kombination mit einer Untersuchung mit ^{99m}Tc-markierten Erythrozyten lassen sich diese szintigraphisch differenzieren.

Die **fokal noduläre Hyperplasie** (FNH) und das **Leberadenom** zeigen in der Perfusionsphase eine sehr gute arterielle Durchblutung, können aber auf den statischen Aufnahmen normal speichern oder als Speicherdefekte erkennbar sein. Hier hilft eine zusätzliche hepatobiliäre Untersuchung weiter.

Das **Leberzellkarzinom** und das maligne **Hepatoblastom** zeigen eine gute arterielle Durchblutung und eine fehlende Anreicherung

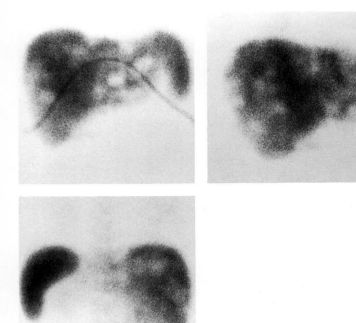

Abb. 14.4 Diffuse Lebermetastasierung.
43jähriger Mann mit multiplen Speicherdefekten in der Leber im ^{99m}Tc-SC-Szintigramm bei Lebermetastasierung eines Karzinoids. Die Milz zeigt eine vermehrte Anreicherung. Der schwarze Strich auf der ventralen Aufnahme ist durch die Markierung des Rippenbogens bedingt.

auf den statischen Aufnahmen. Eine Differenzierung ist in Kombination mit der Galliumszintigraphie möglich, da beide Tumoren eine Galliumanreicherung aufweisen. Dies gilt besonders für hepatozelluläre Karzinome in einer zirrhotisch veränderten Leber. Die Differenzierung gegenüber einem Leberabzeß ist meist klinisch möglich.

Bei Patienten mit **stumpfem Bauchtrauma** werden durch eine dynamische und statische Leber-Milz-Untersuchung die am häufigsten verletzten intraabdominellen Organe Milz, Leber und Nieren untersucht. Hämatome und Parenchymeinrisse zeigen sich als Speicherdefekte in beiden Phasen. Zusätzlich lassen sich akute Blutungen außerhalb von Leber und Milz als zunehmende Anreicherungen nachweisen. Die Untersuchung ist zum Blutungsnachweis empfindlicher als eine Angiographie (s. auch Kap. 14.7).

Bei einer Reihe von **angeborenen Stoffwechselerkrankungen** sind Lebervergrößerungen mit zum Teil fleckigem Speichermuster nachweisbar.

Milzszintigraphie

Physiologie

Die Milz baut unter anderem gealterte Erythrozyten ab. Falls funktionierendes Milzgewebe nachgewiesen werden soll bzw. dessen Funktion untersucht werden muß, wird eine spezielle Milzszintigraphie durchgeführt.

Radiopharmakon

Als Radiopharmakon werden wärmealterierte ^{99m}Tc-markierte Erythrozyten verwendet. Untersucht wird ihr selektiver Abbau in der Milz. Nach 30 Minuten stellt sich nur funktionstüchtiges Milzgewebe dar.

Untersuchungstechnik

Dem Patienten wird vor der Untersuchung Blut entnommen. Durch Zentrifugieren werden die Erythrozyten isoliert. Nach Erwärmen, was eine vorschnelle Alterung der Erythrozyten und einen schnellen Abbau in der Milz bewirkt, wird eine zinnhaltige Chelatverbindung (z. B. DTPA) zugesetzt. Anschließend erfolgt die Markierung mit 111−370 MBq (3−10 mCi) ^{99m}Tc.

Nach Reinjektion der markierten Erythrozyten wird der Patient an einer Gammakamera mit Technetiumkollimator untersucht. Nach 30 Minuten werden Aufnahmen in ventraler, dorsaler sowie links vorne schräger, links seitlicher und dorsal schräger Projektion angefertigt.

Klinische Anwendung

Neben der Milz, die nicht größer als 4 × 7 × 11 cm sein sollte, sind gelegentlich **Nebenmilzen** nachweisbar. Die Untersuchung wird hauptsächlich zur **Funktionsbestimmung** bei hämatologischen Erkrankungen, bei der Suche nach funktionstüchtigem Milzgewebe, bei Hyper- oder Aspleniesyndrom oder bei Zustand nach Milzexstirpation eingesetzt. Eine weitere Indikation ist die Beurteilung einer diffusen Infiltration bei **Leukämien** und **malignen Lymphomen**.

Hepatobiliäre Szintigraphie

Anatomie und Physiologie

Die Galle wird in den Leberzellen gebildet und aktiv in die Gallenwege ausgeschieden. Sie besteht aus Gallenfarbstoff (Bilirubin), Gallensäuren, Cholesterin, Lecithin, Wasser, Elektrolyten und anderen Verbindungen. Die Galle wird im nüchternen Zustand in der Gallenblase gesammelt. Da ein Teil der Gallenbestandteile schlecht wasserlöslich ist, können diese chemisch ausfallen und Steine bilden.

Eine fehlende Ausscheidung des Gallenfarbstoffs Bilirubin, der beim Abbau von Erythrozyten entsteht und durch die Leberzellen in das Gallenwegsystem ausgeschieden wird, führt zur Gelbsucht oder Ikterus. Ursachen dafür kann einmal ein vermehrter Anfall von Gallenfarbstoff durch einen erhöhten Erythrozytenabbau, zum zweiten ein Leberzellschaden und zum dritten eine Abflußstörung in den Gallenwegen (z.B. durch Steine oder einen Tumor der Gallenwege oder des Pankreaskopfes) sein.

Der Abgang von Gallenblasensteinen über den Ductus choledochus führt zu krampfartigen Schmerzen, der „Gallenkolik". Steine in der Gallenblase bedeuten nicht unbedingt eine Gallenblasenentzündung, die mit einer fehlenden Kontrastmittelanreicherung und fehlenden Kontraktionen nach Nahrungsreiz (z.B. Eigelb) einhergeht. Selten gibt es auch Gallenblasenentzündungen ohne Gallenblasensteine.

Radiopharmakon

Zur hepatobiliären Szintigraphie werden ^{99m}Tc-markierte Iminodiacetat-(IDA-)Verbindungen eingesetzt.

Untersuchungsprinzip ist die schnelle Aufnahme der Verbindungen durch die Leberzellen und Ausscheidung der Substanz in die Gallenwege und Gallenblase. 90−95% der Substanz wird in die Leber aufgenommen und innerhalb von Minuten über die Gallenwege in die Gallenblase und den Darm ausgeschieden. Die übrige Substanz wird über beide Nieren in die Blase ausgeschieden.

Untersuchungstechnik

Der Patient muß zur Untersuchung nüchtern sein, da sich eine durch Nahrungsreiz kontrahierte Gallenblase sonst nicht optimal füllt. Beim ikterischen Patienten sind Untersuchungen bis zu einem Bilirubinwert von 10 mg/dl gut möglich. Bei länger dauerndem Ikterus und höheren Bilirubinwerten ist die Untersuchung wegen des einsetzenden Leberparenchymschadens nur bedingt verwertbar.

Zur Untersuchung wird eine Gammakamera mit Technetium-Kollimator verwendet. In Rückenlage werden dem Patienten bei ventraler Kameraposition 185 MBq (5 mCi) Tc-IDA im Bolus injiziert. Es folgen schnelle Sequenzaufnahmen mit einem Bild pro Sekunde über 1 Minute, anschließend Sequenzaufnahmen mit 2 Bildern pro Minute über eine halbe Stunde (Abb. 14.**5**). Bei verzögerter Ausscheidung werden statische Aufnahmen bis zu 24 Stunden nach Injektion durchgeführt.

Bei fehlender Gallenblasenkontraktion wird eine Reizmahlzeit (z. B. Eigelb) gegeben, um eine Gallenblasenkontraktion auszulösen.

Klinische Anwendung

Die Untersuchung wird bei Säuglingen zur Unterscheidung zwischen einer Hepatitis und Gallenwegsfehlbildungen bzw. kompletter Atresie der Gallenwege durchgeführt.

Abb. 14.**5** Normales
^{99m}TC-IDA-Szinti-
gramm.
49jährige Patientin. Die Aufnahme nach 30 Minuten zeigt eine deutliche Aktivität in den Gallenwegen und der Gallenblase sowie im proximalen Dünndarm. Die Leber ist nur noch angedeutet zu erkennen.

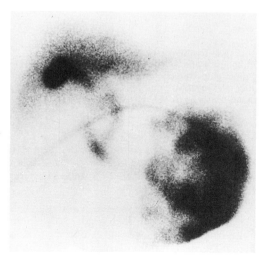

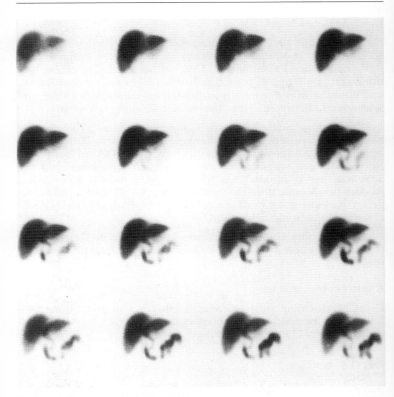

Abb. 14.**6** Ductus-cysticus-Verschluß.
71jähriger Patient mit Ductus-cysticus-Verschluß. Im ^{99m}Tc-IDA-Sequenzszintigramm gute Anreicherung in der Leber und prompte Ausscheidung der Aktivität über die Gallenwege in den Darm. Die Gallenblase ist bei Steinverschluß des Ductus cysticus nicht nachweisbar.

Bei der **Hepatitis** ist eine verzögerte und verminderte Anreicherung der Substanz sowie eine erhöhte Nierenausscheidung nachweisbar. Spätestens nach 24 Stunden ist jedoch Aktivität im Darm zu erkennen (Abb. 14.**7**).

Bei der **Gallenwegsatresie** ist anfänglich die Radionuklidaufnahme in der Leber noch relativ gut. Aus einem Teil der Leber findet bei partieller Gallenwegsatresie keine Ausscheidung der Substanz in den Darm statt oder diese fehlt – bei kompletter Gallenwegsatresie – völlig. Mit zunehmendem Ikterus und zunehmendem Leber-zellschaden wird die Ausscheidung jedoch sehr schwierig. Auch beim Erwachsenen kann die hepatobiliäre Sequenzszintigraphie zur Differenzierung eines intra- bzw. extrahepatischen Ikterus einge-setzt werden.

Beim Erwachsenen sind **Gallensteine** die häufigste Ursache für einen teilweisen oder kompletten Verschluß der Gallenwege (Abb. 14.**6**). Dieser kann auch durch einen **Tumor** der Gallenwege, der Papille oder des Pankreaskopfes verursacht sein.

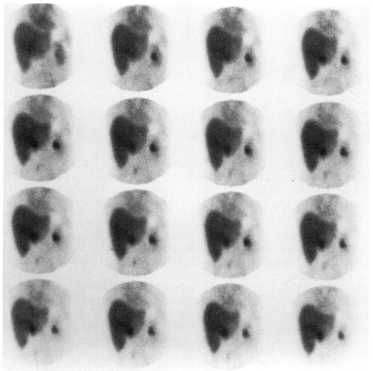

a

Abb. 14.**7a−b** Diffuser Leberzellschaden.
68jährige Patientin mit arzneimittelbedingtem Leberzellschaden. Im ^{99m}Tc-IDA-Sequenzszintigramm (**a**) erkennt man eine fleckige und verzögerte Anreiche-rung in der Leber und eine frühe Ausscheidung des Nuklids über die Nieren. Die Gallenwege sind nicht zu erkennen. Erst auf der 24-Stunden-Aufnahme (**b**) kann man Aktivität im Kolon sehen.

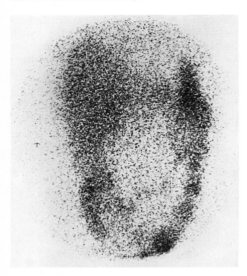

Abb. 14.**7b**
^{99m}Tc-IDA-Spätaufnahme
24 Std. nach Injektion.

Bei der akuten **Gallenblasenentzündung** fehlt die Anreicherung in der Gallenblase, da der Ductus cysticus entzündlich zugeschwollen ist. Bei der chronischen Gallenblasenentzündung kann es trotzdem zu einer Gallenblasenanreicherung kommen. Die Gallenblasenentleerung ist jedoch verzögert.

Die hepatobiliäre Sequenzszintigraphie wird zusammen mit der Leber-Milz-Szintigraphie bei der Differenzierung des **Leberadenoms** und der **fokal nodulären Hyperplasie** (FNH) – beides gutartige Lebertumoren – eingesetzt. Beide verursachen meist einen Speicherdefekt im ^{99m}Tc-SC-Szintigramm. Während beim Leberadenom auch bei ^{99m}Tc-IDA ein Speicherdefekt vorliegt, zeigt sich bei der fokalen nodulären Hyperplasie neben einer ausgeprägten frühen Hyperämie eine zeitlich zunehmende Aktivitätsanreicherung im Tumor, da hier bei funktionstüchtigem Lebergewebe Gallenkapillaren fehlangelegt sind.

Die Untersuchung wird nach operativen Eingriffen an der Gallenblase zur **Funktionsüberprüfung** der Gallenwege eingesetzt. Postoperative Stenosen und Gallefisteln können nachgewiesen werden.

Aktivitätsübertritt in den Magen zeigt einen **duodenogastralen Reflux** an.

Speicheldrüsenszintigraphie

Anatomie und Physiologie

Die drei paarigen Mundspeicheldrüsen produzieren täglich bis zu 1,5 Liter Speichel, der die Gleitfähigkeit der Nahrung erhöht, Zukker spaltet und Bakterien abtötet. Die Ohrspeicheldrüse (Parotis) liegt auf beiden Seiten dem Unterkieferast außen auf. Die Unterkieferdrüse (Submandibularis) liegt jeweils auf der Innenseite des Unterkieferastes. Die Unterzungendrüse (Sublingualis) liegt, wie der Name sagt, unter der Zunge.

Radiopharmakon

Zur Speicheldrüsenszintigraphie wird ^{99m}Tc-Pertechnetat verwendet. Dieses hat eine Gammaenergie von 140 und 142 keV und eine Halbwertzeit von 6 Stunden. Untersucht wird die Aufnahme und Ausscheidung von Pertechnetat in den Mundspeicheldrüsen.

^{99m}Tc-Pertechnetat reichert sich nach intravenöser Injektion in den drei paarigen Mundspeicheldrüsen an und wird nach Sekretionsreiz (z.B. Zitrone) in die Mundhöhle ausgeschieden. ^{99m}Tc-Pertechnetat reichert sich außerdem in der Schilddrüse (S. 232) und in der Magenschleimhaut (S. 140) an. Zusätzlich wird Pertechnetat über beide Nieren in die Harnblase ausgeschieden. Eine geringe Anreicherung ist im Plexus choroideus der beiden Seitenventrikel des Gehirns nachweisbar.

Der Anreicherungsmechanismus für radioaktives Jod entspricht in den Speicheldrüsen dem des Technetiums. Da das infragekommende ^{123}J jedoch im Zyklotron produziert werden muß und verhältnismäßig teuer ist, wird es normalerweise zur Speicheldrüsenuntersuchung nicht verwendet.

Untersuchungstechnik

Der Patient soll zur Untersuchung nüchtern sein, damit eine gute Aufnahme des Radionuklids in die Speicheldrüsen stattfindet. In ventraler Kameraposition werden dem Patienten 74 MBq (2 mCi) ^{99m}Tc-Pertechnetat injiziert und 6 Bilder in 30 Minuten aufgenommen. Nach 15 Minuten wird dem Patienten in unveränderter Lage etwas Zitronensaft in den Mund geträufelt und weitere Aufnahmen angefertigt, um den Abfluß zu überprüfen. Es folgen statische Aufnahmen in ventraler, rechts- und linksseitlicher Projektion. Die dynamische Untersuchung, die aus 30 Einzelbildern in 30 Minuten besteht, wird mit Zeitaktivitätskurven am Computer ausgewertet.

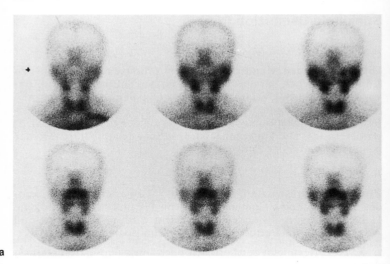

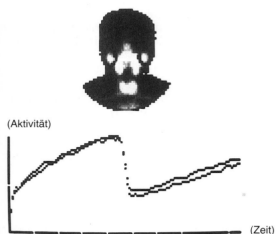

Abb. 14.**8a – b** Normales Speicheldrüsenszintigramm.
Sequenzszintigramm (**a**) einer 70jährigen Frau mit normaler ^{99m}Tc-Pertechnetat Anreicherung in der Glandula parotis, sublingualis und submandibularis beidseits. Zusätzlich ist die Schilddrüse gut zu erkennen. Im Mund sieht man aktivitätshaltigen Speichel. Die Zeitaktivitätskurven (**b**) zeigen einen prompten Kurvenanstieg nach Injektion und einen schnellen Abfall der Kurve nach Sekretionsreiz.

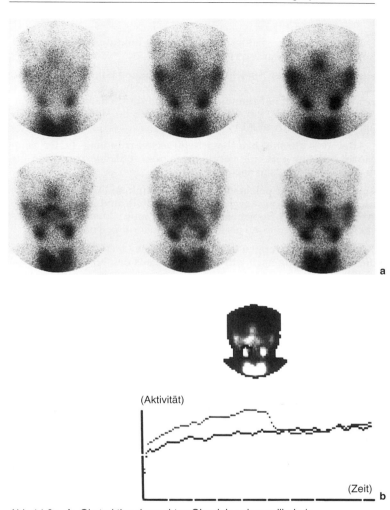

Abb. 14.**9a−b** Obstruktion der rechten Glandula submandibularis.
Bei den ⁹⁹ᵐTc-Pertechnetat-Sequenzaufnahmen (**a**) fällt eine verminderte Anreicherung in der rechten Glandula submandibularis auf. Die über ROI-Technik
gewonnene Zeitaktivitätskurve (**b**) bestätigt den optischen Bildeindruck. Die
Kurve der rechten Drüse verläuft deutlich abgeflacht.

Klinische Anwendung

Die Speicheldrüsenszintigraphie wird zur **Funktionsbeurteilung** der Speicheldrüsen eingesetzt (Abb. 14.**8**).

Bei einer **akuten Speicheldrüsenentzündung** kommt es aufgrund der Hyperämie zu einer vermehrten Anreicherung auf den ersten Aufnahmen. Die 30-Minuten-Aufnahmen zeigen dann eine verminderte Anreicherung der vergrößerten Drüse im Vergleich zur normalen Speicheldrüse (Abb. 14.**9**).

Bei der **chronischen Speicheldrüsenentzündung** (z. B. beim Morbus Sjögren) ist eine verminderte oder fehlende Anreicherung in den Speicheldrüsen nachzuweisen.

Das gutartige **Speicheldrüsenadenolymphom** (Warthin-Tumor) und das Onkozytom zeigen eine Hyperämie und eine vermehrte Anreicherung im Speicheldrüsenszintigramm. Die übrigen Speicheldrüsentumoren sind als Minderanreicherungen nachweisbar.

Bei **Abflußstörungen** der Speicheldrüsen, z. B. durch Steine, ist die Ausscheidung nach Zitronensaftreiz aus den betroffenen Speicheldrüsen verzögert.

Patienten, die wegen eines **Schilddrüsenkarzinoms mit** [131]**J behandelt** oder **im Halsbereich perkutan bestrahlt** wurden, zeigen eine verminderte Anreicherung in den betroffenen Speicheldrüsen.

Gastroösophageale Dynamik

Anatomie und Physiologie

Nach oraler Aufnahme von Nahrung gelangt diese über die Speiseröhre (Ösophagus), die im Mediastinum liegt, in den im Abdomen gelegenen Magen. Durch die Magensäure wird die Nahrung angedaut. Ein Zurückfließen von saurem Mageninhalt, der zu einer Reizung der Speiseröhre führt, wird normalerweise durch den Magenverschlußmechanismus verhindert. Dieser besteht anatomisch aus dem Mageneingang (Kardia) und der Zwerchfellzwinge, die funktionell durch den unterschiedlichen Druck in Thorax und Abdomen gesichert wird.

Fließt trotzdem saurer Mageninhalt zurück, so spricht man vom gastroösophagealen Reflux. Dieser führt zu einer Speiseröhrenschleimhautentzündung (Ösophagitis), die sich in Sodbrennen äußert. Ein Reflux wird vermehrt bei Hernien (Ausstülpungen vom Magen in den Thorax) gefunden. Die Ösophagitis kann zu Schleimhautulzerationen, Blutungen und zur Karzinomentstehung führen.

Findet der Reflux bis in den Mund statt, so ist eine Aspiration mit anschließender Pneumonie möglich. Säuglinge haben aufgrund ihres funktionell noch nicht voll wirksamen Magenverschlusses häufig einen Reflux.

Radiopharmakon·

Zur Untersuchung wird ^{99m}Tc-Schwefel-Kolloid einem Getränk beigegeben. Bei Säuglingen verwendet man dazu Milch.

Es wird die Funktion des ösophagogastralen Verschlußmechanismus untersucht. Normalerweise gelangt die getrunkene Substanz durch die fortlaufende Ösophagusperistaltik in den Magen und wird von dort ins Duodenum transportiert, ohne daß ein Reflux auftritt.

Untersuchungstechnik

Der Patient sollte zur Untersuchung nüchtern sein. Es wird eine Gammakamera mit Technetiumkollimator verwendet. 7,5 MBq (200 µCi) ^{99m}Tc-SC werden dem Patienten zum Trinken gegeben. Sie werden in einem Getränk, bei Säuglingen in der Milchflasche, aufgelöst. Es folgen Sequenzaufnahmen von 30 Sekunden, jeweils 5 Minuten in Rücken-, rechter und linker Seitenlage sowie in Bauchlage und Kopftieflage. Zusätzlich kann eine abdominelle Druckmanschette angelegt werden. Zum Nachweis einer Aspiration werden statische Aufnahmen nach 6, 12 und 24 Stunden vom Thorax angefertigt.

Speziell bei Säuglingen und Kleinkindern müssen Kontaminationen sofort erkannt und beseitigt werden.

Bei Ösophagusmotilitätsuntersuchungen beginnt die Untersuchung mit der Aktivitätsapplikation.

Klinische Anwendung

Die Untersuchung wird bei Säuglingen zum Nachweis eines **gastroösophagealen Refluxes** und zum Nachweis einer Aspiration bei **rezidivierenden Pneumonien** eingesetzt.

Eine weitere Indikation besteht bei Patienten mit **Achalasie**. Bei ihnen fehlt ein Teil der nervalen Steuerung der Speiseröhre, so daß es zu einer Speiseröhrenerweiterung und einem verzögerten Speiseübertritt in den Magen kommt. Die Untersuchung wird zur Verlaufskontrolle nach Speiseröhrendilatation (Erweiterung) eingesetzt.

Die Methode kann auch zur Untersuchung der Magenentleerungszeit eingesetzt werden.

Magenschleimhautszintigraphie

Anatomie und Physiologie

Die Magenschleimhaut besteht aus drei verschiedenen Zellarten. Die Hauptzellen bilden das eiweißspaltende Enzym Pepsinogen. Die Belegzellen produzieren die Magensäure.

Die Schleimhautoberfläche wird durch neutralen Schleim vor der Selbstandauung geschützt. Dieser wird in den Nebenzellen gebildet.

Magenschleimhaut findet sich normalerweise nur im Magen. Bei manchen Patienten kommt ektope Magenschleimhaut in der Speiseröhre (Barrett-Syndrom) vor. Entwicklungsgeschichtlich bedingt kann sich ektope Magenschleimhaut auch im Meckelschen Divertikel, einer Dünndarmausstülpung, die dem Rest des fetalen Ductus omphaloentericus entspricht, finden. Genau wie im Magen kann es in ektoper Magenschleimhaut zur Geschwürbildung (Ulkus) und dadurch bedingt zur Blutung kommen.

Radiopharmakon

Zur Untersuchung wird ^{99m}Tc-Pertechnetat verwendet. Die Gammaenergie ist 140 bzw. 142 keV bei einer Halbwertzeit von 6 Stunden.

Untersucht wird die Anreicherung und Ausscheidung von Pertechnetat in der Magenschleimhaut.

Pertechnetat wird außerdem in der Schilddrüse (S. 232) und in den Speicheldrüsen (S. 135) angereichert sowie über die Nieren ausgeschieden.

Untersuchungstechnik

Der Patient muß zur Untersuchung nüchtern sein. Bei einem Kind müssen mindestens 8, bei einem Säugling 4 Stunden seit der letzten Nahrungsaufnahme vergangen sein.

Bei der Suche nach einem Meckelschen Divertikel kann eine vorausgegangene Bariumuntersuchung aufgrund von Kontrastmittelresten zu falsch-negativen Ergebnissen führen. Vor der Untersuchung verabreichte Laxantien verursachen eine vermehrte Darmperistaltik und ergeben falsch-negative Befunde. Um eine Verzögerung der Magenentleerung und eine Verminderung der Darmperistaltik zu erreichen, kann zusätzlich intravenös Buscopan injiziert werden. Kontraindikationen sind jedoch Blasenentleerungsstörun-

Abb. 14.**10** Normales
Magenschleimhaut-
szintigramm.
Nach intravenöser ^{99m}Tc-
Pertechnetat-Injektion zeigt
das in ventraler Projektion
angefertigte Szintigramm
eine normale Anreicherung
der Substanz im Magen
und Darstellung der Nieren
und Blase. Nach wenigen
Minuten ist eine geringe Aktivität im proximalen Dünndarm zu erkennen. Diese ist
durch Transport von Ma-
gensaft in den Dünndarm
bedingt.

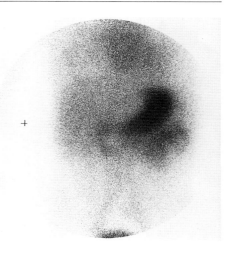

gen und ein Glaukom. Vor der Untersuchung muß der Patient die
Harnblase entleeren.

Beim erwachsenen Patienten werden maximal 185 MBq (5 mCi)
Technetium-Pertechnetat in Bolustechnik intravenös injiziert. In
ventraler Projektion wird ein Radionuklidangiogramm mit 16 2-
Sekunden-Aufnahmen angefertigt. Anschließend folgen statische
2-Minuten-Aufnahmen nach 1, 3, 6, 9, 12 und 15 Minuten in ventraler Projektion sowie rechtsseitiger und dorsaler Projektion nach 15
Minuten. Falls notwendig folgen weitere Aufnahmen nach 30 Minuten und 1 Stunde.

Klinische Anwendung

Die Magenschleimhautszintigraphie wird hauptsächlich bei der Suche nach einem **Meckelschen Divertikel** eingesetzt (Abb.
14.**10−11**). Es ist die häufigste Ursache für eine schmerzlose gastrointestinale Blutung im Kindesalter. Es kann jedoch auch noch beim
Erwachsenen auftreten. Diagnostisch ist eine atypische Pertechne-
tatanreicherung, die gleichzeitig mit der Magenanreicherung auftritt. Diese darf nicht mit Aktivität im Nierenbecken verwechselt
werden, was durch die Schrägaufnahmen zu differenzieren ist. Das
Meckelsche Divertikel ist als Dünndarmanhängsel lagevariabel und
kann sich gelegentlich hinter einer gefüllten Harnblase verstecken!
Falsch-negative Untersuchungen sind bei Meckelschen Divertikeln,
die geblutet haben, jedoch keine Magenschleimhaut enthalten,

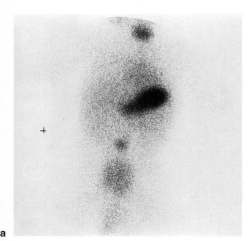

a

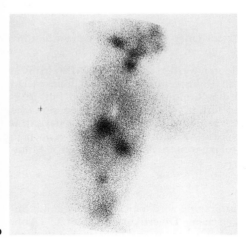

b

Abb. 14.**11** Anreicherung in einem Meckelschen Divertikel.
Das mit Magenschleimhaut ausgekleidete Meckelsche Divertikel zeigt eine ^{99m}Tc-Pertechnetat-Anreicherung (**a**). Aktivitätshaltiger Urin kann zu falsch-positiven Befunden führen, falls nicht zusätzliche Seit- oder Schrägaufnahmen angefertigt werden (**b**).

möglich. Andererseits sind akute Darmblutungen und entzündliche Darmveränderungen aufgrund eines Nuklidaustritts bzw. einer Hyperämie ebenfalls nachweisbar, obwohl keine ektope Magenschleimhaut vorliegt.

Analoge Verhältnisse finden sich bei **ektoper Schleimhaut im Ösophagus**.

Blutungsquellennachweis

Anatomie und Physiologie

Man unterscheidet obere und untere gastrointestinale Blutungen.

Bei oberen gastrointestinalen Blutungen liegen meist Ösophagusblutungen oder Blutungen aus einem Magen- oder Zwölffingerdarmulkus vor, die leicht zu lokalisieren sind.

Untere gastrointestinale Blutungen können jedoch diagnostische Probleme aufwerfen, da eine Reihe von Ursachen in Betracht kommen. Während Hämorrhoiden durch Inspektion zu diagnostizieren sind, bereiten Dickdarmentzündungen und blutende Dickdarmtumoren gelegentlich Schwierigkeiten. Diagnostische Probleme entstehen jedoch öfter bei Dünndarmblutungen, die durch ein Meckelsches Divertikel, eine Ileitis terminalis (Morbus Crohn), ein Karzinoid, eine Polyposis intestinii, eine Invagination oder Enteritis, ein Ulkus oder eine ischämiebedingte Blutung oder selten durch einen malignen Tumor verursacht werden können. Selten sind auch Aneurysmablutungen und Embolien der A. mesenterica superior. Postoperativ ist an eine Nachblutung zu denken.

Radiopharmakon

Bei Kindern wird eine schmerzlose untere gastrointestinale Blutung primär durch ein Magenschleimhautszintigramm (S. 140) abgeklärt, da ein blutendes Meckelsches Divertikel die bei weitem häufigste Ursache ist.

Beim Erwachsenen mit akuter Blutung führt ein Leber-Milz-Szintigramm (S. 129) innerhalb weniger Minuten zur Diagnose. Voraussetzung hierfür ist jedoch, daß der Patient soweit kreislaufstabil ist, daß die Untersuchung durchgeführt werden kann.

Besondere diagnostische Probleme bereiten intermittierend auftretende untere gastrointestinale Blutungen. Hierfür werden ^{99m}Tc-markierte Erythrozyten verwendet.

Untersuchungsprinzip ist die Markierung von Erythrozyten, die normalerweise innerhalb des Gefäßsystems zirkulieren. Eine Blutung ist durch eine zunehmende Extravasation nachweisbar (Abb. 14.**12**).

Nach intravenöser Injektion findet sich eine normale Verteilung der Erythrozyten im Gefäßsystem mit ca. 70% im venösen Gefäßpool, ca. 10% im kleinen Kreislauf und ca. 15−20% in der arteriellen Gefäßbahn. Freiwerdendes Pertechnetat wird im allgemeinen über die Niere in die Blase ausgeschieden und kann zu Anreicherungen im Magen, in der Schilddrüse und den Speicheldrüsen führen.

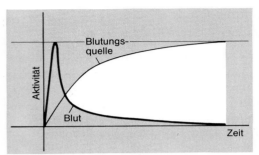

Abb. 14.**12** Zeitaktivitätskurven bei intravenöser Injektion von ^{99m}Tc-Schwefelkolloid. Die Aktivität von ^{99m}Tc-SC nimmt im Blut innerhalb von 20 Minuten stark ab, da sich die Substanz im RES anreichert. Eine Blutungsquelle zeigt aufgrund des Austritts von Aktivität aus der Blutbahn eine ständig zunehmende Anreicherung.

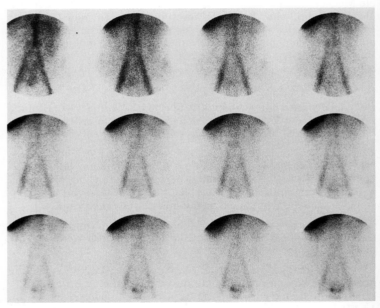

a

Abb. 14.**13a−b** Blutung eines Tumors im kleinen Becken.
34jähriger Mann mit unklarer Blutungsquelle. Die Untersuchung mit ^{99m}Tc-SC (**a**) zeigt eine frühe Anreicherung im kleinen Becken, die mit der Blase verwechselt werden kann. Die Untersuchung mit ^{99m}Tc-markierten Erythrozyten (**b**) bestätigte den Befund. Operativ fand sich ein blutender Tumor im kleinen Becken dorsal der Blase.

Abb. 14.**13b**

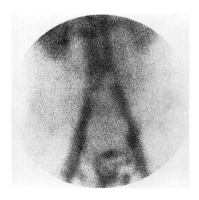

Untersuchungstechnik

Die Untersuchung sollte unbedingt vor Bariumuntersuchungen durchgeführt werden, da Bariumreste vorausgegangener Untersuchungen durch Absorptionseffekte zu gravierenden falsch-negativen Fehldiagnosen führen können.

Die Untersuchungstechnik der Magenschleimhaut-Szintigraphie ist auf Seiten 140−141 beschrieben.

Der Untersuchungsgang mit ^{99m}Tc-Sc wurde beim Leber-Milz-Szintigramm (S. 125) besprochen.

Für Erythrozyten gibt es **zwei Markierungsmöglichkeiten**. Bei der **In-vivo-Markierung** wird dem Patienten nichtmarkiertes Zinn-DTPA-Chelat, das mit Kochsalz aufgelöst wurde, vorinjiziert. Dieses bindet sich an die Erythrozyten. Nach ca. 15−20 Minuten erfolgt die Injektion von 370 MBq (10 mCi) ^{99m}Tc-Pertechnetat, das sich an die so markierten Erythrozyten bindet. Vorteil ist eine schnelle Erythrozytenmarkierung. Von Nachteil ist eine nur ca. 80%ige Markierungsausbeute mit verbleibendem freiem ^{99m}Tc-Pertechnetat, das unter anderem von Magenschleimhautzellen in den Gastrointestinaltrakt ausgeschieden wird. Zusätzlich ist Nieren- und Blasenaktivität vorhanden, die die Untersuchung stört. Der Anteil von freiem Pertechnetat steigt noch weiter, wenn bestimmte Medikamente eingenommen wurden oder der Aluminiumspiegel im Blut (z. B. nach Trinken von Limonade oder Bier aus Aluminium-Einwegbüchsen) hoch ist.

Bei der **In-vitro-Markierung** wird dem Patienten Blut entnommen. Durch Zentrifugieren werden die Erythrozyten isoliert und nach Waschen mit Kochsalz mit zinnhaltigem DTPA-Chelat inku-

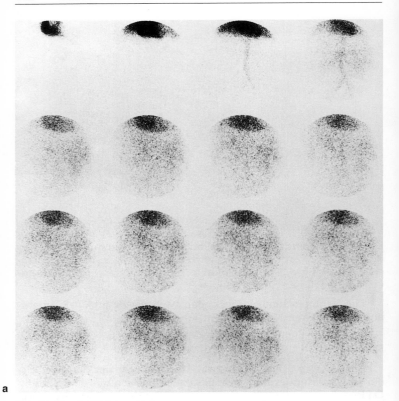

a

Abb. 14.**14a−b** Dickdarmblutung.
59jährige Frau mit unklarer gastrointestinaler Blutungsquelle. Bei unauffälliger Perfusion zeigt die 6-Minuten-Aufnahme nach ^{99m}Tc-Markierung der Erythrozyten eine Blutungsquelle im Colon descendens. Die Aktivität verteilt sich anschließend mit der Darmperistaltik im gesamten Kolon.

biert. Nach ca. 15 Minuten wird dem Ansatz ^{99m}Tc-Pertechnetat beigefügt und die markierten Erythrozyten dem Patienten reinjiziert. Vorteil ist eine hohe spezifische Markierung, die nicht wie bei der In-vivo-Markierung durch Medikamente und Plasmabestandteile, wie z.B. dem Plasmaaluminiumspiegel, beeinträchtigt wird. Nachteilig ist das zeit- und personalaufwendige Markierungsverfahren. Nach intravenöser Injektion werden über 2 Minuten 15-Sekunden-Aufnahmen und dann über 30 Minuten 2-Minuten-Sequenzaufnahmen angefertigt. Danach erfolgen im halbstündigen Abstand

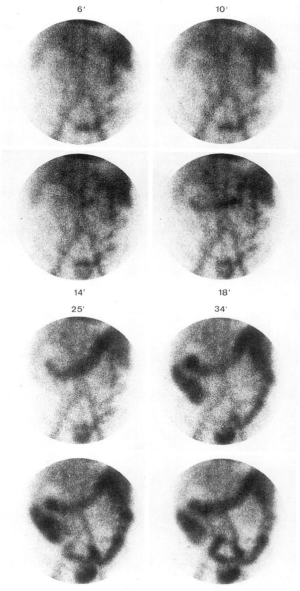

Abb. 14.**14b**

statische Aufnahmen, die bis zu 24 Stunden ausgedehnt werden können.

Klinische Anwendung

Das Verfahren hat sich besonders bei **unteren gastrointestinalen Blutungen unklarer Lokalisation** bewährt und erleichtert als Voruntersuchung die selektive Angiographie (Abb. 14.**13−14**).

Die Erythrozytenmarkierung kann auch zum Nachweis von über 1 cm großen **Hämangiomen**, die sich als lokalisierte Mehranreicherungen darstellen, eingesetzt werden. Dies ist besonders bei der Differentialdiagnose von Leberläsionen (S. 127) hilfreich. Dazu sind jedoch nur Aufnahmen bis 30 Minuten nach Injektion notwendig.

Ein weiteres Anwendungsgebiet der Erythrozytenmarkierung ist die dynamische Herzuntersuchung in MUGA-Technik (S. 175 ff.) und die Radionuklid-Phlebographie (S. 180 ff.).

15 Lunge

Anatomie und Physiologie

Die Lungen liegen im Thorax und dienen dem Gasaustausch zwischen Atemluft und Blut. Die Atemluft gelangt über die Luftröhre (Trachea), die sich in den rechten und linken Hauptbronchus verzweigt, in die linke und rechte Lunge. Bei der rechten Lunge unterscheidet man einen Ober-, Mittel- und einen Unterlappen; die linke Lunge hat nur einen Ober- und Unterlappen (Abb. 15.**1**). Die Lappen werden durch die Lappenbronchien, die sich wiederum in Segment- und Subsegmentbronchien verzweigen, mit Luft versorgt. Diese enden schließlich im Lobulus, der aus einer Vielzahl kleinerer Lungenalveolen zusammengesetzt ist. Über den rechten Vorhof, den rechten Ventrikel und den Pulmonalarterienhauptstamm gelangt das venöse Blut aus dem Körper in die rechte und linke Pulmonalarterie. Diese verzweigen sich entsprechend der Lappen-, Segment- und Subsegmentanatomie beider Lungen, um schließlich im Bereich der Alveolen in ein Kapillarbett zu münden. Dort besteht engster Kontakt zwischen dem Blut und dem Gasraum in den Alveolen. Hier wird das Kohlendioxid aus dem venösen Blut an den Gasraum abgegeben und gleichzeitig Sauerstoff ins Blut aufgenommen. Das oxygenierte Blut sammelt sich im Lungen-Venen-System und gelangt über die beiden rechten und linken Lungenvenen in den linken Vorhof, von dort in den linken Ventrikel, um von dort in die Aorta und den arteriellen Körperkreislauf zu gelangen. Das Lungengerüst wird zu einem geringen Prozentsatz durch Bronchialarterien, die aus der Aorta entstammen, arteriell versorgt. Um eine möglichst gute Sauerstoffsättigung des durch die Lunge fließenden Blutes zu gewährleisten, wird ein schlecht oder garnicht belüftetes Lungenareal durch den Euler-Liljestrand-Reflex von der Durchblutung ausgeschlossen.

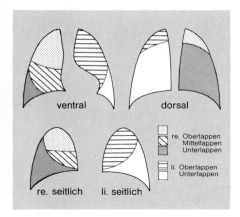

Abb. 15.**1** Anatomie
der Lungenlappen.

ventral   dorsal

re. Oberlappen
Mittellappen
Unterlappen

li. Oberlappen
Unterlappen

re. seitlich   li. seitlich

Lungenperfusionsszintigraphie

Radiopharmaka

Zur Lungendurchblutungsuntersuchung werden 2 Radiopharmaka verwendet. ^{99m}Tc-Makroalbumin-Aggregate (^{99m}Tc-MAA) haben eine Partikelgröße von 5−100 μm und eine biologische Halbwertszeit von 2−9 Stunden. ^{99m}Tc-Albumin-Mikrosphären haben eine Partikelgröße von 20−40 μm und eine biologische Halbwertszeit von etwa 7 Stunden.

Untersuchungsprinzip ist die Mikroembolisation etwa jeder 10 000. Lungenarteriole.

Es werden maximal 74 MBq (2 mCi) intravenös injiziert. Das Radiopharmakon verteilt sich durchblutungs- und schwerkraftabhängig in wenigen Sekunden in beiden Lungen. Dort wird es innerhalb von Stunden durch Phagozyten wieder eliminiert.

Untersuchungstechnik

Vom Patienten muß eine aktuelle Röntgen-Thoraxaufnahme vorliegen, weil bereits durch sie eine Reihe von Perfusionsdefekten (z.B. durch Pleuraerguß, Pneumonie, Metastasen und andere mehr) diagnostiziert werden.

Untersucht wird an einer Gammakamera mit hochauflösendem Technetiumkollimator.

Die Applikation erfolgt im Regelfall bei liegendem Patienten intravenös, weil dadurch eine relativ homogene Nuklidverteilung in den dorsalen Lungenpartien über die gesamte Höhe der Lunge erreicht wird. Wird im Sitzen injiziert, so sind normalerweise die basalen Lungenabschnitte besser durchblutet.

Obwohl die Untersuchungsmethode relativ sicher ist, muß die Substanz langsam injiziert werden, da es sehr selten zu Überempfindlichkeitsreaktionen gegen den Eiweißanteil des Radiopharmakons kommen kann.

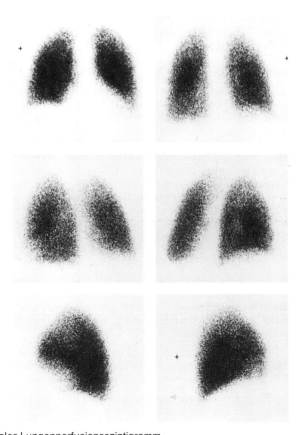

Abb. 15.2 Normales Lungenperfusionsszintigramm.
46jährige Frau mit unauffälligem ⁹⁹ᵐTc-MAA-Perfusionsszintigramm. Die Aufnahmen (von oben links nach unten rechts) werden in ventraler, dorsaler, links und rechts dorsal schräger und links und rechts seitlicher Projektion angefertigt.

Bei Patienten mit Pneumektomie wird die halbe Dosis appliziert. Bei Patienten mit Verdacht auf Lungenembolie wird an der Gammakamera langsam injiziert, um bei massiver Lungenembolie nicht eine Gefährdung des Patienten durch die zusätzliche Mikroembolisation des Lungenkapillarbettes hervorzurufen. Daher muß unbedingt ein Arzt anwesend sein und ein Notfallkoffer bereitstehen.

Vor und während der Injektion soll der Patient tief ein- und ausatmen, um eine möglichst homogene Verteilung der Substanz zu erreichen. Es werden Aufnahmen in ventraler, dorsaler sowie rechts- und linksdorsal schräger und rechts- und linksseitlicher Projektion durchgeführt (Abb. 15.**2**).

Klinische Anwendung

Die Hauptindikation zur Lungenperfusionsszintigraphie ist der Ausschluß von abgelaufenen **Lungenembolien** (Abb. 15.**4**). Diese entstehen durch Thrombenbildung meist in den Beinvenen, die dann durch den Blutstrom in die Lungen verschleppt werden und zu segmentalen Perfusionsausfällen führen. Aufgrund des Euler-Liljestrand-Mechanismus, bei dem es zu einer Perfusionsdrosselung in hypoventilierten Lungenarealen kommt, können **Einengungen der Atemwege** (Obstruktion) (Abb. 15.**5**) sowie natürlich auch **infiltrative Lungenveränderungen** (Pneumonie, Metastasen) zu Perfusionsausfällen führen, so daß nur ein normales Lungenperfusionsszintigramm eine Lungenembolie ausschließt. Bei einem positiven Befund kommen jedoch mehrere Differentialdiagnosen in Betracht. Zur weiteren Differenzierung ist ein Lungenventilationsszintigramm (S. 153) hilfreich.

Eine weitere Indikation stellt die Suche nach **aspirierten Fremdkörpern** bei Kindern dar, bei denen es durch den Euler-Liljestrand-Mechanismus in dem von der Ventilation ausgeschalteten Lungenareal zu einer Minderperfusion kommt. Hier kann dann gezielt bronchoskopiert werden.

Bei der präoperativen Abklärung vor einer **Lungenteilresektion** oder **Pneumektomie** (z.B. wegen eines Bronchialkarzinoms) läßt sich die Lungendurchblutung regional quantitativ erfassen.

Nach **Herzoperationen** wegen angeborener Herzfehler bzw. bei **Ableitung des zerebralen Liquors** in den rechten Vorhof wird die Lungenperfusionsszintigraphie in der Verlaufskontrolle zum Nachweis von Lungenembolien eingesetzt.

Bei der **pulmonalvenösen Stauung** erkennt man nach Injektion im Sitzen eine Umverteilung der normalerweise in den basalen

Lungenabschnitten vermehrten Durchblutung in die Lungenspitzen. Bei der **pulmonalarteriellen Hypertonie** fallen zusätzlich die prominenten Pulmonalarterien als Speicherdefekte auf.

Bei einer am Lungenkapillarbett vorbeiführenden Durchblutung, die mit einer Druckerhöhung im Lungenkapillarbett bzw. den Pulmonalarterien kombiniert sein muß, kommt es zu einem Rechtslinks-Shunt. Dabei gelangt das Radiopharmakon in den systemischen Kreislauf. Dies kann als Zufallsbefund beim Lungenperfusionsszintigramm entdeckt werden. Durch den Shunt können „gekreuzte" Thrombembolien im Hirn, im Myokard, den Nieren und der Milz als den bestdurchbluteten Organen auftreten. Die Untersuchung wird jedoch nicht mehr zum Shuntnachweis eingesetzt, da sie durch risikoärmere Untersuchungen ersetzt ist.

Lungenventilationsszintigraphie

Radiopharmaka

Zur Lungenventilationsuntersuchung können radioaktive Gase oder verstäubte Flüssigkeiten (Aerosole) verwendet werden. Radioaktive Gase sind:

- ^{133}Xenon mit einer physikalischen Halbwertszeit von 5,3 Tagen, einer biologischen Halbwertszeit von 30 Sekunden, einer Hauptgammaenergie von 80 keV.
- ^{127}Xenon hat eine physikalische Halbwertszeit von 36,4 Tagen, eine biologische Halbwertszeit von 30 Sekunden, eine Hauptgammaenergie von 203 keV.
- ^{81m}Krypton hat eine physikalische Halbwertszeit von 30 Sekunden, eine biologische Halbwertszeit von 30 Sekunden und eine Hauptgammaenergie von 190 keV.

Ziel der Untersuchung ist die Darstellung des Gasraums mit Hilfe der radioaktiven Gase.

Bei den beiden Xenongasen kann die Einatemverteilungs- und Ausatemphase untersucht werden. Von Nachteil ist die lange Halbwertszeit, die eine Gasabzug- und Abklinganlage nötig machen. Das kurzlebige Krypton erlaubt nur eine Beurteilung der Einatemphase und sehr eingeschränkt der Verteilungsphase. Dafür ist die Strahlenbelastung gering und eine Abklinganlage nicht notwendig.

Bei Obstruktionen (Einengungen) der Atemwege kommt es zu einem verzögerten Einstrom des radioaktiven Gases in den nachgeschalteten Lungenanteil. Bei den Xenonuntersuchungen ist auch eine verzögerte Abatmung aus dem betroffenen Lungenabschnitt nachweisbar.

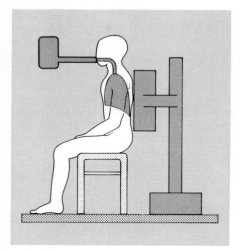

Abb. 15.**3** Patientenposition bei der Ventilationsszintigraphie.
Der Generator bzw. Vernebler muß sich außerhalb des Kameragesichtsfeldes befinden.

^{99m}Tc-markierte Aerosole, werden durch Vernebeln von ^{99m}Tc-DTPA oder ^{99m}Tc-Schwefel-Kolloid hergestellt. Das eingeatmete Aerosol schlägt sich jedoch im Bereich von Turbulenzbildungen (z. B. in den Bronchien) nieder und gelangt nicht völlig in den Alveolarraum.

Untersuchungstechnik

Beim Patienten muß eine aktuelle Lungenröntgenaufnahme vorliegen.

Die Untersuchung wird an der Gammakamera durchgeführt, wobei für das ^{133}Xe-Gas und das ^{99m}Tc-Aerosol ein Technetiumkollimator verwendet wird, während für ^{127}Xenon und ^{81m}Krypton ein Mittelenergiekollimator notwendig ist.

Die Lungenventilationsszintigraphien werden immer im Zusammenhang mit einer anschließenden Lungenperfusionsszintigraphie durchgeführt. Bei ^{127}Xe und ^{133}Xe wird beim sitzenden Patienten mit dorsaler Projektion untersucht (Abb. 15.**3**), bei ^{81m}Kr in den gleichen Projektionen wie bei der Lungenperfusionsszintigraphie (Abb. 15.**4**).

Die Auswertung der Gasventilationsszintigraphien kann gleichzeitig bzw. nach einer Lungenperfusionsszintigraphie erfolgen, da sich ^{99m}Tc bzw. ^{81m}Kr und ^{133}Xe bzw. ^{127}Xe in ihren Gammaenergiespektren unterscheiden und auf zwei verschiedenen Kanälen gemessen werden können. Die Untersuchung mit ^{99m}Tc-Aerosol muß vor der Lungenperfusionsuntersuchung durchgeführt werden. Dazu läßt man mit dorsaler Kamerastellung den Patienten so viel Aerosol (meistens 2−5 Minuten) atmen, bis die Lungen gut erkennbar sind. Dann werden statische Aufnahmen in ventraler sowie ventral schräger, seitlicher und dorsal schräger Projektion von rechts und links sowie in dorsaler Projektion durchgeführt (Abb. 15.4). Anschließend erfolgt die Lungenperfusionsszintigraphie. Da die Impulsdichte hierbei größer ist, lassen sich Ventilations- und Perfusionsmißverhältnisse durch Übereinanderprojektion der Aufnahmen erkennen.

Abb. 15.**4a−b** Lungenembolie.
73jährige Patientin mit multiplen Lungenembolien. Die Ventilationsuntersuchung mit Krypton 81m (**a**) zeigt eine normale Belüftung beider Lungen. Das Perfusionsszintigramm (**b**) mit ^{99m}Tc-markierten Makroalbuminaggregaten zeigt große Perfusionsausfälle in beiden Lungen, rechts mehr als links. Die grobe Rasterung ist durch den Mittelenergiekollimator bedingt.

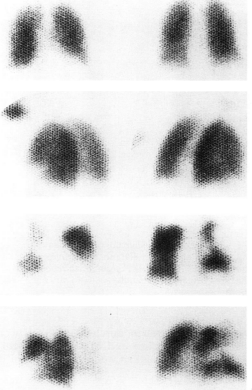

a

b

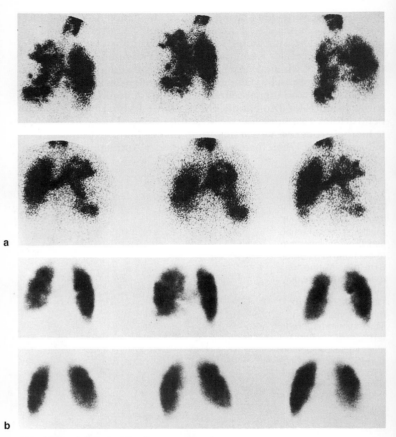

a

b

Abb. 15.**5a−b** Obstruktive Lungenerkrankung.
45jähriger Patient mit bekannter chronischer Bronchitis. Die Ventilationsaufnahmen (**a**) mit ^{99m}Tc-Aerosol zeigen obstruktionsbedingt multiple Minderanreicherungen. Die Perfusionsuntersuchung (**b**) mit ^{99m}Tc-MAA zeigt viel geringere Veränderungen.

Artefarkte entstehen durch Verschlucken von Aerosol, das sich dann in Speiseröhre und Magen niederschlägt. Dies kann durch Trinken von Flüssigkeit weiter in den Darmtrakt gespült werden.

Klinische Anwendung

Das Lungenventilationsszintigramm wird hauptsächlich zur Korrelation mit dem Lungenperfusionsszintigramm bei der Diagnostik von **Lungenembolien** eingesetzt (Abb. 15.4). Dabei sind im Perfusionsszintigramm ein oder mehrere, klassischerweise keilförmige, pleuraständige Perfusionsausfälle zu erkennen, Die Ventilationsuntersuchung zeigt keine oder deutlich kleinere Ausfälle.

Eine weitere Indikation ist die Abklärung **obstruktiver Lungenerkrankungen**. Eine chronische Bronchitis, das Asthma bronchiale und Bronchialkarzinome können zu erheblichen Ventilationsstörungen führen, die ihrerseits zu Perfusionsstörungen führen (Abb. 15.5). Diese sind jedoch deutlich kleiner. Ähnliches wird auch bei der zystischen Fibrose (Mukoviszidose) beobachtet.

In seltenen Fällen sind die Ventilations- und die Perfusionsdefekte gleich groß. In diesen Fällen läßt sich nicht zwischen primär vaskulären (z. B. Lungenembolie) und primär bronchialen (z. B. Bronchitis, Asthma, Bronchialkarzinom) Veränderungen differenzieren.

Mit Spätaufnahmen kombiniert läßt sich das ^{99m}Tc-Aerosol-Szintigramm auch zur Beurteilung der **muköziliaren Clearance**, die den bronchialen Selbstreinigungsmechanismus mißt, einsetzen.

16 Herz und große Gefäße

Anatomie und Physiologie

Herz

Das Herz liegt im Thorax im vorderen Mediastinum und weist mit seiner Spitze nach links. Durch die Vorhof- und Kammerscheidewand (Septum) ist es in eine rechte und linke Herzhälfte unterteilt. Dieses besteht jeweils aus Vorhof und Kammer. In den rechten Herzvorhof münden die obere und untere Hohlvene (V. cava). Von hier gelangt das Blut über die Trikuspidalklappe in die rechte Kammer und von dort über die Pulmonalklappe in die Pulmonalarterie. Nachdem es die Lunge durchströmt hat, sammelt sich das Blut über die Lungenvenen im linken Vorhof. Von dort gelangt es über die Mitralklappe in die linke Kammer (Ventrikel) und weiter über die Aortenklappe in die Aorta. Die Durchblutung des Herzmuskels erfolgt über die rechte und linke Koronararterie, die an der Wurzel der Aorta entspringen (Abb. 16.**1**).

Das Herz wirkt als Ventil-Saugdruckpumpe, bei der sich die Vorhöfe und Kammern gegensinnig kontrahieren und erweitern. Die Kontraktion wird als Systole, die Erschlaffung als Diastole bezeichnet. Das Öffnen und Schließen der Klappen führt zusammen mit der gegensinnigen Kontraktion zu einem von der V. cava über das rechte Herz, die Lunge und das linke Herz in die Aorta gerichteten Blutstrom. Aorta und linke Kammer gehören zum Hochdrucksystem, da hier systolisch Drucke von normalerweise 120 bis 140 mm Hg erzeugt werden. Daher ist normalerweise die Muskelmasse des linken Ventrikels im Vergleich zu der des rechten deutlich dicker.

Das Herz hat ein eigenes Erregungsbildungs- und Leitungssystem. Der elektrische Impuls zur Herzkontraktion entsteht im Sinusknoten, der sich an der Einmündung der oberen Hohlvene in den rechten Vorhof befindet. Von dort breitet sich die Erregung

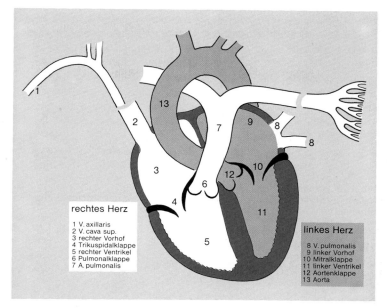

Abb. 16.1 Schema Herz und große Gefäße.

über beide Vorhöfe aus, um im AV-Knoten, der sich in der Herz-scheidewand am Übergang vom Vorhof zum Ventrikel befindet, wieder zusammenzulaufen. Von hier wird die Erregung über das His-Bündel, das in der Kammerscheidewand verläuft, über beide Herzkammern weitergeleitet.

Die elektrischen Vorgänge bei der Erregungsbildung und -leitung können mit Hilfe des Elektrokardiogramms (EKG) aufge-zeichnet werden. Dabei entsteht eine P-Welle, die der Vorhoferre-gung entspricht. Die QRS-Zacken entsprechen der Kammererre-gung, während die T-Welle der Kammererregungsrückbildung ent-spricht. Das EKG zeigt zwar die Erregungsbildungs- und -ausbrei-tungsvorgänge, entspricht jedoch nicht der Herzmechanik.

Normalerweise herrscht ein regelmäßiger Sinusrhythmus vor, der mit der Atmung gering schwankt. Eine Reihe von Faktoren haben auf den Herzrhythmus Einfluß. Ist der Herzschlag nicht regelmäßig, spricht man von einer Arrhythmie. Werden die zusätz-lichen Erregungen außerhalb des Sinusknotens hervorgerufen, so spricht man von supraventrikulären oder ventrikulären Extrasysto-

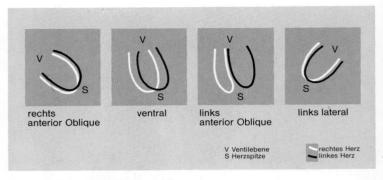

rechts
anterior Oblique   ventral   links
                                       anterior Oblique   links lateral

V Ventilebene   rechtes Herz
S Herzspitze   linkes Herz

Abb. 16.2 Schema der Herzprojektionen.
Wegen der Übersichtlichkeit ist jeweils nur die Kontur der rechten und linken
Kammer (Ventrikel) dargestellt.

len. Ist der Herzschlag völlig unregelmäßig, so spricht man von einer
absoluten Arrhythmie.

Gefäße

Das Gefäßsystem läßt sich vereinfachend in das arterielle, kapillare
und venöse System gliedern. Sonderstellungen nehmen das Lungen-
gefäßsystem (s. Kap. 15) und das Portalvenensystem ein, das hier
nicht behandelt werden soll.

Das arterielle System (Hochdrucksystem) beginnt an der Aortenklappe und führt über immer kleiner werdende Verzweigungen
in alle Organe. Es transportiert sauerstoffreiches oxygeniertes Blut
zu den Geweben. In ihm herrscht der arterielle Blutdruck, der
normalerweise zwischen 80 und 120 mmHg schwankt.

In seinen kleinsten Verzweigungen geht das arterielle System in
das kapillare System über, in dem innerhalb der Organe die Sauer-
stoff- und Nährstoffversorgung sowie der Abtransport von Stoff-
wechselendprodukten stattfindet.

Die Kapillaren münden ihrerseits wieder in die Venen, die sich
immer weiter vereinigen, um dann als V. cava inferior und superior
ins rechte Herz zu münden. Im Venensystem findet sich der höchste
Druck im Bereich des Fußes im Stehen. Er entspricht dem hydro-
statischen Druck.

Das sog. Niederdrucksystem besteht aus dem venösem System
und den Gefäßen des Lungenkreislaufs. Aufgrund seiner hohen
Kapazität und Dehnbarkeit befinden sich darin 80% des Gesamt-

blutvolumes von ca 5 Litern, was etwa 8% des Körpergewichtes entspricht.

Das Blut wird vom Herzen über das arterielle System zu den einzelnen Organen gepumpt. Von dort führt der Blutstrom wieder zurück zum Herzen. Die Saugwirkung des Herzens und die Kompression der Venen durch die Muskeln sind dabei die treibenden Kräfte. Die Venenklappen verhindern ein Zurückfließen des Blutes in tieferliegende Körperabschnitte während der Vorhofsystole.

Um einen Blutverlust bei Gefäßverletzung zu verhindern, besitzt das Blut ein Gerinnungssystem, das aus den Blutplättchen (Thrombozyten) und den Gerinnungsfaktoren besteht. Strömungsverlangsamung, Gefäßwandveränderungen und Änderungen im Gerinnungssystem führen zur Bildung eines Thrombus.

Myokardszintigraphie

Radiopharmakon

Zur Myokardszintigraphie wird ^{201}Tl-Chlorid verwendet. Es wird im Zyklotron hergestellt und zerfällt unter Elektroneneinfang mit einer physikalischen Halbwertszeit von 73,1 Stunden in Quecksilber 201. Die Hauptzerfallsenergien liegen zwischen 68 und 80,3 keV (94,5%) durch Röntgenstrahlen und bei 167,4 keV (10%) sowie 131,3 keV (2,65%) durch Gammastrahlen. Thalliumsalze sind an sich toxisch und werden als Rattengift verwendet. In den hier verwendeten Nannogramm-Mengen ist jedoch ein millionenfacher Sicherheitsspielraum bis zur minimalen tödlichen Dosis gewährleistet.

Untersucht wird die Anreicherung von ^{201}Tl-Chlorid im Muskelgewebe, wobei diese Thalliumchloridanreicherung einer Kaliumanreicherung entspricht.

Das Thallium reichert sich durchblutungsabhängig im Herzmuskel an, mit einer stärkeren Anreicherung im linken Ventrikel, weil sich dort die größere Muskelmasse befindet. Die Herzanreicherung beträgt jedoch nur 4−5% der injizierten Aktivität. Das Maximum ist nach ungefähr 10 Minuten erreicht. Thallium reichert sich außerdem in den Skelettmuskeln sowie in Leber, Milz und Nieren an.

Auf planaren Aufnahmen ist normalerweise der linke Ventrikel gut zu erkennen. In der LAO-Projektion kann er aufgrund der senkrechten Sicht auf das Septum vom rechten Ventrikel unterschieden werden (Abb. 16.**2** und 16.**3**).

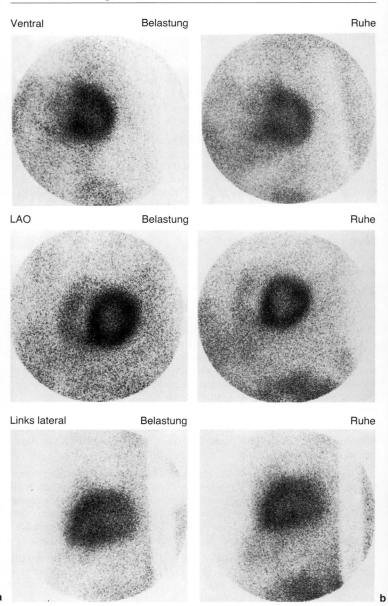

Ventral   Belastung   Ruhe

LAO   Belastung   Ruhe

Links lateral   Belastung   Ruhe

a   b

Ein neues Radiopharmakon zur Myokardszintigraphie ist das mit ^{99m}Tc markierte RP30. Es handelt sich dabei um ein Isonitrilderivat, das analog zum Thallium im Muskel angereichert wird. Anders als das Thallium wird es jedoch dort fixiert, und es ist eine deutliche Ausscheidung der Substanz über die Gallenwege nachweisbar (Abb. 16.**6a–b**).

Untersuchungstechnik

Die Untersuchung wird meist als Belastungsuntersuchung durchgeführt. Dazu wird der Patient unter EKG-Kontrolle und in Anwesenheit des Arztes auf einem Fahrrad- oder Laufbandergometer bis zur maximalen Stufe belastet. Eine Belastungsuntersuchung ist beim Auftreten von Schmerzen sowie von Herzrhythmusstörungen sofort abzubrechen. Ein Defibrillationsgerät und ein Notfallkoffer müssen bereit stehen. Ein frischer Myokardinfarkt ist eine absolute Kontraindikation für eine Belastungsuntersuchung; hier darf nur eine Ruheuntersuchung durchgeführt werden.

Nach Erreichen der höchsten Belastungsstufe werden 74 MBq (2 mCi) ^{201}Tl-Chlorid intravenös injiziert und unmittelbar danach statische Aufnahmen in ventraler, links-ventral schräger (LAO) und seitlicher Projektion gemacht. Nach 3 Stunden Ruhe wird nochmals in denselben Projektionen aufgenommen.

Früh- und Dreistundenaufnahmen werden in einem Computer gespeichert und können durch Analyse einzelner Herzmuskelsektoren quantitativ ausgewertet werden. Um die Bildqualität zu verbessern, sind EKG-getriggerte Untersuchungen durchgeführt worden. Diese können jedoch nur in Ruhe durchgeführt werden, da bei einer Aufnahmezeit von ca. 30 Minuten bereits eine Redistribution einsetzt. SPECT-Untersuchungen in Belastung und Ruhe ermöglichen eine im Vergleich zu planaren Aufnahmen bessere Erkennung und Lokalisation von Perfusionsdefekten.

Bei der Untersuchung mit ^{99m}Tc-RP30 werden maximal bis zu 740 MBq (20 mCi) intravenös injiziert. Aufgrund der höheren Im-

---

Abb. 16.**3a–b** Normales ^{201}Tl-Chlorid-Szintigramm.
40jähriger Mann mit Angina pectoris. Die zuerst durchgeführten Aufnahmen nach Belastung auf dem Fahrradergometer zeigen in der ventralen (oben), der LAO-Projektion (Mitte) und der links lateralen (unten) Projektion eine normale Anreicherung. Der rechte Ventrikel ist auf der ventralen und LAO-Projektion belastungsbedingt erkennbar. Bei der anschließenden Ruheuntersuchung (oben: ventrale; Mitte: LAO; unten: links laterale Projektion) ist die Anreicherung ebenfalls gleichmäßig; aufgrund der geringeren Muskelmasse ist der rechte Ventrikel weniger gut zu sehen.

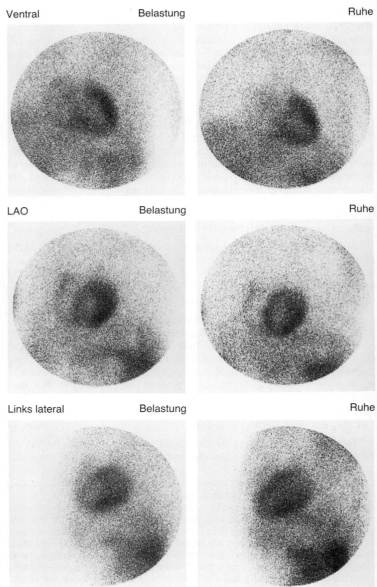

Ventral   Belastung   Ruhe

LAO   Belastung   Ruhe

Links lateral   Belastung   Ruhe

a

Ventral   LAO

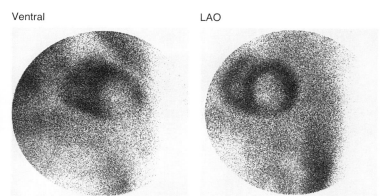

Abb. 16.**5** Herzinfarkt.
Die Ruheuntersuchung eines 47jährigen Patienten mit ^{201}Tl-Chlorid zeigt, durch
einen Herzinfarkt bedingt, eine fehlende Aktivitätsanreicherung in der Herzspitze und Hinterwand (ventrale und LAO-Projektion). Die vermehrte Lungenan-
reicherung zeigt die pulmonalvenöse Stauung bei linksventrikulärer Herzinsuffizienz.

pulsraten läßt sich die Injektion in Bolustechnik durchführen und
mit einer First-pass-Untersuchung kombinieren (S. 170). Wenn nur
eine Myokardszintigraphie durchgeführt wird, reichen 370 MBq
(10 mCi) aus.

Da die Substanz jedoch im Muskel fixiert wird, ist zur Ruheuntersuchung ein zweiter Untersuchungstermin und eine erneute
Injektion erforderlich.

Klinische Anwendung

Die Hauptindikaton für die Myokardszintigraphie mit Belastung
sind die Erkennung einer **Herzmuskelischämie**, die die Vorstufe zu
einem Herzinfarkt darstellt. Bei der Belastungsuntersuchung zeigt
sich eine Minderanreicherung im ischämischen Herzmuskel, die in
der Ruheuntersuchung nicht nachweisbar ist (Abb. 16.4).

Herzmuskelnarben nach abgelaufenem Infarkt sind als Minderanreicherung in beiden Untersuchungen zu erkennen (Abb. 16.**5** bis
16.**7**).

Abb. 16.**4a−b** Myokardischämie.
Die ^{201}Tl-Chlorid-Untersuchung zeigt nach Belastung (**a**) der 57jährigen Patientin eine verminderte Anreicherung in der Herzspitze und dem Septum. In der
anschließenden Ruheuntersuchung (**b**) kommt es zu einer Angleichung der
Anreicherung in den ischämischen und normalen Herzmuskelanteilen (Redistribution).

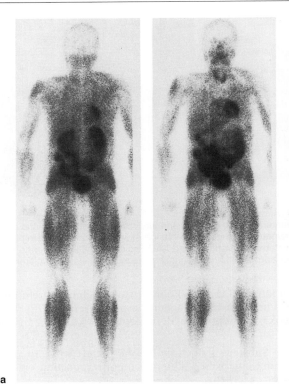

a

Abb. 16.6a–d ⁹⁹ᵐTc-RP30-Szintigramm bei Myokardnarbe.
Die Ganzkörperaufnahmen eines 43jährigen Mannes zeigen nach Belastung
auf dem Fahrradergometer (**a**) eine starke Muskelanreicherung, besonders in
der Beinmuskulatur. Bei der Ruheuntersuchung (**b**) überwiegt die Anreicherung
im Herzen, den Nieren und im Darm. Die Belastungs- (**c**) und Ruheuntersuchung (**d**) des Herzens zeigen eine verminderte Anreicherung in der Hinterwand
bei Narbenbildung nach abgelaufenem Herzinfarkt.

Bei **Versagen des linken Ventrikels** (Linksherzinsuffizienz)
kommt es zu einer vermehrten Thalliumanreicherung in der Lunge
(Abb. 16.**5**).

Liegt eine **chronische Linksherzinsuffizienz** oder eine **pulmonal-
arterielle Hypertonie** vor, hypertrophiert der rechte Ventrikel und
ist nicht nur bei den Belastungs- sondern auch in den Ruheuntersu-
chungen gut abgrenzbar.

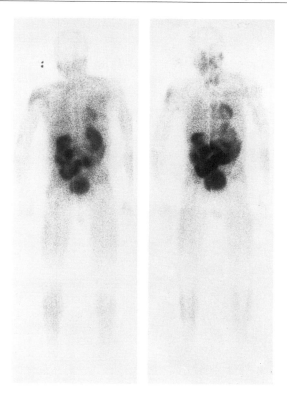

Abb.
16.**6b**

Die Myokardszintigraphie wird zur Therapiekontrolle vor und nach **intrakoronarer Lysetherapie** bzw. vor und nach **Koronarbypass-Operationen** eingesetzt.

Im Vergleich zum Belastungs-EKG, das nur in 60% richtige Ergebnisse bei einer Hermuskelischämie liefert und zudem bei vorher abgelaufenem Infarkt und Blockierungen der Erregungsleitung („Schenkelblock") nicht sicher verwertbar ist, hat die Myokardbelastungsszintigraphie eine Treffsicherheit von 80%.

Eine Ruheuntersuchung kann im Einzelfall zur Diagnose eines **frischen Myokardinfarkts**, der im EKG und durch Enzymbestimmungen nicht sicher zu diagnostizieren ist, angezeigt sein (Abb. 16.**5** und 16.**7**).

Ventral   Belastung   Ruhe

LAO   Belastung   Ruhe

Links lateral   Belastung   Ruhe

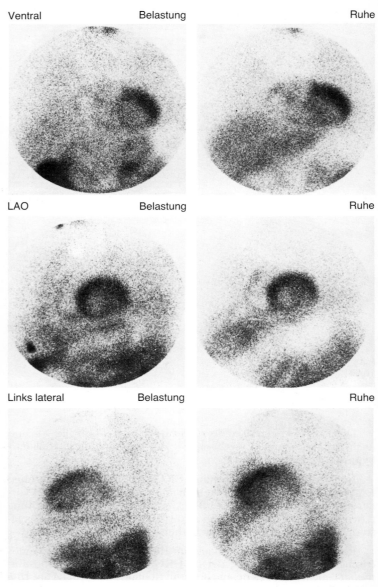

Abb. 16.**6c**   Abb. 16.**6d**

Myokardinfarktszintigraphie

Radiopharmakon

Als Radionuklid wird ^{99m}Tc-Pyrophosphat (^{99m}Tc-PyP) verwendet, das sich in infarzierten Muskelarealen wahrscheinlich aufgrund von intrazellulären Calciumausfällungen anreichert. Das Normalverteilungsmuster entspricht dem der Skelettszintigraphie (S. 92 ff.). Eine Anreicherung im Herzmuskel ist pathologisch.

Untersuchungstechnik

Ein akuter Herzmuskelinfarkt wird normalerweise durch die klinische Situation des Patienten, das EKG und den Nachweis von Herzmuskelenzymen im Blut diagnostiziert. Gelegentlich gibt es jedoch diagnostische Schwierigkeiten, so daß eine Myokardinfarktszintigraphie in einzelnen Fällen eingesetzt werden muß.

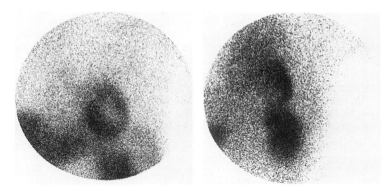

Abb. 16.**7a−b** Erneuter akuter Herzinfarkt.
Die ventrale ^{201}Tl-Chlorid-Aufnahme (**a**) eines 69jährigen Patienten, der bereits einen Herzinfarkt erlitten hatte, zeigt eine Minderanreicherung in der Herzspitze und Seitenwand. Die ^{99m}Tc-PyP-Aufnahme (**b**) zeigt kurz nach der Injektion eine deutliche Mehranreicherung, die auf einen erneuten Infarkt (Reinfarkt) zurückzuführen ist.

Eine Vorbereitung des Patienten ist nicht erforderlich. EKG-Elektroden über dem Herzen sollten entfernt und am Arm angebracht werden. Es werden 555 MBq (15 mCi) ^{99m}Tc-PyP intravenös injiziert und nach 2 Stunden Gammakameraaufnahmen mit einem hochauflösenden Niederenergiekollimator in ventraler, LAO und linkslateraler Projektion angefertigt. Sind diese nicht eindeutig, werden die Aufnahmen nach 4 Stunden mit zusätzlichen schrägen Aufnahmen wiederholt.

Artefakte sind durch Anreicherungen in Rippenfrakturen und elektrischen Verbrennungen nach vorausgegangener Wiederbelebung möglich.

Klinische Anwendung

Die Pyrophosphatszintigraphie wird nur in einigen schwierigen klinischen Fällen zur **Infarktdiagnostik** eingesetzt (Abb. 16.**7b**). Hierbei erreicht sie eine Sensitivität und Spezifität von bis zu 90%.

Radionuklidkardioangiographie

„First-pass"-Untersuchung

Radiopharmakon

Zu einer Untersuchung der Nuklidboluspassage durch das Herz („first pass") kann im Prinzip jedes Radionuklid verwendet werden. Bevorzugt werden ^{99m}Tc-Pertechnetat (^{99m}Tc O4) (S. 232) oder besser ^{99m}Tc-DTPA, das durch glomeruläre Filtration über die Nieren ausgeschieden wird (S. 202 f.). Optimal sind kurzlebige Radiopharmaka wie das radioaktive ^{195m}Gold (^{195m}Au). Dieses entsteht aus ^{195m}Quecksilber (^{195m}Hg), und wandelt sich mit einer Halbwertszeit von 30,5 Sekunden in ^{195}Au um. Die verwendbaren Energielinien liegen bei 60−80 keV sowie bei 262 keV.

Zweck der Untersuchung ist die Darstellung der Boluspassage durch das rechte Herz, die Lunge und das linke Herz (Abb. 16.**8**).

Untersuchungstechnik

Die Untersuchungsmöglichkeiten hängen von der zur Verfügung stehenden Gammakamera ab. Steht eine Monokristallkamera zur Verfügung, so lassen sich nur Kurzschlußverbindungen zwischen rechter und linker Herzhälfte nachweisen. Die Aktivität wird intravenös im Bolus von 555 MBq (15 mCi) injiziert. Unmittelbar mit der Injektion wird eine schnelle Sequenzszintigraphie in ventraler Projektion durchgeführt. Die Aufnahmen werden in einem Computersystem gespeichert (Abb. 16.**9**).

Normalerweise läßt sich über dem Herzen eine zweigipflige Kurve mit einem spitzen, schmalen ersten und einem etwas breiteren, zweiten Gipfel nachweisen, die der Passage des Nuklids durch das rechte bzw. linke Herz entspricht. Das Tal zwischen erstem und

Abb. 16.8 Boluspassage durchs Herz in RAO-Projektion. Der Bolus erreicht über die V. cava sup. den rechten Vorhof (1). Über den rechten Ventrikel und die Pulmonalarterien (2) gelangt er in die Lunge (3). Der linke Vorhof (3–4) und der linke Ventrikel (4–6) befördern ihn in die Aorta (5–6).

Abb. 16.9 Zeitaktivitätskurven beim First pass. Bei intravenöser Bolusinjektion zeigt die Zeitaktivitätskurve über der V. cava superior einen schmalen spitzen Gipfel. Über dem Herzen läßt sich eine zweigipflige Kurve mit hohem ersten (rechtes Herz) und breiterem zweiten (linkes Herz) Gipfel nachweisen. Die Lungenkurve zeigt einen Gipfel.

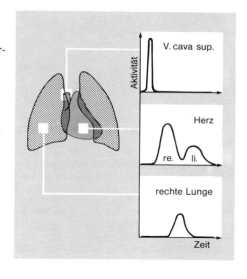

zweitem Gipfel wird durch die Passage des Nuklids durch die Lungen hervorgerufen.

Mit einer Multikristallkamera, die im Vergleich zu einer Monokristallkamera eine 4- bis 5fach schnellere Signalverarbeitung erlaubt, lassen sich dynamische Herzuntersuchungen durchführen. Der Patient wird in rechts ventral schräger Projektion (RAO) untersucht. Dabei schaut man senkrecht auf die Herzklappenebene, die die Vorhöfe von den Kammern trennt, während der rechte und linke Ventrikel übereinander projiziert sind (Abb. 16.8).

Nach Bolusinjektion wird ebenfalls eine schnelle Sequenzszinti-graphie durchgeführt und das Ergebnis mit einem Computersystem aufgezeichnet.

Innerhalb der linksventrikulären Zeitaktivitätskurve lassen sich jetzt beim Spreizen der Kurve zusätzlich Gipfel und Täler erkennen. Die Gipfel entsprechen der Enddiastole, die Täler der Endsystole (Abb. 16.10). Da ein einzelnes Bild zu wenig Impulse enthält, um

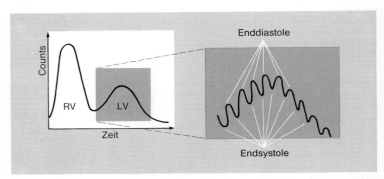

Abb. 16.10 Zeitaktivitätskurve über der ROI des Herzens beim First pass.
Die Zeitaktivitätskurve über der ROI des Herzens zeigt einen hohen schmalen Gipfel bei der Boluspassage durch das rechte Herz. Während der Passage durch die Lunge wird der Aktivitätsbolus auseinandergezogen, so daß der Gipfel bei der Passage durchs linke Herz flacher und breiter wird. Bei Verwendung einer Multikristallkamera kann man innerhalb der linksventrikulären Kurve die durch die einzelnen Herzaktionen bedingten Aktivitätsschwankungen erkennen. Deren Impulse werden zum repräsentativen Zyklus aufaddiert, da ein Bild alleine zu wenig Impulse enthält, um die Herzkonturen erkennen zu können.

die Herzkontur erkennen zu lassen, werden die Bilder der linksven-trikulär abgrenzbaren Herzaktionen addiert, wodurch die Signal-dichte soweit angehoben wird, daß sich die Herzsilhouette abgren-zen läßt. Der so entstandene Summations- oder repräsentative Herzzyklus wird in 15 bis 20 Bilder zerlegt und läßt nach Abspielen als Endlosfilmschleife eine Beurteilung der Herzkontraktion zu (Abb. 16.9).

Außerhalb der Kontur des linken Ventrikels wird eine Hinter-grundregion eingezeichnet und die Zeitaktivitätskurve des linken Ventrikels durch die Zeitaktivitätskurve der Hintergrundregion in Bezug auf Streustrahlung korrigiert. Da die Impulse im enddiastoli-schen und endsystolischen Bild dem jeweiligen Herzvolumen in

Enddiastole und Endsystole entsprechen, läßt sich die Auswurffraktion des linken Ventrikels durch die Gleichung

$$EF = \frac{EDV(i) - ESV(i)}{EDV(i)} \cdot 100$$

in Prozent angeben. Dabei steht EF für die Ejektionsfraktion, EDV(i) für die enddiastolische und ESV(i) für die endsystolische Impulsrate. Zusätzlich lassen sich für jeden Bildpunkt (Pixel) Funktionswerte errechnen und bildlich als „funktionelle Aufnahmen" darstellen. Dabei werden nicht mehr primär anatomische Gegebenheiten, sondern Funktionen dargestellt (Abb. 16.11).

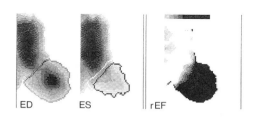

Abb. 16.11 Normalbefund – first pass li. Ventrikel.
Über die Impulse im enddiastolischen Bild (ED) und endsystolischen Bild (ES) wird die globale Ejektionsfraktion errechnet. Die Abbildung der regionalen Ejektionsfraktionen zeigt eine harmonische Kontraktion.

Bei der dynamischen Herzszintigraphie („first pass" und MUGA) wird zusätzlich zu der errechneten globalen linksventrikulären Ejektionsfraktion die regionale Ejektionsfraktion für jedes Pixel errechnet und diese Werte, farbkodiert, in funktionellen Aufnahmen wiedergegeben. Dies hat insofern besondere klinische Bedeutung, als bei einer koronaren Herzerkrankung die globale Ejektionsfraktion durchaus noch normal sein kann, während die regionalen Ejektionsfraktionen in einzelnen Arealen deutlich pathologisch sein können (Abb. 16.12).

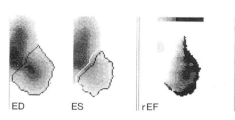

Abb. 16.12 Posterolateraler Myokardinfarkt.
ED- und ES-Bild zeigen eine verminderte EF. Die Abbildung der rEF läßt den Myokardschaden in Septum und Hinterwand gut erkennen.

Ähnliche Informationen kann man auch durch die Darstellung der maximalen und minimalen Aktivität in jedem Bildpunkt, der sog. Amplitudendarstellung, bekommen.

Der Herzmuskelkontraktionsablauf läßt sich durch die Phasendarstellung beurteilen. Dabei werden Bildpunkte, die zum selben Zeitpunkt ihren Gipfel in der Zeitaktivitätskurve haben, gleich dargestellt. Nimmt man ein Bezugssystem von 360 Grad einer Sinusschwingung, so schlagen Vorhöfe und Kammern um 180 Grad versetzt. Durch die Analyse des Phasenbildes lassen sich Störungen im Kontraktionsablauf (z. B. bei Erregungsleitungsblockierungen oder durch ischämische Muskelareale) ebenfalls erkennen. Die Phasenauswertung hilft auch bei der Abgrenzung der Vorhof-Kammer-Grenze.

Klinische Anwendung

Die First-pass-Untersuchung mit der Monokristallkamera wird zur Erkennung und Quantifizierung von **Shuntverbindungen** eingesetzt. Beim häufigeren **Links-rechts-Shunt**, bei dem Blut aus dem linken Herzen aufgrund des höheren Drucks (z. B. durch ein Loch in der Kammerscheidewand (Kammerseptum)) ins rechte Herz zurückfließt, läßt sich in der Zeitaktivitätskurve über der Lunge im abfallenden Teil ein zweiter Gipfel nachweisen (Abb. 16.**13**).

Über die mathematische Analyse der Fläche unter dem ersten und zweiten Gipfel läßt sich nach der Formel

$$\frac{A_1}{A_1 - A_2} = \frac{Q_{\text{pulmonal}}}{Q_{\text{systemisch}}}$$

das Verhältnis von pulmonalem zu systemischem Blutfluß bestimmen.

Bei einem **Rechts-links-Shunt** muß neben einer Kurzschlußverbindung eine erhebliche Druckerhöhung im Lungenkreislauf vorliegen, damit das Blut von rechts nach links dem geringeren Widerstand folgt. Dabei findet sich in der Herzzeitaktivitätskurve ein zweiter Gipfel im ansteigenden Ast der Kurve, der dem Shuntvolumen entspricht.

Steht eine Multikristallkamera zur Verfügung, so lassen sich neben der globalen auch die regionale Ejektionsfraktion, Amplituden- und Phasenbilder, sowie Volumina des rechten und linken Ventrikels errechnen. Dies läßt sich besonders bei der **Früherkennung einer koronaren Herzkrankheit** mit noch normaler globaler Ejektionsfraktion ausnutzen. Die Untersuchung wird in ihrer Empfindlichkeit zusätzlich erhöht, wenn sie als Belastungs- und Ruheun-

Abb. 16.13 Bestimmung eines Links-rechts-Shunts durch First-pass-Untersuchung.
Normalerweise ist der Zeit-aktivitätskurvenverlauf über einer „region of interest" (ROI) der Lunge eingipflig. Beim Links-rechts-Shunt kommt es zu einem zweiten kleineren Gipfel im abfallenden Schenkel der Lungenkurve. Über eine mathematische Flächenbestimmung (Gamma fit) unter dem ersten und zweiten Gipfel läßt sich über die im Text angegebene Formel das Shuntvolumen bestimmen.

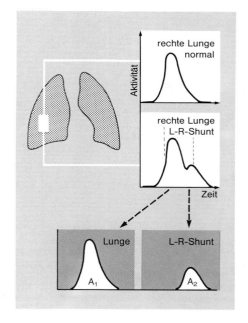

tersuchung durchgeführt wird. Kontrolluntersuchungen vor und nach Therapie (z. B. koronare Dilatation und Bypass-Operationen) werden ebenfalls durchgeführt.

Herzblutpooluntersuchung (MUGA)

Radiopharmakon

Die Herzblutpooluntersuchung oder auch Multi-gated-acquisition-(MUGA-)Untersuchung wird mit ^{99m}Tc-markierten Erythrozyten durchgeführt. Es gibt eine In-vivo- und eine spezifischere In-vitro-Markierungsmethode (S. 145 f.).

Ziel der Untersuchung ist die Darstellung des Herzbinnenraums durch markierte Erythrozyten. Durch eine gleichzeitige Ableitung des EKGs lassen sich einzelne Aufnahmen, die nur wenige Impulse enthalten, im Rechner sortieren und zu einem repräsentativen Zyklus summieren (Abb. 16.14).

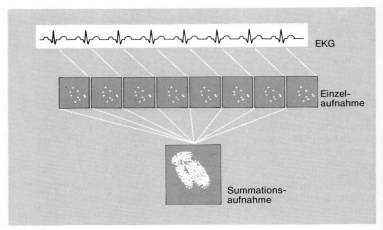

Abb. 16.14 EKG-Triggerung – MUGA.
Aufgrund des schnellen Ablaufs der Herzaktion sind auf einzelnen Aufnahmen bei der MUGA-Untersuchung nur wenige Impulse zu erkennen. Durch die zeitliche Zuordnung der einzelnen Aufnahmen zum EKG-Signal lassen sich diese ordnen und die in der gleichen Phase des Herzzyklus aufgenommen Aufnahmen addieren. Auf den entstehenden Summationsaufnahmen kann das Herz abgegrenzt werden.

Untersuchungstechnik

Bei dem In-vivo-Markierungsverfahren wird dem Patienten vor der Untersuchung ein zinnhaltiger Chelatkomplex (z.B. DTPA) und nach 15 Minuten 740 MBq (20 mCi) ^{99m}Tc-Pertechnetat injiziert. Die Markierungsausbeute hierbei beträgt ca. 80% und ist durch eine Reihe von Faktoren (z.B. Medikamente, Serumaluminiumspiegel und andere) beeinflußbar.

Sicherer ist die In-vitro-Markierung, bei der dem Patienten vor der Untersuchung Blut entnommen wird. Durch Zentrifugieren werden die Erythrozyten isoliert und mit einem zinnhaltigen Chelatkomplex versetzt. Anschließend erfolgt die Markierung mit 740 MBq (20 mCi) Tc-Pertechnetat. Die markierten Erythrozyten werden dem Patienten reinjiziert.

Zur Untersuchung ist eine Gammakamera mit einer EKG-Zeitgebervorrichtung (Trigger) notwendig. Nach Anlegen des EKGs wird der Herzrhythmus überprüft.

Liegt ein Sinusrhythmus vor, so werden die Aufnahmen in LAO-Projektion im sog. „frame mode" durchgeführt. Dabei steuert die R-Zacke des EKGs die Aufnahme der Gammakamera. Zwischen zwei R-Zacken nimmt der Computer ca. 15–30 Aufnahmen auf und addiert mit Beginn der nächsten R-Zacke jeweils neue Impulse in die vorgegebenen Aufnahmen (frames) (Abb. 16.**15**).

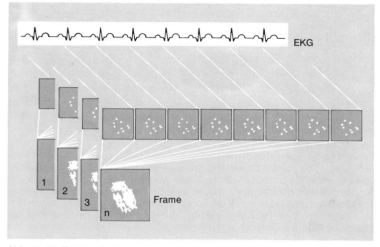

Abb. 16.**15** Frame mode.
Bei einem normalen, regelmäßigen Herzrhythmus (Sinusrhythmus), sind alle Herzaktionen und damit die Abstände zwischen den R-Zacken des EKGs, gleich lang. Nach Vorgabe der gewünschten Anzahl von Bildern pro Herzzyklus (frames), beginnt der Computer mit jeder R-Zacke erneut mit der Addition der Impulse in frame 1 usw.

Liegt eine Arrhythmie vor, so wird im „serial mode" ebenfalls in 45-Grad-LAO-Projektion untersucht. Dabei werden die Aufnahmen mit einer durch die R-Zacke des EKGs gegebenen Kennung aufgezeichnet. Nach 30 Minuten Aufnahmezeit wird durch den Computer eine Verteilungskurve der RR-Intervalle errechnet. Die am häufigsten vertretenen RR-Intervalle werden durch den Computer zusammengefaßt und zu einem repräsentativen Zyklus summiert, während die übrigen Daten der Aufnahme nicht verwendet werden können. Nachteilig ist, daß eine große Speicherkapazität benötigt wird und trotzdem aufgrund der geringen Zählstatistik nur eine mäßige Bildqualität erreicht wird (Abb. 16.**16**).

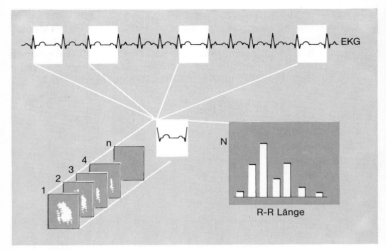

Abb. 16.**16** Serial mode.
Bei unregelmäßigem Herzrhythmus kann keine Frame-mode-Technik verwendet werden, da sonst unterschiedlich lange Herzzyklen aufeinander addiert würden. Beim Serial mode werden zuerst über eine bestimmte Zeit (ca. 30 Minuten) Aufnahmen gemacht, die mit ihrer EKG-Zuordnung im Rechner gespeichert werden. In einem zweiten Schritt werden dann die verschiedenen RR-Abstände nach ihrer Häufigkeit sortiert (Histogramm). Nur die Bilddaten der häufigsten RR-Länge werden addiert und ergeben den repräsentativen Zyklus.

Wenn die Untersuchung im „frame mode" durchgeführt werden kann, läßt sie sich mit einer Belastungsuntersuchung kombinieren. Dabei muß jedoch ein Arzt mit Notfallkoffer und Defibrillator zugegen sein. Die Untersuchung muß bei Beschwerden des Patienten und Auftreten von Herzrhythmusstörungen unterbrochen werden. Eine Belastungsuntersuchung im „serial mode" ist wegen der langen Aufnahmezeiten nicht sinnvoll.

Die Auswertung des repräsentativen Zyklus erfolgt nach Hintergrundkorrektur mit Hilfe einer außerhalb des Herzens und der Milz liegenden Hintergrundregion durch die visuelle Beurteilung der Herzkontraktion in repräsentativem Zyklus.

Die quantitative Auswertung erfolgt am Computer. Dabei wird die globale Ejektionsfraktion des linken Ventrikels bestimmt. Mit Hilfe der Phasenbilder (S. 174) läßt sich die Vorhofkammergrenze besser bestimmen. Die Trennung zwischen rechtem und linkem

Ventrikel ist durch das Kammerseptum gegeben. Dieses muß natürlich bei der Aufnahme zuvor senkrecht eingestellt worden sein. Amplitudenbilder und die Bestimmung der regionalen Ejektionsfraktion für jeden Bildpunkt (S. 173) ergeben weitere wichtige Informationen.

Klinische Anwendung

Herzblutpooluntersuchungen lassen sich zur Untersuchung von Patienten mit Verdacht auf **koronare Herzkrankheit** in fast jeder nuklearmedizinischen Abteilung durchführen. Sie sind besonders zum Nachweis einer myokardialen Ischämie unter Belastung bei koronarer Herzkrankheit wertvoll. Weitere Indikationen sind Verlaufskontrollen vor und nach Therapie bei **Koronardilatationen** und **Koronar-Bypass-Operationen**. Zusätzlich lassen sie sich zur Früherkennung von **myokardialen Schäden bei Chemotherapie** mit kardiotoxischen Substanzen (z. B. Adriamycin) einsetzen.

Arterielles Gefäßsystem

Radiopharmaka

Zur Untersuchung der arteriellen Durchblutung lassen sich prinzipiell alle Radiopharmaka mit einer kurzen HWZ und mit einer hohen spezifischen Aktivität einsetzen.

Bei der Untersuchung der entsprechenden Organe wird die verwendete Substanz im Bolus gespritzt, damit eine Sequenzszintigraphie aufgenommen werden kann.

Zur Untersuchung der arteriellen Herzmuskeldurchblutung wird ^{201}Tl-Chlorid oder ^{99m}Tc-RP30 verwendet, das sich in Abhängigkeit von der Perfusion und der Aktivität der Kaliumpumpe in den Herzmuskelzellen anreichert (S. 161–168).

Zur Untersuchung der peripheren Muskeldurchblutung kann ebenfalls ^{201}Tl-Chlorid oder ^{99m}Tc-RP30 eingesetzt werden.

Untersuchungstechnik

Zur Untersuchung wird der Patient so vor der Gammakamera positioniert, daß sich das zu untersuchende Organ im Kameragesichtsfeld befindet. Die Injektion erfolgt an der Gammakamera in Bolustechnik. Dazu wird ein möglichst kleines hochaktives Volumen des Radiopharmakons über einen Dreiwegehahn in den Injektionsschlauch gegeben und mit etwa 20 ml physiologischer Kochsalzlösung dem Patienten in eine großkalibrige mediale Ellenbeugenvene injiziert. Der Boluseffekt läßt sich noch durch das gleichzeitige Öffnen einer vorher weiter proximal angelegten Staubinde verstärken.

Mit der Injektion wird eine Sequenzszintigraphie gestartet. Die gleichzeitige Aufzeichnung der Daten in einen Computer ermöglicht das Errechnen von Durchblutungskurven und deren Parameter (Anstiegssteilheit, Flächenintegrale, Gipfelpunkte, Transitzeiten).

Klinische Anwendung

Eine arterielle Perfusionsuntersuchung sollte bei jeder knochenszintigraphischen Abklärung eines lokalisierten Befundes durchgeführt werden (S. 98). Dadurch werden entscheidende Zusatzinformationen über die Knochen- und Weichteildurchblutung gewonnen, die oft erst eine sinnvolle Interpretation des Befundes (z. B. Differenzierung Knochen-/Weichteilentzündung) möglich machen.

Bei der Leberuntersuchung (S. 122—134) ist nur so die Differenzierung einer primär arteriell von einer venös durchbluteten Läsion möglich.

Bei Nierenuntersuchungen (S. 184—201) kann neben der Beurteilung der Nierendurchblutung die relative seitengetrennte Nierenfunktion errechnet werden.

Bei der Skrotalszintigraphie (S. 210—213) ist die Perfusionsuntersuchung zur Differenzierung einer Entzündung von einer Torsion erforderlich.

Bei der Hirnszintigraphie (S. 214—224) lassen sich strömungsbehindernde Einengungen oder Verschlüsse der Halsgefäße und deren Kompensation durch den Circulus Willisii erkennen.

Venöses Gefäßsystem

Radiopharmaka

Da sich 80% des Gesamtblutvolumens im Niederdrucksystem befinden, ist eine Untersuchung mit ^{99m}Tc-markierten Erythrozyten geeignet, die venöse Durchblutung darzustellen. Dazu wird eine In-vivo- oder eine aufwendigere, aber bessere In-vitro-Markierung (S. 145—146) verwendet, bei der die Erythrozyten mit einem nichtaktiven zinnhaltigen Chelatkomplex (z. B. DTPA) versetzt und anschließend mit ^{99m}Tc markiert werden.

Die venöse Durchblutung läßt sich bei der Knochenszintigraphie (S. 97−98) durch statische Frühaufnahmen nach der Injektion erkennen.

Zum Nachweis venöser Thrombosen können fünf verschiedene Radiopharmaka eingesetzt werden.

Eine Radionuklidphlebographie kann mit ^{99m}Tc-MAA oder ^{99m}Tc-Mikrosphären nach Injektion über die Fußrückenvenen durchgeführt werden. Anschließend wird ein Lungenperfusionsszintigramm angefertigt (S. 150−153).

Die ^{99m}Tc-Markierung von Erythrozyten macht eine gute Darstellung der Venen der unteren Extremität möglich.

Eine direkte Darstellung des Thrombus ist mit ^{111}Indium-Thrombozyten möglich. Das im Zyklotron produzierte ^{111}In hat eine HWZ von 2,8 Tagen und Gammaenergien von 173 keV und 247 keV. Untersucht wird der Einbau der markierten Thrombozyten in den wachsenden Thrombus.

Eine weitere Substanz zum direkten Thrombosenachweis ist ^{99m}Tc-markiertes Fibrinogen. Dieses wird ebenfalls im Thrombus eingebaut. Auf demselben Prinzip basiert die Untersuchung mit ^{123}J-markiertem Fibrinogen. Dieses wird im Zyklotron produziert und hat eine HWZ von 13,3 Stunden und eine Gammaenergie von 159 keV.

Untersuchungstechnik

Die Markierung von Erythrozyten mit ^{99m}Tc ist bei der Blutungsquellensuche (S. 145−146) im Detail beschrieben. Nach Markierung der Erythrozyten werden zum Nachweis einer venösen Thrombose der unteren Extremität statische Aufnahmen des Beckens und der Oberschenkel mit ventraler Detektorstellung durchgeführt. Die Aufnahmen der Knie und Unterschenkel erfolgt mit dorsaler Detektorstellung.

Bei der knochenszintigraphischen Untersuchung (S. 97−98) des venösen Blutpools werden nach der Injektion statische Aufnahmen der interessierenden Region angefertigt.

Beim Thrombosenachweis im Rahmen einer Lungenperfusionsszintigraphie (S. 150−153) wird die Dosis von 74 MBq (2 mCi) ^{99m}Tc-MAA oder ^{99m}Tc-Mikrosphären in zwei gleiche Portionen geteilt. Diese werden bei angelegten Staubinden oberhalb des Knöchels in eine Fußrückenvene des rechten und linken Fußes injiziert. Mit der beidseits gleichzeitigen Injektion wird eine Sequenzszintigraphie gestartet. Der Aktivitätseinstrom wird auf dem Oszilloskop über-

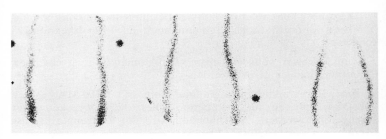

Abb. 16.**17** Normales ^{99m}Tc-MAA-Radionuklidphlebogramm.
43jähriger Patient mit Verdacht auf Beinvenenthrombose. Die Aktivität wurde gleichzeitig über eine Fußrückenvene des rechten und linken Fußes injiziert. Die Aufnahmen zeigen einen seitengleichen Radionuklidabstrom über das beiderseitige tiefe Beinvenensystem. Zur anatomischen Orientierung wurden in Kniegelenkshöhe Markierungsquellen angebracht, die als schwarze Punkte auf den Aufnahmen zu sehen sind.

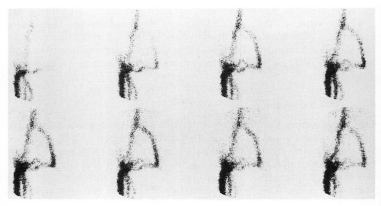

Abb. 16.**18** ^{99m}Tc-MAA-Radionuklidphlebographie bei Thrombose.
Bei einer 19jährigen Patientin mit partieller Beckenvenenthrombose rechts erkennt man nach Injektion des Radionuklids über eine Fußrückenvene rechts in Höhe der Leiste einen Umgehungskreislauf mit Auffüllung der linken V. iliaca. Über Kollateralen füllt sich dann auch der proximale Teil der rechten V. iliaca.

wacht und der Patient mit der Liege unter der Gammakamera verschoben, sobald die Aktivität den oberen Rand des Kameragesichtsfeldes erreicht hat. Die Aktivität muß bis ins rechte Herz verfolgt werden.

Zur Szintigraphie mit ^{111}In-markierten Thrombozyten werden 3,7−18,5 MBq (0,1−0,5 mCi) intravenös injiziert. Da der Einbau der markierten Thrombozyten in den Thrombus jedoch Zeit benötigt, ist der direkte Thrombusnachweis durch statische Aufnahmen frühestens nach 1 Stunde möglich. Die Aufnahmen können, falls erforderlich, bis 48 Stunden nach der Injektion durchgeführt werden, wobei eine zunehmende Anreicherung im wachsenden Thrombus zu erwarten ist.

Die Untersuchung mit ^{99m}Tc-markiertem Fibrinogen, bei der insgesamt 111−185 MBq (3−5 mCi) intravenös injiziert werden, wird als Radionuklidphlebographie (S. 181) begonnen. Damit kann die Verlegung des Venensystems nachgewiesen werden. Auch hier benötigt jedoch der Einbau des markierten Fibrinogens in den Thrombus einige Zeit. Deshalb werden nach 2 Stunden statische Aufnahmen angefertigt. Solche Aufnahmen können bis zu 24 Stunden nach der Injektion gemacht werden, wobei sich im wachsenden Thrombus ebenfalls eine zunehmende Anreicherung nachweisen läßt.

Bei der Untersuchung mit [123]J-markiertem Fibrinogen werden 55−148 MBq (1,5−4 mCi) intravenös injiziert. Der Untersuchungsgang entspricht dem mit ^{99m}Tc-markiertem Fibrinogen.

Klinische Anwendung

Der Nachweis einer **akuten tiefen venösen Thrombose** ist klinisch außerordentlich wichtig, da diese unbehandelt durch Lungenembolien zum Tode führen kann. Als Folge der Thrombose entwickelt sich eine chronische venöse Insuffizienz.

Der Nachweis der Thrombose ist bei der Radionuklidphlebographie durch den Nachweis eines Venenverschlusses möglich (Abb. 16.**17−18**). Sie läßt jedoch keine sichere Aussage über das Alter der Thrombose zu, das für die Einleitung einer Heparin- oder aggressiveren Lysetherapie, die ihrerseits tödliche Nebenwirkungen haben können, entscheidend wichtig ist. Das Verfahren wird als Alternative zur Röntgenphlebographie bei Patienten mit bekannter Röntgenkontrastmittel-Überempfindlichkeit eingesetzt.

Der direkte Thrombosenachweis ist mit markierten Thrombozyten bzw. markiertem Fibrinogen möglich. Da diese Verfahren jedoch zur sicheren Diagnosestellung bis zu 48 Stunden Zeit brauchen und die Möglichkeit für die Anwendung dieser Untersuchungen nicht immer gegeben ist, werden sie nur relativ selten angewandt.

17 Urogenitaltrakt

Niere

Anatomie und Physiologie

Der Mensch besitzt normalerweise 2 Nieren, beim Erwachsenen etwa 10−12 cm lang, die im Retroperitonealraum beiderseits der Wirbelsäule dem Psoasmuskel aufliegen, wobei die oberen Nierenpole gering zur Wirbelsäule geneigt sind. In Nierenmitte befindet sich der Hilus, in dem die Nierenarterie in das Organ ein- und die Nierenvene aus dem Organ austritt. Hier liegt auch das Nierenbecken, in das die Nierenpapillen hineinragen. Dieses geht in den Harnleiter (Ureter) über, der, retroperitoneal auf den Psoasmuskel zulaufend, in die Harnblase mündet (Abb. 17.**1**).

Die Niere ist an dem aus Arterie und Vene gebildeten Gefäßstiel innerhalb der mit Fett ausgekleideten Fascienkapsel mäßig beweglich und verlagert sich im Stehen und bei tiefer Einatmung etwa 3 cm nach unten. Bei schlanken Personen ist auch eine noch größere Bewegung möglich.

Bei Neugeborenen und Säuglingen ist die Niere noch an ihrer Oberfläche gebuckelt. Diese Buckelungen gleichen sich meist mit dem Wachstum aus, können jedoch noch bis zum Jugend- und frühen Erwachsenenalter erhalten bleiben.

Aufgrund ihrer komplizierten Entwicklung betreffen 30% der angeborenen Fehlbildungen, die bei 2% aller Neugeborenen gefunden werden, den Urogenitaltrakt. Harnleiter und Nieren können ein- oder beidseitig doppelt angelegt sein. Von Dystopie spricht man bei Nierenfehllagen, bei denen sich eine Niere im Becken, auf der Gegenseite oder selten im Thorax befinden kann. Ist eine Niere angeboren zu klein, so wird dies als Hypoplasie, das völlige Fehlen als Nierenaplasie bezeichnet.

Hauptaufgabe der Niere ist die Harnbereitung. Dabei werden schädliche Stoffwechselprodukte ausgeschieden und der Salz- und

Abb. 17.1 Schema der harn-
ableitenden Organe.

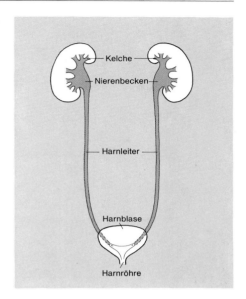

Wasserhaushalt des Körpers reguliert. Dies geschieht in zwei Schrit-
ten, die sich am Nephron, der kleinsten funktionstüchtigen Nie-
reneinheit, erklären lassen (Abb. 17.2).

Die erste Phase besteht in der Ultrafiltration des Primärharnes
im Glomerulus, das aus einem Kapillarknäuel und einer proximalen
Ausstülpung des Tubulussystems, der Bowman-Kapsel besteht. In
den 1−1,5 Millionen Glomeruli der Erwachsenenniere werden aus
dem Kapillarknäuel täglich 150 l Primärharn, der einem Ultrafiltrat
des Blutplasmas entspricht, filtriert.

Anschließend durchläuft der Primärharn das Tubulussystem.
Dieses wird gebildet aus einem geknäuelten (Pars contorta) und
einem gestreckten Teil (Pars recta), beide noch in der Nierenrinde.
Das Überleitungsstück vom Glomerulum, die sog. Henle-Schleife,
führt in das Nierenmark und wieder zurück in die Nierenrinde zur
Pars recta und contorta des Mittelstücks. Von dort gelangt der Harn
über Sammelrohre, die auf den Papillen des Nierenmarks münden,
in das Nierenbecken. Im Tubulussystem wird der Harn schließlich
auf die Menge von etwa 1,5 l Sekundärharn konzentriert.

Dabei werden für den Körper wichtige Stoffe wie Glucose,
Aminosäuren, Natrium- und Calciumionen sowie etwa 120 l Flüssigkeit aktiv rückresorbiert. Gleichzeitig werden andere Stoffe, z. B.

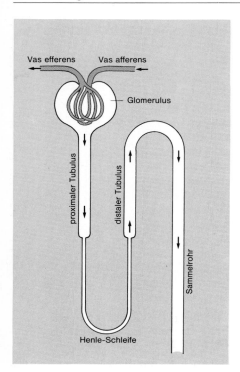

Abb. 17.**2** Anatomie des Nephrons.

die Paraaminohippursäure, Penicillin, Sulfonamide und andere Pharmaka sowie Wasserstoff- und Kaliumionen, aktiv durch die Tubuluszellen in den Harn ausgeschieden. Im Hauptstück können körpereigene und -fremde Stoffe zusätzlich gespeichert werden.

Aus dem Nierenbecken wird der Harn über die Ureteren durch eine aktive Bewegung (Peristaltik), die zur Blase hin gerichtet ist, in diese weitergeleitet.

Da die Nierenfunktion vom Filtrationsdruck im Glomerulus abhängt, ist die Niere über 2 Mechanismen gesichert.

Zum einen besitzt die Niere eine Autoregulation, die selbst bei Blutdruckschwankungen im Körperkreislauf zwischen 80 mmHg und 200 mmHg den Filtrationsdruck im Glomerulum konstant hält.

Zum zweiten wird durch den juxtaglomerulären Apparat bei einem Blutdruckabfall vor dem Glomerulus das Enzym Renin freigesetzt. Dieses spaltet vom im Blut zirkulierenden Angiotensinogen Angiotensin 1 ab. Letzteres wird durch das „converting"-Enzym in Angiotensin 2 gespalten. Angiotensin 2 führt über eine allgemeine Gefäßverengung (Vasokonstriktion) zu einer sofortigen Blutdruckerhöhung und damit zur Normalisierung der glomerulären Filtrationsrate und des renalen Plasmaflusses. Es wird in Leber und Niere abgebaut. Zusätzlich wird Aldosteron aus der Nebenniere freigesetzt, was die Salz- und Wasserausscheidung vermindert. Über das in der Niere gebildete Hormon Erythropoetin greift die Niere auch in die Bildung der Erythrozyten ein.

Statische Nierenszintigraphie

Radiopharmakon

Das mit ^{99m}Technetium markierte Di-Mercapto-Succinyl-Acid (^{99m}Tc-DMSA) reichert sich nach intravenöser Injektion innerhalb von 6 Stunden zu 42% in der Nierenrinde an. Die Urinausscheidung ist gering und beträgt nach einer Stunde ca. 10%, nach 24 Stunden etwa 40% der injizierten Aktivität.

Gegenstand der Untersuchung ist die „statische Anreicherung" von ^{99m}Tc-DMSA in den Tubuluszellen der Niere. Damit läßt sich das funktionstüchtige Nierenparenchym gut darstellen. Eine Untersuchung der Harnabflußverhältnisse ist jedoch nicht möglich.

Untersuchungstechnik

An dem Patienten sollte in den vorausgegangenen 3 Tagen keine Röntgenkontrastmitteluntersuchung vorgenommen worden sein. Vor der Untersuchung muß der Patient mindestens 1/2 l Flüssigkeit zu sich nehmen, damit eine gute Hydrierung erreicht wird. Die Untersuchung wird an der Gammakamera mit angeschlossenem Rechnersystem durchgeführt.

Nach intravenöser Injektion von max. 111 MBq (3 mCi) ^{99m}Tc-DMSA werden nach 1 und 3 Stunden statische Aufnahmen der Niere in ventraler und dorsaler und gegebenenfalls in schräger Projektion durchgeführt. Dabei soll die Kamera und nicht der Patient gedreht werden, um Lageverschiebungen der Niere zu vermeiden. Vor den beiden Aufnahmen ist jeweils die Blase zu entleeren.

Mit Hilfe des Datenverarbeitungssystems läßt sich eine seitengetrennte Nierenfunktionsbestimmung durchführen. Dazu werden die Impulse der rechten bzw. linken Niere aus der ventralen und dorsalen Projektion addiert. In Relation zur Gesamtsumme ergeben sie den prozentualen Funktionsanteil der rechten bzw. linken Niere.

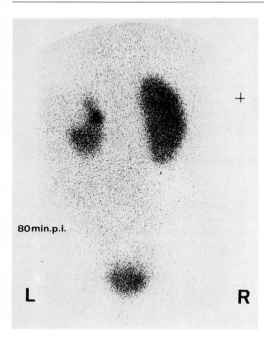

Abb. 17.3 Nieren-
trauma.
Das ^{99m}Tc-DMSA-Szin-
tigramm eines 6jähri-
gen Mädchens, das
beim Schlittenfahren
ein stumpfes Bauch-
trauma mit Niereneinriß
erlitt, zeigt in dorsaler
Projektion eine fehlen-
de Anreicherung im lin-
ken oberen Nierenpol.

80 min. p. i.

L　R

Klinische Anwendung

Die Untersuchung wird zur Lage- und Funktionsbestimmung von
dystopen Nieren bzw. **Hufeisennieren** eingesetzt.

Niereninfarkte und **traumatische Nierenveränderungen** lassen
sich als Minderanreicherungen nachweisen (Abb. 17.**3**).

Nachteilig ist die im Vergleich zu den anderen Nierenradiophar-
maka relativ hohe Strahlenbelastung der Niere.

Dynamische Nierenszintigraphie

^{99m}Tc-Glucoheptonat

Radiopharmakon

^{99m}Tc-Glucoheptonat wird glomerulär filtriert und zu etwa 8% innerhalb der ersten 6 Stunden in den Tubuluszellen angereichert.

Untersuchungsprinzip ist der Nachweis der glomerulären Filtration und Harnausscheidung sowie die Parenchymanreicherung der

Substanz. Durch sie lassen sich die Nierendurchblutung, Parenchymanreicherung und Ausscheidung der Substanz sowie des Harnabflusses beurteilen.

Untersuchungstechnik

Drei Tage vor der Untersuchung sollte keine Röntgenkontrastmitteluntersuchung mit nierengängigen Kontrastmitteln stattgefunden haben. Der Patient muß eine 1/2 Stunde vor der Untersuchung mindestens 1/2 l trinken und vor den Aufnahmen jeweils die Blase entleeren.

An der Gammakamera werden nach intravenöser Bolusinjektion von 370 MBq (10 mCi) ^{99m}Tc-Glucoheptonat Perfusionsaufnahmen mit 1-Sekunden-Bildern über 1 Minute durchgeführt. Anschließend folgt entweder eine statische Aufnahme oder eine Sequenz mit einem Bild pro Minute über eine halbe Stunde. Nach 1 Stunde werden nochmals statische Aufnahmen in ventraler und dorsaler Projektion durchgeführt.

Mit Hilfe eines Rechnersystems können bei Sequenzaufnahmen für die rechte und linke Niere Zeitaktivitätskurven errechnet werden. Die Anstiegssteilheit der Kurve zwischen 30 Sekunden und 2 Minuten nach Injektion bzw. die Fläche unter diesem Kurvenabschnitt entspricht der relativen Funktion der einzelnen Niere (Abb. 17.**4**).

Mit einer SPECT-Untersuchung nach einer Stunde läßt sich das funktionstüchtige Nierengewebe darstellen. Im Vergleich zu planaren Aufnahmen lassen sich damit Läsionen besser erkennen und lokalisieren.

Klinische Anwendung

Die Untersuchung wird zur Beurteilung der arteriellen und venösen Gefäßsituation der Nieren eingesetzt.

Bei **Nierenarterienstenosen** kommt es zu einem verzögerten Einstrom der Aktivität in die Niere. Diese ist meist verkleinert.

Bei der **Nierenvenenthrombose** folgt ebenfalls ein verzögerter Einstrom in die meist vergrößerte Niere.

Mit Hilfe der Zeitaktivitätskurven läßt sich die seitengetrennte Nierenfunktion bestimmen. Auf den statischen Aufnahmen erkennt man das funktionstüchtige Nierenparenchym.

Traumatisch bedingte **Hämatome** bzw. **Parenchymeinrisse** sind als nichtdurchblutete Parenchymspeicherdefekte nachweisbar (Abb. 17.**5**).

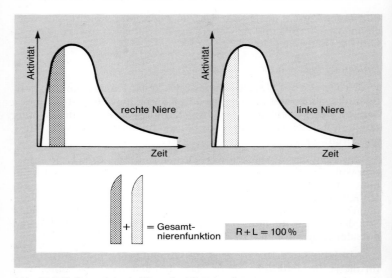

Abb. 17.4 Seitengetrennte Nierenfunktionsbestimmung.
Die Summe der Fläche unter der Zeitaktivitätskurve der rechten und linken Niere zwischen 30 Sekunden und 2 Minuten nach der Injektion ergibt die Gesamtnierenfunktion. Aus dieser läßt sich die relative Funktion der rechten bzw. linken Niere errechnen. Dieselbe Technik ist bei ^{99m}Tc-DTPA-, ^{99m}Tc-MAG- und ^{123}J- bzw. ^{131}J-Hippuran-Untersuchungen anwendbar.

Die Durchblutungsphase bei **Nierentumoren** kann unterschiedlich sein. In der Parenchymphase stellen sie sich jedoch ebenfalls als Speicherdefekte dar.

Die Ausscheidung des Nuklids in den Harn läßt **Harntransportstörungen** und **Harnextravasate** (Urinome) erkennen.

^{99m}Tc-DTPA

Radiopharmakon

^{99m}Tc-Diäthyl-Tetraamino-Penta-Acetat (DTPA) ist ein kleines Molekül, das im Körper nicht verstoffwechselt wird und durch reine glomeruläre Filtration über die Nieren in den Harn ausgeschieden wird. Die Substanz wird weder tubulär sezerniert noch rückresorbiert.

Untersucht wird die glomeruläre Filtration von ^{99m}Tc-DTPA über die Nieren mit Ausscheidung in den Harn.

Aufgrund der rein glomerulären Filtration läßt sich mit ihr die glomeruläre Filtrationsrate bestimmen (S. 202–203). Sie beträgt normalerweise 120 ml pro Minute pro 1,73 m^2 Körperoberfläche oder 180 l pro Tag.

Untersuchungstechnik

Beim Patienten sollte 3 Tage vor der Untersuchung keine Röntgenkontrastmitteluntersuchung stattgefunden haben. Der Patient muß 1/2 Stunde vor der Untersuchung mindestens 1/2 l trinken. Vor Untersuchungsbeginn wird die Blase entleert.

In Rückenlage wird dem Patienten bei dorsaler Detektorstellung der Gammakamera 370 MBq (10 mCi) Technetium-DTPA intravenös im Bolus injiziert.

Es werden Sequenzaufnahmen mit 4-Sekunden-Bildern über 3 Minuten angefertigt. Anschließend folgen 1-Minuten-Aufnahmen über 30 Minuten. Die Aufnahmen werden in einem Rechnersystem aufgezeichnet und eine Zeitaktivitätskurve über beiden Nieren errechnet. Die Anstiegssteilheit der Kurve zwischen 30 Sekunden und 2 Minuten nach Injektion bzw. die Fläche unter der Kurve entspricht der relativen Nierenfunktion.

Wird die Untersuchung mit einer Clearanceuntersuchung kombiniert (S. 202–203), muß die vorbereitete Spritze in einem Bohrlochzähler gemessen werden. Nach Injektion wird die verbliebene Restaktivität in der Spritze gemessen. Zusätzlich werden nach 15 Minuten Blutproben entnommen, von denen Volumen und Impulsraten gemessen werden.

Mit Hilfe einer Hintergrundkurve, die im Rechnersystem über nicht zum Nieren- und Harntrakt gehörenden Bildanteilen errechnet wird, läßt sich mit einem Rechnerprogramm und den Meßwerten der Blutproben die glomeruläre Filtrationsrate bestimmen (Abb. 17.**13**).

Klinische Anwendung

Mit der Untersuchung können Durchblutung, seitengetrennte Nierenfunktion und Harnausscheidung kontrolliert werden (Abb. 17.**6**). Die Indikationen entsprechen denen von Glucoheptonat, wobei jedoch die Nierenparenchymbeurteilbarkeit aufgrund der fehlenden tubulären Anreicherung relativ schlechter ist.

Bei der **akut tubulären Nekrose** (ATN) kommt es zu einer prompten Durchblutung und Radionuklidaufnahme in den meist vergrößerten Nieren. Die Nuklidausscheidung in das Nierenbecken erfolgt, wenn überhaupt, sehr spät.

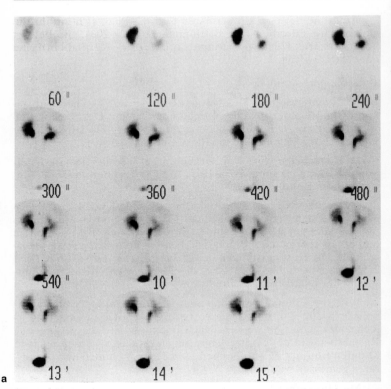

a

Abb. 17.**5a−b** Kombinierte ^{99m}Tc-Leber-, -Milz- und Nierenszintigraphie bei
stumpfem Bauchtrauma.
13jähriger Junge mit stumpfem Bauchtrauma bei Verkehrsunfall. Die zuerst in
dorsaler Projektion durchgeführte Nierensequenzszintigraphie mit ^{99m}Tc-Gluco-
heptonat (**a**) zeigt eine verminderte Durchblutung der rechten Niere, die im
oberen Pol eine Aktivitätsaussparung zeigt. Die SPECT-Untersuchung (**b**) nach
zusätzlicher ^{99m}Tc-SC-Injektion (S. 125) zeigt eine normale Leber und Milz. Der
Einriß der rechten Niere ist in der zweiten Bildreihe gut zu erkennen.

Die Untersuchung wird vor der Durchführung eines Leber-Milz-
Szintigramms bei Patienten mit Verdacht auf **intraabdominelle Verletzungen** zur Beurteilung der Niere eingesetzt (Abb. 17.**5**).

Die Substanz eignet sich zur Untersuchung von **transplantierten
Nieren**, bei denen sich akut tubuläre Nekrosen (s. oben) von einer
Transplantatabstoßung dadurch unterscheiden lassen, daß bei letz-
terer eine verminderte Durchblutung und Nuklidaufnahme, jedoch

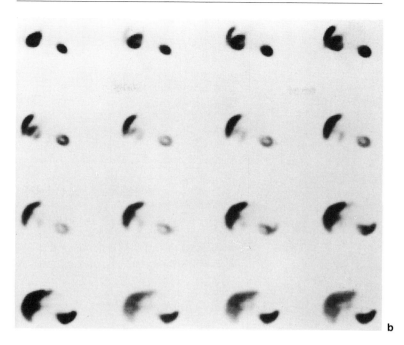

b

eine prompte Ausscheidung in den Harntrakt nachweisbar ist (Abb. 17.7). Zusätzlich können **perirenale Hämatome** als vermindernd anreichernde Bezirke und **Urinome** als Nuklidextravasate außerhalb des Harntraktes nachgewiesen werden.

Bei einer **Abflußstörung** läßt sich eine Lasixbelastung zur Differenzierung zwischen funktioneller und pathologischer Abflußstörung durchführen (S. 203–205).

Im Gegensatz zu den vorher genannten Radiopharmaka kann gleichzeitig eine Bestimmung der glomerulären Filtration (S. 202–203) erfolgen. Damit kann die **absolute Nierengesamtfunktion** und in Kenntnis der seitengetrennten Funktion auch die **absolute Niereneinzelfunktion** bestimmt werden.

^{131}J-Hippuran/^{123}J-Hippuran

Radiopharmaka

Hippuran wird zu 20% über die glomeruläre Filtration und zu 80% über die tubuläre Sekretion in den Harn ausgeschieden. Mit Jodhip-

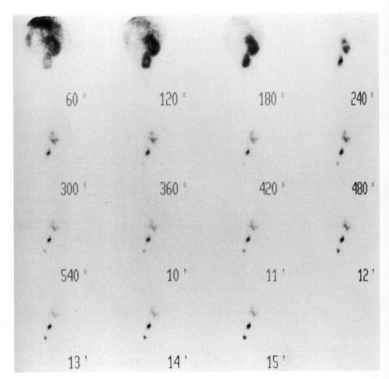

Abb. 17.6 Gekreuzte Nierendystopie.
Die ^{99m}Tc-DTPA-Sequenzuntersuchung in dorsaler Projektion, bei einem 8jährigen Mädchen mit gekreuzter Nierendystopie, zeigt eine normale rechte Niere. Die linke Niere liegt im kleinen Becken rechts und zeigt eine Ausscheidungsverzögerung.

puran lassen sich Clearancebestimmungen durchführen, die denen der Paraaminohippursäure bzw. des effektiven renalen Plasmaflusses entsprechen. Die Normalwerte liegen alters- und geschlechtsabhängig in der Größenordnung von 600 ml pro Minute pro 1,73 m² Körperoberfläche und sind damit etwa 5mal so groß wie die der glomerulären Filtrationsrate.

Hippuran läßt sich mit ^{131}Jod oder ^{123}Jod markieren. ^{131}J hat eine Halbwertszeit von 8,1 Tagen und eine diagnostisch verwertbare Energielinie von 364 keV. Es führt wegen seiner langen Halbwertszeit und seiner Betastrahlung zu einer hohen Strahlenbelastung für

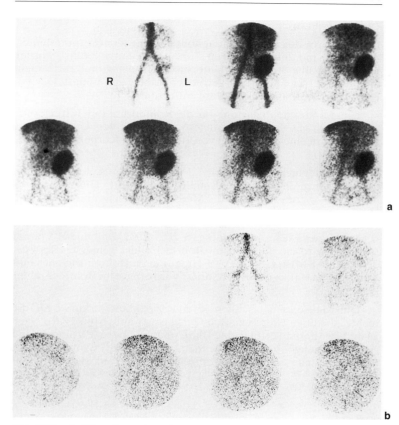

Abb. 17.**7a−b** Nierentransplantation.
^{99m}Tc-DTPA-Untersuchungen in ventraler Projektion bei einem 18jährigen Mann mit Nierentransplantat im Becken linksseitig. Die erste (**a**) Untersuchung zeigt eine mit der Aorta zeitgleiche Durchblutung der Niere. Die Ausscheidung ins Nierenhohlraumsystem ist bei akut tubulärer Nekrose (ATN) verzögert. Bei kompletter Abstoßung (gleicher Patient drei Jahre später) ist das Transplantat szintigraphisch nicht mehr erkennbar (**b**).

den Patienten und wird für die Untersuchung von Kindern und Jugendlichen nicht verwendet. [123]J hat eine Halbwertszeit von 13,2 Stunden und eine Gammaenergie von 159 keV. Es wird im Zyklotron hergestellt und ist daher nur begrenzt verfügbar. Bevorzugt wird es bei Kindern und Jugendlichen eingesetzt.

Untersuchungstechnik

Drei Tage vor der Untersuchung sollten keine Kontrastmitteluntersuchungen mit nierengängigen Substanzen durchgeführt worden sein. Eine halbe Stunde vor Untersuchungsbeginn muß der Patient mindestens 1/2 l Flüssigkeit getrunken haben und unmittelbar vor Beginn der Aufnahmen die Blase entleeren.

Um die Strahlenbelastung für die Schilddrüse durch freigesetztes radioaktives Jod zu verringern, wird vor der Untersuchung Perchlorat in einer Dosierung von 10 mg pro kg Körpergewicht oral verabreicht.

Die Untersuchung wird mit ^{131}J-Hippuran am seitengetrennten teilabgeschirmten Nierenmeßstand durchgeführt. Hierbei werden in Rückenlage des Patienten die Meßsonden jeweils unter die rechte und linke Niere gefahren und die Ganzkörpersonden unter dem Oberkörper und unterhalb der Blase eingestellt. Die Untersuchung wird mit einer Clearancemessung (S. 202–203) kombiniert. Vor der Injektion wird die Substanz im Bohrlochzähler gemessen. Es werden dann 4,8 MBq (130 µCi) ^{131}J-Hippuran im Bolus intravenös injiziert. Die Restaktivität in der Spritze wird erneut im Bohrlochzähler gemessen.

Die Meßsonden zeichnen je eine Zeitaktivitätskurve für die rechte, die linke Niere und den Ganzkörper auf (Abb. 17.**8**). Nach 14 und 16 Minuten erfolgt eine Blutentnahme, bei der Volumen und Aktivitätsmenge bestimmt werden. Durch die Anstiegssteilheit bzw. die Fläche unter der jeweiligen Nierenkurve zwischen 30 Se-

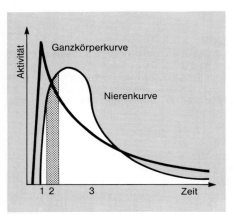

Abb. 17.**8** Normale Zeitaktivitätskurven mit ^{123}J-Hippuran.
Die Ganzkörperkurve steigt unmittelbar mit der intravenösen Injektion steil an. Die arterielle Durchblutung der Nieren (Anstieg der Nierenkurve) setzt erst nach der Passage des Nuklids durch Herz, Lunge und Aorta ein. Bei der Nierenkurve unterscheidet man Durchblutungs- (1), Filtrations- und Sekretions- (2) und Ausscheidungsphase (3).

kunden und 2 Minuten läßt sich die relative Nierenfunktion bestimmen. Nach 3 Minuten spiegelt die Kurve den Harntransport aus dem Nierenbecken in die Blase wieder (Abb. 17.**9**). Über die Meßwerte der Spritzen- und Blutaktivität läßt sich am Rechner zusammen mit der Ganzkörperkurve der absolute Clearancewert errechnen und über die seitengetrennte Funktionsbestimmung auf die eine und andere Niere umrechnen.

Die Untersuchung mit 74 MBq (2 mCi) ^{123}J-Hippuran wird an der Gammakamera beim liegenden Patienten und dorsaler Detektorstellung durchgeführt. Das Vorgehen ist analog zum ^{131}J-Hippuran, wobei 15-Sekunden-Aufnahmen über 2 Minuten angefertigt werden und dann 3-Minuten-Aufnahmen über 30 Minuten (Abb. 17.**10**).

Abb. 17.9 Pathologische Zeitaktivitätskurven.
Bei einer Abflußstörung sind Durchblutungs- und meist auch Filtrations- und Sekretionsphase normal. Aufgrund der zunehmenden Aktivität im Nierenbecken kommt es zu einem steten Anstieg des dritten Teils der Kurve. Bei einer Sekretionstörung ist die Durchblutungsphase normal. Der zweite Teil der Kurve ist abgeflacht und durch die verzögerte Ausscheidung ist der Abfall der Kurve vermindert. Bei einer funktionslosen Niere entspricht die Zeitaktivitätskurve der Hintergrundkurve.

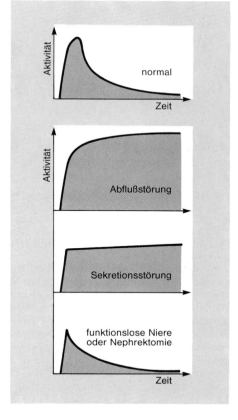

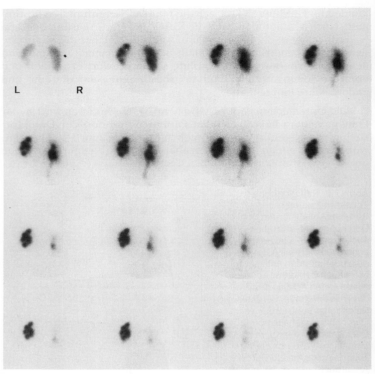

a

Abb. 17.10 Abflußstörung. Die ^{123}J-Hippuran-Untersuchung (**a**) in dorsaler Projektion bei einer 19jährigen Frau zeigt eine diskrete Abflußstörung rechts sowie ein deutlich erweitertes Nierenbeckenkelchsystem der linken Niere, das auch nach 30 Minuten noch nicht entleert ist. Die Zeitaktivitätskurven der Nieren-ROIs (**b**) zeigen noch einen geringen Abfluß aus der linken Niere (schwarze Kurve).

Auch diese Untersuchung wird mit einer Clearancemessung (s. oben) verbunden. Im Vergleich zur Meßstanduntersuchung kann die seitengetrennte Nierenfunktion exakter bestimmt werden, da die Nierenaußenkonturen auf dem Monitor erkennbar sind und die Zeitaktivitätskurven exakt auf die Niere bezogen werden können. Nachteilig ist bei der Clearancebestimmung das relativ kleine Kameragesichtsfeld, das nur eine beschränkt verwertbare Hintergrundaktivitätskurve aus Bildanteilen, die nicht die Nieren und den Harntrakt darstellen, errechnen läßt. Durch eine zusätzliche Meßsonde, die über der Schulter oder dem Thorax angebracht werden kann, läßt sich die Genauigkeit der Clearanceberechnung erhöhen.

Abb. 17.**10b**

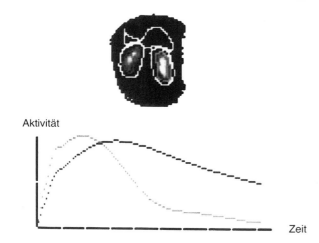

Bei Abflußstörungen wird nach Blasenentleerung eine weitere Aufnahme aufgezeichnet. Ist es nicht zum Abstrom der Aktivität gekommen, wird eine Lasixbelastung (S. 203−205) angeschlossen.

Aufgrund der schnellen Ausscheidung von ^{123}J-Hippuran aus den Nieren läßt es sich nach einer Nierensequenzszintigraphie zur indirekten vesikoureteralen bzw. vesikorenalen Refluxprüfung (S. 207−208) einsetzen.

Klinische Anwendung

Diese entspricht dem Einsatz von ^{99m}Tc-DTPA (Abb. 17.**10**). Von Vorteil ist beim Hippuran jedoch die schnellere Clearance, die zu einer geringeren Strahlenbelastung führt und eine nachfolgende indirekte Refluxprüfung ermöglicht. Nachteilig sind die hohen Kosten und die nur begrenzte Verfügbarkeit von ^{123}J-Hippuran.

^{99m}Tc-MAG 3

Radiopharmakon

Da ^{131}J-Hippuran durch den freien Anteil an Jod 131 zu einer hohen Strahlenbelastung für die Schilddrüse, die Speicheldrüsen und die Magenschleimhaut führt und schlechte Abbildungseigenschaften hat, andererseits ^{123}J-Hippuran als Zyklotronprodukt teuer und nicht jederzeit verfügbar ist, wurde intensiv nach einer Substanz

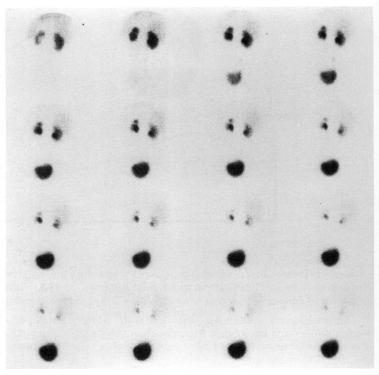

Abb. 17.11 Schrumpfniere.
Die ^{99m}Tc-MAG3-Nierensequenzszintigraphie in dorsaler Projektion zeigt bei einem 8jährigen Mädchen eine kleine, vermindert ausscheidende Niere links.

gesucht, die sich mit ^{99m}Tc markieren läßt und ebenfalls glomerulär filtriert und tubulär sezerniert wird.

^{99m}Tc-Mercapto-Acetyl-Tri-Glycin-Komplex (^{99m}Tc-MAG 3) hat eine der Ortho-Jod-Hippursäure ähnliche Kinetik. Die Clearance von ^{99m}Tc-MAG 3 liegt etwa bei 66% des Jod-Hippuran-Clearancewertes (S. 203). Die Substanz wird vorwiegend durch tubuläre Exkretion ausgeschieden.

Untersuchungstechnik

Sie entspricht der der ^{123}Jod-Hippuran-Untersuchung (S. 197–199). Es ist jedoch keine Schilddrüsenblockade mit Perchlorat erforderlich.

Klinische Anwendung

Diese entspricht den Anwendungen bei der [123]Jod-Hippuran-Untersuchung (Abb. 17.**11−12**).

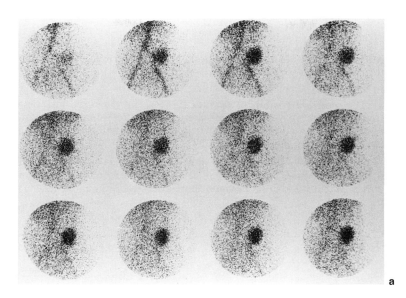

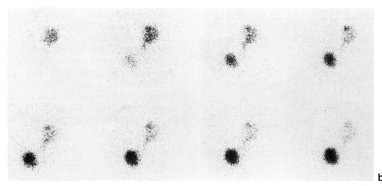

Abb. 17.**12a−b** Nierentransplantat.
Die ^{99m}Tc-MAG3-Untersuchung in ventraler Projektion bei einem 17jährigen Mann mit normalfunktionierndem Nierentransplantat zeigt eine prompte Perfusion (**a**) sowie eine zeitgerechte Ausscheidung und einen normalen Abfluß (**b**).

Clearanceuntersuchungen

Unter der Clearancerate versteht man das Plasmavolumen, das in einer bestimmten Zeiteinheit von einer bestimmten Substanz gereinigt wird (Abb. 17.**13**). Es errechnet sich über die Formel

$$C = \frac{U \cdot V}{P}$$

wobei U für die Urinkonzentration, V für das Urinvolumen und P für die Plasmakonzentration der Substanz steht. Klinisch sind zwei Clearancewerte von Bedeutung.

Die glomeruläre Filtrationsrate (GFR), die die reine Filterleistung der Nieren widerspiegelt, läßt sich in der inneren Medizin durch Injektion von Inulin und Urin- und Plasmamessungen sowie über das Kreatinin bestimmen.

Der effektive renale Plasmafluß (ERPF), der die Filter- und Sekretionsleistung der Nieren mißt, wird in der inneren Medizin durch Blut- und Urinmessungen der Paraminohippursäure (PAH) bestimmt.

Da diese Untersuchungen zeitaufwendig sind, wurden nuklearmedizinische Methoden entwickelt, die entsprechende Daten liefern.

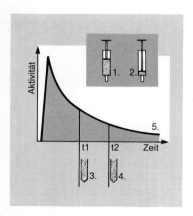

Abb. 17.**13** Clearance-Bestimmung.
Bei bekannter Ausscheidungskinetik eines Radiopharmakons läßt sich über die Messung der Spritzenaktivität vor (1) und nach (2) Injektion die injizierte Aktivität berechnen. Durch Messung der Impulsraten der zu den Zeitpunkten t1 (3) und t2 (4) entnommen Blutserumproben und die Ganzkörperkurve (5) läßt sich die Clearance der Substanz berechnen.

Glomeruläre Filtrationsrate

Zur Bestimmung der glomerulären Filtrationsrate wird eine ^{99m}Tc-DTPA-Spritze vor und nach intravenöser Injektion gemessen. Nach

1,5 und 3 Stunden werden Blutproben entnommen, deren Aktivität und Volumen gemessen wird.

Da die Substanz nur durch die Nieren gefiltert wird, läßt sich über eine Verschwindekurve die DTPA-Clearance, die der glomerulären Filtrationsrate entspricht, errechnen. Diese wird über Normogramme, in denen Gewicht und Körpergröße eingegeben wird, auf $1,73\,m^2$ Körperoberfläche normiert.

Die glomeruläre Filtrationsrate ist alters- und geschlechtsabhängig. Ein Neugeborenes hat eine glomeruläre Filtrationsrate von 26 ml pro Minute pro $1,73\,m^2$ Körperoberfläche. Der Erwachsenennormalwert von 120 ml pro Minute wird erst ab dem dritten Lebensjahr erreicht. Bei Frauen liegt die Clearance im allgemeinen etwas niedriger als bei Männern.

Effektiver renaler Plasmafluß

Die Clearancemessung kann mit ^{131}J-Hippuran oder, besser, ^{123}J-Hippuran erfolgen. Das Vorgehen entspricht dem bei der glomerulären Filtrationsrate. Die Clearancewerte des jodmarkierten Orthojod-Hippuran liegen etwa 16% niedriger als die PAH-Clearance.

Ein Neugeborenes hat einen effektiven renalen Plasmafluß von 87 ml pro Minute pro $1,73\,m^2$ Körperoberfläche und erreicht den Erwachsenennormalwert von 600 ml pro Minute pro $1,73\,m^2$ Körperoberfläche erst im Alter von 3 Jahren. Die Clearancewerte bei Frauen liegen um etwa 20 ml niedriger als bei Männern. Der Clearancewert nimmt mit höherem Alter wieder ab.

Tubuläre Extraktionsrate

Die tubuläre Extraktionsrate (TER) erfüllt für die Paraaminohippursäure (PAH) folgende Gleichung:

$$TER = ERPF - GFR$$

Sie läßt sich durch die Clearancemessung mit ^{99m}Tc-MAG 3 bestimmen. Das technische Vorgehen entspricht dem der beiden anderen Clearanceverfahren.

Lasixbelastungstest

Radiopharmaka

Wenn nach einer Nierensequenzszintigraphie mit ^{99m}Tc-Glucoheptonat, ^{99m}Tc-DTPA, ^{99m}Tc-MAG 3 oder ^{131}Jod- bzw. ^{123}J-Hippuran nach 30 Minuten immer noch Aktivität im Nierenhohlraumsystem nachweisbar ist, läßt man den Patienten die Blase entleeren und nimmt nach 5 Minuten ein neues statisches Szintigramm auf. Ist die Aktivität im Hohlraumsystem unverändert, so wird eine Belastung mit 20 mg Furosemid (Lasix) durchgeführt.

Die Kinder- und Jugendlichendosis muß gemäß dem Beipackzettel niedriger gewählt werden als beim Erwachsenen.

Untersuchungsprinzip ist die kurzfristige Erhöhung des Harnflußvolumens, das eine funktionelle Nierenbeckenabgangs- oder Uretereinengung beseitigt.

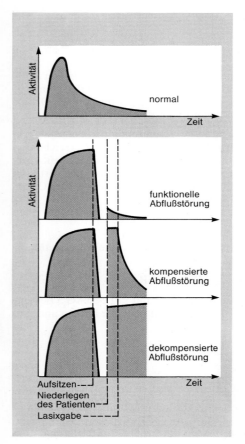

Abb. 17.**14** Technik des Lasixtests.

Eine Lasixbelastung ist bei Nierensteinen oder bekannter organischer Harnwegsstenose kontraindiziert, weil dadurch eine Nierenkolik ausgelöst und eine Nierenbecken- oder Harnleiterruptur mit Ausbildung eines Urinoms verursacht werden kann.

Untersuchungstechnik

Die Lasixbelastung erfolgt im Anschluß an eine Nierensequenzszintigraphie. Beim Erwachsenen werden 20 mg Lasix langsam intravenös injiziert und über 15 Minuten 1-Minuten-Sequenzaufnahmen angefertigt. Die Dosis für Kinder und Jugendliche muß gemäß dem Beipackzettel reduziert werden! Bei Überdosis droht sonst eine Elektrolytentgleisung! Dies geschieht in dorsaler Projektion beim liegenden Patienten. Die Aufnahmen werden in einem Rechnersystem gespeichert. Über eine Zeitaktivitätskurve wird der Abfluß der Aktivität aus dem Nierenbecken graphisch dargestellt (Abb. 17.**14**).

Klinische Anwendung

Die Lasixbelastung dient der Unterscheidung zwischen **physiologischen Engstellungen des Harntraktes** und **organisch bedingten Stenosen**, die auch bei Steigerung des Harnvolumens eine Abflußstörung verursachen (Abb. 17.**15**).

Harnblase

Anatomie und Physiologie

Die Harnblase liegt unterhalb des Bauchfelles (Peritoneum) hinter den Schambeinen. Dorsal münden im Bereich des Trigonums die beiden Harnleiter (Ureteren) in die Blase. Durch ihren intramuralen Verlauf werden sie bei Blasenfüllung abgedichtet, so daß normalerweise kein Urin aus der Blase in die Ureteren zurückläuft.

Im gefüllten Zustand kann die Blase über dem Schambein tastbar werden und maximal bis in Nabelhöhe reichen. Dabei schiebt sie das Peritoneum nach oben und kann oberhalb des Schambeins direkt punktiert werden, ohne daß das Peritoneum verletzt wird.

Der Blasenboden ist gegen die bei der Frau kurze, beim Mann innerhalb des Penis verlaufende lange Harnröhre (Urethra) durch einen unwillkürlichen und einen willkürlichen Schließmuskelapparat abgedichet.

Da die Blasenentleerung über das Zentralnervensystem gesteuert wird, führen angeborene (z. B. Spina bifida und Meningomyelo-

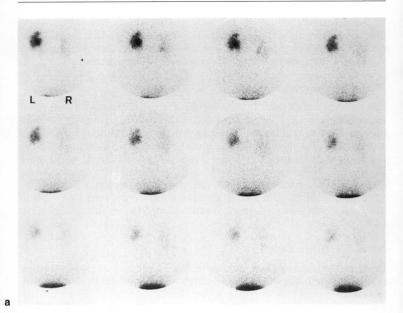

a

Abb. 17.**15a−b** Lasixtest.
Da 30 Minuten nach Injektion von [123]J-Hippuran bei einer 19jährigen Patientin
(s. Abb. 17.**10**) nach Aufsitzen der Patientin noch Aktivität im Nierenbecken links
nachweisbar war, wurde nach Beginn einer erneuten Sequenzszintigraphie
Lasix i. v. injiziert. Die Aufnahmen (**a**) und die schwarze Kurve über der linken
Nieren-ROI (**b**) zeigen eine funktionelle Abflußstörung.

zele) sowie erworbene (Querschnittslähmung, Tumoren, Diabetes)
Schädigungen des Zentralnervensystems zu einer sog. neurogenen
Blase. Dabei treten je nach Höhe der Läsion schlaffe oder spastische
Blasenlähmungen auf, die über den permanenten Dehnungsreiz der
Blase schließlich zu einer Hypertrophie der Blasenmuskulatur füh-
ren. Hierbei treten oft Harnwegsinfekte auf.

Bei Blasenentzündungen wird gehäuft ein vesikoureteraler Reflux beobachtet.

Bei Doppelnieren mündet der Harnleiter der oberen Nierenanlage unterhalb der Mündung des Ureters der unteren Nierenanlage,
wobei die Mündung noch in der Blase, in der Scheide oder selbst im
Damm liegen kann. Der in der Blase mündende ektope Ureter kann
sich in diese vorstülpen. Man bezeichnet dies als „Ureterozele".

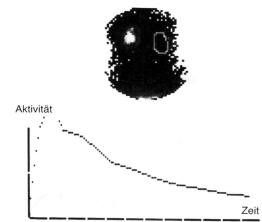

Abb. 17.**15b** Lasixtest.

Ektop mündende Ureteren sind häufig gestaut und weisen einen vesikoureteralen bzw. renalen Reflux auf.

Bei Knaben werden gelegentlich Harnröhrenklappen beobachtet, die zu einer funktionellen Abflußstörung aus der Harnröhre mit Aufstau des Harns in die Blase führen. Hierbei kommt es ebenfalls gehäuft zu einem vesikoureteralen Reflux.

Ein länger bestehender vesikoureteraler oder sogar vesikorenaler Reflux gefährdet die Niere einmal durch den unmittelbaren Harndruck im Nierenbecken, zum zweiten durch aufsteigende Infektionen. Beides zusammen führt schließlich zum Nierenversagen.

Indirekte Refluxprüfung

Radiopharmaka

Die indirekte Refluxprüfung wird im Anschluß an eine ^{123}J-Hippuran oder eine ^{99m}Tc-MAG 3 Sequenzszintigraphie durchgeführt.

Untersuchungsprinzip ist der Nachweis einer Aktivitätszunahme im Nierenbecken unter Bauchpreßversuchen und während der Harnblasenentleerung (Miktion).

Untersuchungstechnik

Eine halbe Stunde nach einer Nierensequenzszintigraphie mit ^{123}J-Hippuran wird an der Gammakamera festgestellt, ob sich noch

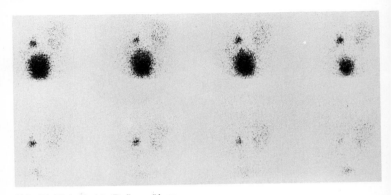

Abb. 17.16 Indirekte Refluxprüfung.
Die indirekte Refluxprüfung im Anschluß an eine ^{99m}Tc-MAG3-Untersuchung zeigt unter Miktion einen massiven vesikorenalen Reflux links und einen geringen Reflux rechts (selbe Patientin wie in Abb. 17.10).

Aktivität im Nierenbecken befindet. Ist dies nicht der Fall, so wird der Patient in Rückenlage bei dorsaler Stellung der Gammakamera aufgefordert zu husten und zu pressen. Dabei wird eine Sequenzszintigraphie mit 5-Sekunden-Aufnahmen über 5 Minuten durchgeführt, wobei die Nieren im oberen, die Blase am unteren Bildrand des Kamerabildes dargestellt sein muß. Anschließend wird der Patient mit dem Rücken zur Kamera gesetzt und, nachdem erneut eine Sequenz über 5 Minuten mit 5-Sekunden-Aufnahmen eingestellt worden ist, aufgefordert, in eine Bettpfanne oder ein Urinal Harn zu lassen.

Die Aufnahmen werden in einem Computersystem gespeichert und über den Nieren wird eine Zeitaktivitätskurve aufgezeichnet.

Klinische Anwendung

Die Untersuchung dient zum Nachweis eines **vesikoureteralen** oder **vesikorenalen Refluxes**, bei dem es während des Preßversuchs und noch häufiger während Betätigung der physiologischen Bauchpresse beim Wasserlassen zu einem Aufsteigen von Aktivität aus der Blase in die Ureteren bzw. das Nierenbecken kommt (Abb. 17.**16**).

Die Untersuchungstechnik ist physiologisch und sensitiv und führt weder zu Verletzungen von Blase oder Harnröhre noch zu aufsteigenden Infektionen. Als Erstuntersuchung muß jedoch eine Röntgenkontrastmitteluntersuchung durchgeführt werden, da bei der nuklearmedizinischen Methode die Harnröhre und ihre Veränderungen nicht exakt beurteilt werden können.

Direkte Refluxprüfung

Radiopharmakon

Als Radionuklid wird ^{99m}Tc-Pertechnetat oder ^{99m}Tc-SC (^{99m}Tc-Schwefelkolloid) verwendet. Untersuchungsprinzip ist das Auffüllen der Blase mit verdünntem Radionuklid nach Katheterisierung und die anschließende Miktion zum Nachweis eines Refluxes.

Untersuchungstechnik

Die Harnröhrenöffnung wird beim liegenden Patienten gründlich gereinigt und ein steriler Katheter über die Harnröhre in die Blase vorgeschoben. Dabei ist äußerste Vorsicht geboten, da zum einen bei unsauberer Technik Keime in die Harnblase verschleppt werden, zum zweiten bei unsachgemäßer Katheterisierung schwerwiegende Harnröhrenverletzungen resultieren können.

Nach Legen des Katheters wird die Blase mit bis zu 300 ml angewärmter Kochsalzlösung, das mit 37 MBq (1 mCi) ^{99m}Tc-SC markiert ist, gefüllt. Die Infusion wird so lange fortgeführt, bis der Patient Harndrang verspürt. Bei liegendem Patienten und dorsaler Gammakamera erfolgt eine Sequenzszintigraphie mit 4-Sekunden-Bildern.

Anschließend wird der Katheter entfernt. Der Patient mit dem Rücken zur Kamera gesetzt und aufgefordert, während die Kamera erneut eine Sequenz mit vier 4-Sekunden-Bildern aufnimmt, in eine Bettpfanne oder eine Urinflasche zu urinieren.

Nachteil dieser Technik ist die mit Infektions- und Verletzungsgefahr verbundene Blasenkatheterisierung. Von Vorteil ist die geringe Strahlenbelastung.

Klinische Anwendung

Diese entspricht der der indirekten Untersuchung.

Refluxprüfung nach suprapubischer Blasenpunktion

Radiopharmakon

Es wird ^{99m}Tc-Schwefelkolloid verwendet. Untersuchungsprinzip ist die suprapubische Punktion der gefüllten Harnblase mit steriler Urinentnahme und Instillation von 37 MBq (1 mCi) ^{99m}Tc-Schwefelkolloid.

Untersuchungstechnik

Der Patient wird vor der Untersuchung aufgefordert, viel zu trinken. Die Harnblasenfüllung wird durch Harndrang angezeigt oder mit Hilfe eines Ultraschallgerätes kontrolliert.

Nach Desinfektion der Bauchhaut oberhalb des Schambeins folgt die sterile Punktion der Harnblase, wobei Urin entnommen und zur bakteriologischen Untersuchung weitergeleitet wird.

Anschließend wird 37 MBq (1 mCi) Technetium-Schwefelkolloid instilliert und die Harnblase mit bis zu max. 300 ml steriler angewärmter Kochsalzlösung gefüllt, solange bis ein Miktionsreiz angegeben wird. Während der Füllungsphase wird bei dorsaler Projektion und Rückenlage des Patienten eine Sequenzszintigraphie mit 4-Sekunden-Bildern durchgeführt.

Danach wird die Nadel entfernt und der Patient im Sitzen mit dem Rücken zur Kamera aufgefordert, in eine Bettpfanne oder eine Urinflasche zu urinieren, während eine Sequenzszintigraphie angefertigt wird.

Klinische Anwendung

Diese entspricht der indirekten Methode (S. 208). Vorteile bei suprapubischer Blasenpunktion sind die Gewinnung sterilen Urins, das fehlende Verletzungsrisiko der Harnröhre und die geringe Strahlenbelastung.

Skrotalszintigraphie

Anatomie und Physiologie

Die männlichen Keimzellen, die Hoden, wandern in der Fetalentwicklung durch den Leistenkanal, um bei Geburt den Hodensack zu erreichen. Sie sind an einem bindegewebigen Gefäßstiel, dem Samenstrang (Funiculus spermaticus), fixiert. In ihm verlaufen die Aa. testicularis und cremasterica, das Venengeflecht des Plexus pampiniformis sowie der Ductus deferens.

Dem Hoden sitzt kappenförmig der Nebenhoden (Epididimis) auf. Am Hoden bzw. Nebenhoden werden gelegentlich kleine Anhängsel, die Appendices testis bzw. epidymidis beobachtet.

Der Processus vaginalis, der die Verbindung zur Bauchhöhle herstellte, verschließt sich normalerweise nach der Geburt. Reste können jedoch als flüssigkeitsgefüllte Hydrozele persistieren. Bleibt der Processus vaginalis komplett offen, so können Dünn- oder Dickdarm bis in den Skrotalsack hernieren.

Radiopharmakon

Zur Skrotalszintigraphie wird ^{99m}Tc-Pertechnetat verwendet. Untersucht wird die Durchblutung des Skrotalinhalts mit anschließenden statischen Aufnahmen. Normalerweise werden beide Hoden und Nebenhoden gleichmäßig durchblutet.

Untersuchungstechnik

Der Patient wird in Rückenlage untersucht, wobei der Penis mit einem Pflaster an der Bauchdecke fixiert wird. Das Skrotum wird zwischen beiden geschlossenen Oberschenkeln auf einem Bleigummilappen gelagert.

Vor der Untersuchung wird die Schilddrüse mit oral verabreichtem Perchlorat (Dosierung: 10 mg pro kg Körpergewicht) blockiert.

Es wird in ventraler Projektion nach Injektion von bis zu 370 MBq (10 mCi) ^{99m}Tc-Pertechnetat eine Sequenzszintigraphie mit der Gammakamera und einem hochauflösenden Kollimator in ven-

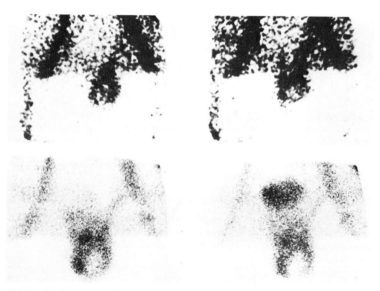

Abb. 17.**17** Hodentorsion.
Das ^{99m}Tc-Pertechnetat-Perfusionsszintigramm zeigt bei einem 8jährigen Jungen mit einem akut geschwollenen, stark schmerzhaften linken Hoden eine Hyperämie des Hodensacks ohne Anreicherung im linken Hoden. Die diagnostizierte Hodentorsion wurde operativ bestätigt.

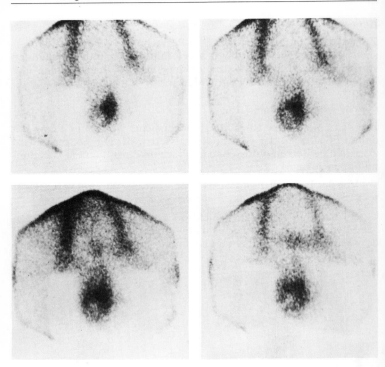

Abb. 17.**18** Nebenhodenentzündung.
Die ⁹⁹ᵐTc-Pertechnetat-Perfusionsszintigraphie zeigt, bei einem 14jährigen Knaben mit geschwollenem schmerzhaftem linken Hoden, eine Mehranreicherung im Hodensack mit Betonung des linken Nebenhodens. Der Befund spricht für eine Nebenhodenentzündung (Epidydimitis) und wurde klinisch und laborchemisch bestätigt.

traler Projektion mit 5-Sekunden-Aufnahmen bis über 3 Minuten angefertigt. Anschließend erfolgen statische Aufnahmen mit einem konvergierenden oder einem Pinhole-Kollimator.

Klinische Anwendung

Eine akute schmerzhafte **Hodenschwellung** ist eine urologische Notfallsituation. Bei der **Hodentorsion**, bei der sich der Hoden mindestens um 360 Grad um seinen Gefäßstiel gedreht haben muß, kommt es zu einer akuten **Hodenischämie**, die sich als Minderperfusion und Minderanreicherung des betroffenen Hodens erkennen läßt (Abb. 17.**17**). Sie kann in jedem Alter auftreten. Es gibt jedoch Häufigkeitsgipfel in der Neugeborenenperiode und zwischen dem 10. und 14. Lebensjahr. Bei der akuten Hodentorsion ist jede Minute kostbar, da sonst unweigerlich eine Hodennekrose eintritt. Bei etwas länger bestehender Hodentorsion findet sich um den nekrotischen, nichtdurchbluteten Hoden ein hyperämischer Randsaum.

Differentialdiagnostisch von der Hodentorsion oft schwierig abzugrenzen ist eine akute **Nebenhodenentzündung** (Epidydimitis). Sie tritt ab dem 18. Lebensjahr gehäuft auf. Szintigraphisch zeigt sich eine deutliche Hyperämie in dem betroffenen Hoden bzw. Nebenhoden. Die Erkrankung wird antibiotisch behandelt (Abb. 17.**18**).

Eine Torsion der Appendix testis oder Appendix epidymidis verlangt im Gegensatz zur Hodentorsion keine sofortige Operation, sondern wird konservativ behandelt. Szintigraphisch läßt sich eine geringe Hyperämie im betroffenen Skrotalfach nachweisen.

18 Zentrales Nervensystem

Gehirn

Anatomie und Physiologie

Das zentrale Nervensystem gliedert sich in das Gehirn und das Rückenmark (Medulla spinalis). Es wird durch die Schädelkalotte und den Spinalkanal knöchern umschlossen. Diese sind an der Innenseite mit der harten Hirnhaut (Dura mater) ausgekleidet. Zwischen der harten Hirnhaut und der weichen Hirnhaut (Pia mater), die das zentrale Nervensystem überzieht, befindet sich Flüssigkeit, der Liquor cerebrospinalis. Dieser wirkt als flüssiges Polster.

Das Gehirn besteht aus zwei Großhirnhemisphären, dem Zwischenhirn und dem Hirnstamm, der in das Rückenmark übergeht. Dem Hirnstamm dorsal aufliegend findet sich das Kleinhirn (Zerebellum).

Die Blutversorgung des Gehirns erfolgt einmal über die beiden Halsschlagadern (A. carotis communis), die sich in einen inneren und äußeren Ast aufzweigen, von denen der innere (A. carotis interna) durch den Karotissyphon in der mittleren Schädelgrube ins Schädelinnere gelangt.

Die beiden innerhalb der Foramina transversaria der Halswirbelsäule verlaufenden Vertebralarterien vereinigen sich im Bereich des Foramen magnum zur A. basilaris, die unter dem Hirnstamm liegend über den Circulus arteriosus Willisii mit den beiden Aa. carotis internae in Verbindung steht. Aus dem Circulus Willisii gehen die beiden paarigen Aa. cerebri anteriores ab, die im Interhemisphärenspalt nach kranial verlaufend hauptsächlich den Frontallappen versorgen. Nach lateral zweigen die paarigen Aa. cerebri mediae ab, die den Temporal- und Parietallappen versorgen.

Aus dem hinteren Anteil des Circulus Willisii oder schon aus der A. basilaris entspringen die beiden Aa. cerebri posteriores, die vorwiegend den Temporal- und Okzipitallappen versorgen. Das Kleinhirn wird über die Aa. cerebellares aus der A. basilaris versorgt. Das Kapillargebiet des Gehirnes ist durch die Blut-Hirn-Schranke gegen die Hirnzellen abgedichtet. Die Blut-Hirn-Schranke ist nur für bestimmte Stoffe (z. B. Sauerstoff und Glucose) durchgängig.

Das venöse Blut sammelt sich in dem in der Mittellinie gelegenen Sinus sagittalis superior und inferior. Letzterer mündet über den Sinus rectus in den Sinus confluens, der sich okzipital befindet. Von hier aus fließt das venöse Blut über den Sinus transversus in den Sinus sigmoideus, der an der Felsenbeinkante zum Foramen jugulare führt, über den die V. jugularis in die Halsweichteile eintritt. Im Gegensatz zu den arteriellen Hirngefäßen sind die venösen Sinus durch die harte Hirnhaut an der Schädelkalotte fixiert und können nicht verlagert werden. Asymmetrien im Sinus transversus bzw. sigmoideus kommen als Normvarianten vor.

Hirnperfusionsszintigraphie und statische Hirnszintigraphie

Radiopharmaka

Es werden ^{99m}Tc-Glucoheptonat und ^{99m}Tc-DTPA verwendet (S. 188−193).

Untersucht wird die Boluspassage der injizierten Substanz durch die Hirngefäße und die fehlende Anreicherung der Substanz auf den statischen Aufnahmen bei intakter Blut-Hirn-Schranke.

Bei ventraler Projektion erkennt man in der arteriellen Phase zuerst die Summation von Karotiden und Vertebralarterien auf beiden Halsseiten. Beide vereinigen sich im Bereich der Schädelbasis im Circulus arteriosis Willisii. Von dort gehen in der Mittellinie

Abb. 18.**1** Schema der Hirnperfusionsszintigraphie.

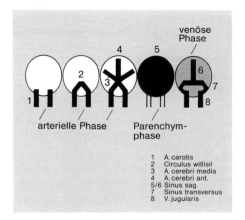

venöse Phase

arterielle Phase

Parenchym-phase

1   A. carotis
2   Circulus willisii
3   A. cerebri media
4   A. cerebri ant.
5/6 Sinus sag.
7   Sinus transversus
8   V. jugularis

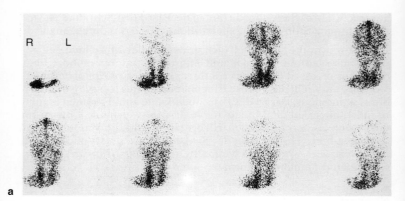

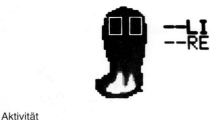

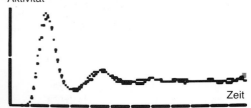

Abb. 18.**2a−c** Normales Hirnszintigramm.
Die ^{99m}Tc-Glucoheptonat-Untersuchung zeigt bei einem 8jährigen Jungen in der
Perfusionsphase (**a**) in ventraler Projektion eine zeitgerechte seitengleiche Ra-
dionuklidanflutung in den Halsgefäßen und dem A.-media-Stromgebiet beidseits. Die Kurvenauswertung (**b**) über den ROIs der rechten und linken A.-
media-Strombahn zeigen einen schnellen gleichzeitig einsetzenden Anstieg
und gleichzeitige, gleichhohe Gipfel. Die statischen Aufnahmen (**c**) (li. oben
ventrale; re. oben rechts seitliche; li. unten links seitliche; re. unten dorsale Projektion) zeigen keine Anreicherung im Gehirn. Der Sinus sagittalis und die Sinus
transversus sind gut zu erkennen.

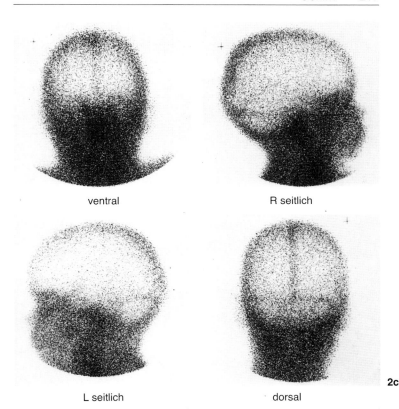

ventral   R seitlich

L seitlich   dorsal

2c

nach kranial die Aa. cerebri anteriores sowie jeweils nach rechts und links lateral die A. cerebri media ab. Es entsteht dabei das sog. „amerikanische Sternzeichen". In der venösen Phase ist dann der Sinus sagittalis superior sowie die Sinus transversus gut zu erkennen (Abb. 18.**1** und Abb. 18.**2a**).

Auf den statischen Aufnahmen erkennt man die durchblutete Hirnhaut und die venösen Blut-Hirn-Leiter. Eine Anreicherung innerhalb des Gehirns ist normalerweise nicht nachweisbar (Abb. 18.**2c**).

Untersuchungstechnik

Eine spezielle Patientenvorbereitung ist nicht notwendig. Bei ventraler Detektorstellung der Gammakamera wird eine schnelle Se-

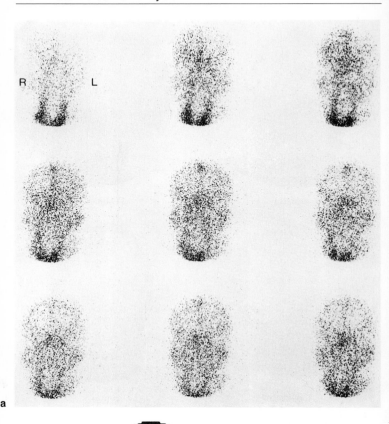

a

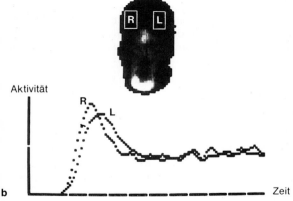

b

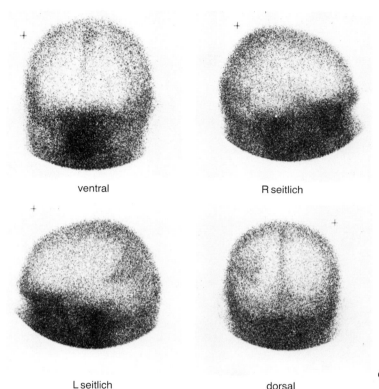

ventral   R seitlich

L seitlich   dorsal

c

Abb. 18.**3a−c** Hirninfarkt.
Die ^{99m}Tc-Glucoheptonat-Untersuchung zeigt bei einem 55jährigen Mann in der
Perfusionsphase (**a**) in ventraler Projektion eine primär verminderte Durchblutung der linken Hemispäre. Dies spiegelt sich im flacheren Anstieg und niedrige-
ren Gipfel der Zeitaktivitätskurve (**b**) über der linken ROI wieder. Die statischen
Aufnahmen (**c**) zeigen eine vermehrte Anreicherung links parietookzipital aufgrund der Blut-Hirn-Schranken-Störung im Bereich des Hirninfarktes.

quenzszintigraphie mit 1-Sekunden-Aufnahmen über 1 Minute an
der Kamera nach Bolusinjektion von 555 MBq (15 mCi) ^{99m}Tc-
DTPA oder -Glucoheptonat durchgeführt.

Zur Verhinderung von Körperstreustrahlung wird dem Patienten ein Bleigummikragen umgelegt.

Anschließend und nach 1 Stunde werden Aufnahmen in ventraler, dorsaler sowie rechts- und linksseitiger Projektion durchge-

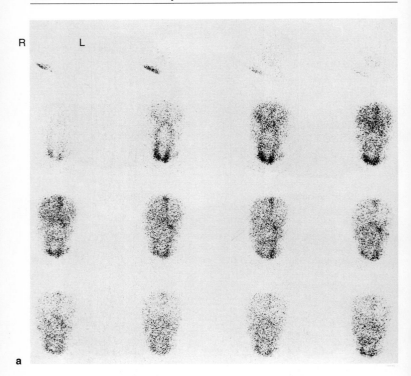

a

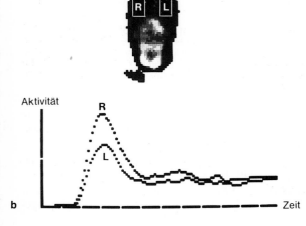

b

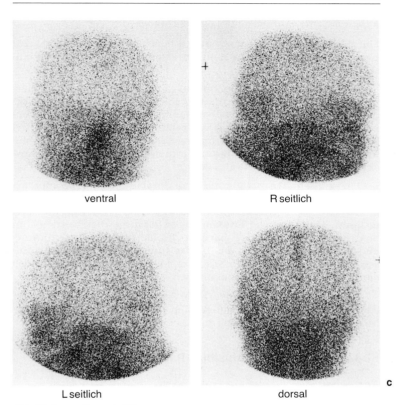

ventral   R seitlich

L seitlich   dorsal

c

Abb. 18.**4a−c** Enzephalitis.
Die ⁹⁹ᵐTc-Glucoheptonat-Untersuchung bei einer 44jährigen Frau zeigt in der
Perfusionsphase (**a**) eine in der linken Hemisphäre verminderte Durchblutung.
Die Zeitaktivitätskurven (**b**) über den ROIs der A.-media-Strombahn zeigen
einen flacheren Gipfel der linken Kurve. Auf den statischen Aufnahmen (**c**)
erkennt man eine diffuse Mehranreicherung im Gehirn bei gestörter Blut-Hirn-
Schranke bei Enzephalitis.

führt. Falls erforderlich erfolgen Vertexaufnahmen und Aufnahmen 2 bzw. 3 Stunden nach Injektion.

Bei den dorsalen Projektionen muß der Patient das Kinn auf die
Brust nehmen, damit das Kleinhirn nicht durch die Schädelbasisak-
tivität überlagert wird.

Klinische Anwendung

Die Hirnperfusionsszintigraphie läßt sich als Suchmethode zur Diagostik **extra- und intrakranieller arterieller Gefäßstenosen** einsetzen.

Sie ist in letzter Zeit zunehmend durch die Ultraschalldoppleruntersuchung (Duplex) der extrakraniellen Karotis abgelöst worden, die eine exaktere Gefäßbeurteilung zuläßt. Das zweite Konkurrenzverfahren, die digitale Subtraktionsangiographie (DSA) erlaubt zusätzlich auch die Beurteilung der intrakraniellen Durchblutung und kann, im Gegensatz zur Hirnperfusionsszintigraphie, Aussagen über die Aa. vertebrales liefern.

Die statische Hirnszintigraphie hat durch die Röntgencomputertomographie entscheidend an Bedeutung verloren. Szintigraphisch lassen sich Blut-Hirn-Schrankenstörungen, die durch **Infarkte, Metastasen, Tumoren** oder **Entzündungen** hervorgerufen werden können, nachweisen. Das CT hat jedoch eine bessere Ortsauflösung und ermöglicht eine anatomische Zuordnung. Einzig bei der **diffusen Enzephalitis** scheint der Szintigraphie in der Frühdiagnose noch eine gewisse Bedeutung zuzukommen.

Eine weitere nichtinvasive Konkurrenzmethode ist in jüngster Zeit die Magnetresonanztomographie (MRT), deren diagnostische Möglichkeiten noch nicht voll ausgeschöpft sind.

Hirnszintigraphie mit diffusiblen Radiopharmaka

Radiopharmaka

Diffusible Radiopharmaka können die Blut-Hirn-Schranke passieren und reichern sich entsprechend der Hirndurchblutung in den Gehirnzellen an. Die Gehirndurchblutung ist funktionsabhängig, d. h., die arbeitenden Hirnzellen werden besser arteriell versorgt und reichern damit vermehrt Tracer an.

Zur Hirnszintigraphie wurde als erste Substanz [133]Xenon verwendet. Dieses ist ein radioaktives Edelgas mit einer HWZ von 5,3 Tagen und einer Hauptgammaenergie von 80 keV. Es ist damit nicht optimal für die Untersuchung an der Gammakamera geeignet und muß in einem Abklingbehälter aufgefangen werden. Die Untersuchung wird meist mit einer Sondenmeßvorrichtung durchgeführt und ist nicht weit verbreitet.

Die erste Substanz, die für eine SPECT-Untersuchung geeignet war, ist [123]J-Amphetamin. Es hat eine physikalische HWZ von 13,3 Stunden und eine Gammaenergie von 159 keV. Aufgrund seiner

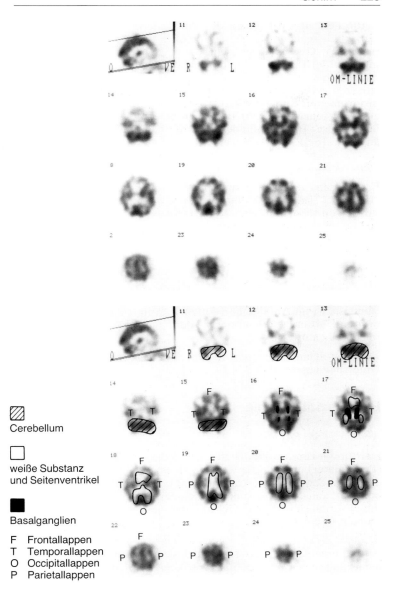

Abb. 18.5 ^{99m}Tc-HMPAO-Untersuchung.

Fettlöslichkeit wird neben der Anreicherung in der Lunge und Leber eine schnelle Aufnahme von etwa 10% der injizierten Aktivität in den Hirnzellen erreicht. Dort ist bis zu 30 Minuten nach intravenöser Injektion eine durchblutungsabhängige Anreicherung nachweisbar. Da [123]Jod im Zyklotron produziert wird, ist es nicht jederzeit verfügbar und relativ teuer. ^{99m}Tc-markiertes Hexamethylpropylenaminoxim (HMPAO) ist ebenfalls gut fettlöslich. Etwa 10% der injizierten Aktivität reichern sich bis zu 6 Stunden nach intravenöser Injektion in den Gehirnzellen durchblutungsabhängig an (Abb. 18.**5**). Die Ausscheidung erfolgt über die Gallenwege.

Untersuchungstechnik

Es werden 185 MBq (5 mCi) [123]J-Amphetamin oder 555 MBq (15 mCi) ^{99m}Tc-HMPAO intravenös injiziert. Dies sollte in einem ruhigen und abgedunkelten Raum erfolgen. Die Untersuchung wird 10 Minuten nach der Injektion am SPECT durchgeführt.

Klinische Anwendung

Die Untersuchungen werden zur Diagnostik **intrakranieller Durchblutungsstörungen** und bei der **Epilepsie** eingesetzt. Ischämische Hirnareale haben eine verminderte Nuklidanreicherung. Bei der Epilepsie ist im Anfall eine vermehrte Anreicherung nachweisbar, während im anfallsfreien Intervall der Krampffokus eine Minderanreicherung aufweist.

Zur Zeit laufen Studien mit dem Ziel, Ergebnisse der Hirn-PET-Untersuchungen mit den SPECT-Methoden zu reproduzieren.

Liquorszintigraphie

Anatomie und Physiologie

Der Liquor cerebrospinalis, der sich zwischen der harten Hirnhaut (Dura mater) und der der weichen Hirnhaut (Pia mater) aufliegenden Spinngewebshaut (Arachnoidea) im sog. Subarachnoidalraum befindet, umgibt Gehirn und Rückenmark wie ein Wasserkissen. Er findet sich auch in den im Gehirninnern gelegenen inneren Liquorräumen (Ventrikel), die vom äußeren Liquorraum unterschieden werden.

Der innere Liquorraum besteht aus den in den beiden Großhirnhemisphären gelegenen Seitenventrikeln, sowie dem 3. und 4. Ventrikel, die sich in der Schädelmitte befinden.

Der Liquor wird etwa zu 30% im Plexus choroideus, der sich

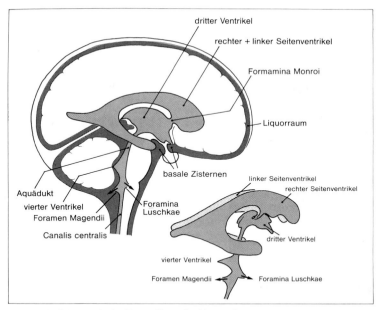

Abb. 18.6 Schematische Darstellung der Liquorräume.
Der Liquor cerebrospinalis wird in den Plexus choroidei gebildet. Diese befinden sich in den Hinterhörnern der Seitenventrikel sowie am Boden des 4. Ventrikels. Aus den Seitenventrikeln gelangt der Liquor über die Foramina Monroi in den dritten Ventrikel und von dort über den Aquädukt in den vierten Ventrikel. Über die Foramina Luschkae und das Foramen Magendii tritt der Liquor in die basalen Zisternen und den paraspinalen Liquorraum über. Die Liquorresorption findet in den Wurzeltaschen und über der Konvexität des Gehirnes statt.

jeweils im Hinterhorn der Seitenventrikel und im Dach des vierten Ventrikels befindet, zu 30% in der Auskleidung der Ventrikel (Ependym) und zu 40% in der Arachnoidea gebildet. Täglich werden etwa 650 ml Liquor aktiv produziert und resorbiert. Die Gesamtliquormenge beträgt beim Erwachsenen etwa 100−150 ml, von denen sich etwa 60 ml im Bereich des Kopfes und der Rest im Spinalkanal befinden.

Aus den Seitenventrikeln gelangt der Liquor normalerweise über die Foramina Monroi in den in der Mittellinie gelegenen 3. Ventrikel und von dort über den Aquädukt in den 4. Ventrikel. Über die Foramina Luschkae und das Foramen Magendi besteht Verbindung zum äußeren Liquorraum, wo der Liqour in den Arachnoidalzotten resorbiert wird. Die Arachnoidalzotten befinden sich über dem Großhirn und in den Abgängen der Nervenwurzel entlang des Rückenmarkes. Dadurch entsteht ein von den Seitenventrikeln zum äußeren Liquorraum gerichteter Liquorfluß (Abb. 18.**6**).

Abflußbehinderungen des Liquors können einmal durch eine Verlegung der Liquorableitung (meist im Bereich der Foramina oder des Aquäduktes) oder der Resorptionsfläche zustande kommen. Dadurch entsteht ein erhöhter Hirndruck. Er bewirkt, solange die Schädelnähte im Kindesalter noch nicht geschlossen sind, eine Kopfvergrößerung (Hydrozephalus). Beim Jugendlichen und Erwachsenen führt ein erhöhter Druck im Liquor direkt zu einer zunehmenden Kompression des Gehirnes und seiner Gefäße, die innerhalb kurzer Zeit unbehandelt zum Tode führt.

Der Liquor ist gegen das Blut durch die Blut-Liquor-Schranke abgeschirmt, so daß nur bestimmte Substanzen im Blut den Liquor erreichen. Er ist keimfrei und enthält kein Blut und nur wenig Eiweiß.

Radiopharmaka

Zur Liquorszintigraphie werden 18,5 MBq (500 µCi) ^{111}In-DTPA oder 37 MBq (1 mCi) ^{99m}Tc-DTPA verwendet. Indium 111 hat eine HWZ von 2,8 Tagen und Gammaenergien von 173 und 247 keV. ^{99m}Tc-DTPA hat eine HWZ von 6 Stunden bei Gammaenergien von 140 und 142 keV.

Da die Blut-Hirn-Schranke einen Übertritt von vielen Substanzen aus dem Blut in den Liquor verhindert, bleibt der Liquor auch nach intravenöser Injektion von Radiopharmaka aktivitätsfrei. Die Applikation von Radiopharmaka zur Untersuchung der Liquordynamik muß daher direkt in den Liquor (intrathekal) erfolgen.

Die verwendeten DTPA-Verbindungen werden aus dem Liquor wieder resorbiert und gelangen damit in das venöse Blut. Von hier aus werden sie über die Nieren und Harnwege ausgeschieden.

Untersucht wird die Liquordynamik nach intrathekaler Applikation von radioaktiven DTPA Verbindungen.

Untersuchungstechnik

Die Injektion von Radiopharmaka muß unter sterilen Bedingungen erfolgen, da eine Keimverschleppung in den Liquor zu einer Hirnhautentzündung (Meningitis) führt.

Vor der Punktion muß eine intrakranielle Druckerhöhung ausgeschlossen werden (z. B. durch eine Augenhintergrunduntersuchung), da ein erhöhter Hirndruck bei der Punktion zu einer tödlichen Einklemmung des Gehirnes führen kann.

Die Punktion erfolgt entweder lumbal oder bei liegender Liquorableitung in das Reservoir des Ableitungssystemes. Vor der Lumbalpunktion wird die Haut des Patienten sorgfältig desinfiziert. Anschließend wird der Liquorraum zwischen den Dornfortsätzen des 4. und 5. oder des 3. und 4. Lendenwirbelkörpers punktiert. Dies kann im Sitzen oder, für den Patienten schonender, in Seitenlage erfolgen.

Nach der Punktion werden etwa 1−2 ml Liquor steril entnommen und zur Untersuchung weitergeleitet. Bevor das Radiopharmakon injiziert wird, sollte die sichere intraspinale Lage durch vorsichtige Aspiration geprüft werden. Danach wird die Nadel entfernt und ein steriler Verband angebracht.

Der Patient muß anschließend liegen. Nach 2, 6, 24 und 48 Stunden werden Aufnahmen des Spinalkanals von dorsal sowie des Schädels von ventral, dorsal, rechts und links seitlich gemacht.

Bei der Untersuchung einer ventrikulo-atrialen (VA) oder ventrikulo-peritonealen (VP) Liquorableitung (Shunt) wird zuerst das unter der Haut im Bereich des Schädelbohrlochs gelegene Reservoir des Shunts aufgesucht. Die Haare über dem Reservoir werden vorsichtig mit einem Rasiermesser entfernt. Die Haut wird sorgfältig desinfiziert und mit einem sterilen selbstklebenden Tuch abgedeckt. Zur Punktion wird eine kurze Nadel verwendet. Mit den Aufnahmen wird unmittelbar mit der Injektion begonnen, und es wird der Aktivitätsabstrom über das System und die Aktivitätverteilung im rechten Herzen bzw. dem Peritoneum aufgezeichnet.

Zur Untersuchung eines lumbo-peritonealen (LP) Shunts wird lumbal punktiert. Die Aufnahmen werden ebenfalls mit der Injektion begonnen und der Nuklidabstrom und die Nuklidverteilung im Peritoneum aufgezeichnet.

Klinische Anwendung

Normalerweise verteilt sich die Aktivität innerhalb der ersten Minuten relativ schnell entlang des lumbalen Spinalkanales. Nach 2−6 Stunden erreicht sie aufsteigend die Schädelbasis. Die basalen Zisternen haben auf der ventralen Projektion ein charakteristisches dreizackähnliches Aussehen. Ein Rückfließen von Aktivität in das Ventrikelsystem ist pathologisch. Anschließend verteilt sich das Radiopharmakon symmetrisch über den Hemisphären, von wo es in die Blutbahn resorbiert wird. Es ist dann auch über den Nieren und im Urin nachweisbar.

Indikationen zur Liquorszintigraphie bestehen in der Abklärung eines **Hydrozephalus**. Ein Hydrozephalus entsteht durch eine Druckerhöhung im Liquorsystem. Man unterscheidet einen inneren Hydrozephalus, bei dem eine Verlegung des Liquorabflusses (z. B. durch Verlegung des Aquäduktes durch einen Hirntumor) vorliegt, von einem äußeren kommunizierenden Hydrozephalus, der durch die Verlegung der Resorptionsfläche (z. B. durch Verklebungen der Hirnhäute nach Meningitis) verursacht wird. Beim ersteren kommt es vor der Stenose zu einer Erweiterung der Ventrikel, ohne daß Aktivität in das Ventrikelsystem übertritt. Beim zweiten sind alle Liquorräume erweitert, und es kommt zum frühzeitigen Nachweis von Aktivität im Ventrikelsystem.

Eine weitere Indikation ist der Nachweis einer **Liquorfistel** (Abb. 18.7), wie sie nach Operation oder Schädelverletzung mit Hirnhautzerreißung auftreten kann. Diese ist gefährlich, da es durch aufsteigende Keime zu wiederholten Hirnhautentzündungen kommt. Der klinische Nachweis der Fistel ist schwierig, und auch

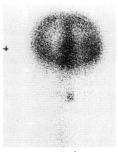

ventral

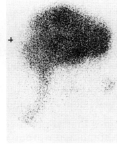

R seitlich

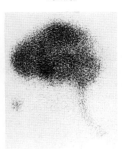

L seitlich

Abb. 18.7 Liqourrhoe. Das ^{111}In-DTPA-Szintigramm eines 19jährigen Mannes mit Schädelbasisfraktur zeigt nach intrathekaler Injektion in ventraler (li. oben), rechts-seitlicher (re. oben) und in linksseitlicher Projektion (li. unten) außer der normalen Aktivitätsanreicherung im paraspinalen Raum, den basalen Zisternen und über der Konvexitiät eine umschriebene pathologische Anreicherung in der linken Nase. Intraoperativ fand sich an der linksseitigen Schädelbasis ein Duraeinriß, der zur Ausbildung einer Liquorfistel in die Nase geführt hatte.

mit der Gammakamera gelingt der direkte Nachweis nur in ausgeprägten Fällen. Daher werden in beide Nasenhauptgänge und in die äußeren Gehörgänge Tupfer eingelegt, die nach Entnahme im Bohrlochzähler gemessen werden. Eine Seitendifferenz von mehr als 1 : 10 ist pathologisch. Um Fehler durch Nasenschleimhautaktivität zu vermeiden, die bei partiell periduraler Injektion erhöht ist, werden Serumproben mit gemessen.

Bei der Untersuchung eines **VA-** oder **VP-Shunts** gibt bereits die Punktion eine erste Auskunft über die Höhe der Obstruktion des Systems.

Bei leerem Reservoir und trockener Punktion muß die Obstruktion zwischen dem Ventrikel und dem Reservoir liegen. Das injizierte Nuklid bleibt im distalen Schlauchschenkel stehen und läuft selbst nach Pumpen des Reservoirs nicht richtig ab.

Bei prallem, nicht gut komprimierbarem Reservoir, bei dem nach Punktion sofort Liquor austritt, liegt die Obstruktion im distalen Schenkel des Systems. Das Radionuklid fließt nach Pumpen des Reservoirs nicht oder nur zögernd ab. Gelegentlich ist das System selbst in Ordnung, aber am Ende des peritonealen Katheters hat sich durch Verklebungen eine liquorgefüllte Tasche gebildet. Diese ist als umschriebene abdominelle Anreicherung nachweisbar, ohne daß sich das Nuklid frei im Peritoneum verteilt.

Bei Bruch des Kathetermaterials ist ein Nuklidaustritt nachweisbar.

Bei **LP-Shunts** lassen sich ebenfalls Obstruktionen als Stopps im Nuklidabstrom nachweisen.

19 Endokrine Drüsen

Schilddrüse

Anatomie und Physiologie

Die Schilddrüse (Glandula thyreoidea) besteht aus zwei ovalen Lappen, die im unteren Anteil durch eine Brücke (Isthmus) miteinander verbunden sind. Diese Lappen liegen am Hals beiderseits der Luftröhre unterhalb des Kehlkopfes und werden seitlich vom M. sternocleidomastoideus und der Gefäßloge, in der die A. carotis und die V. jugularis verlaufen, begrenzt. Bei 50% der Menschen findet sich ein zusätzlicher Lappen (Lobus pyramidalis), der vom Isthmus nach kranial reicht.

Dorsal der Schilddrüse hinter der Organkapsel liegen am oberen und unteren Pol jedes Lappens die Epithelkörperchen (Glandula parathyreoidea).

Die Schilddrüse entwickelt sich in der Embryonalzeit aus einer Anlage am Boden des Schlunddarmes und wandert in der Entwicklung am Zungenbein und Kehlkopf vorbei nach kaudal. Daher kann sie bei einer Störung des Entwicklungsprozesses entlang des Wanderungsweges gefunden werden. Daneben besteht bis in die späte Fetalzeit eine Verbindung von der Schilddrüse zum Zungengrund, der Ductus thyreoglossus. Dieser verschließt sich dann meist spontan. Gelegentlich führt ein nicht vollständiger Verschluß zum Auftreten einer medialen Halszyste.

Die von der Schilddrüse gebildeten Hormone sind jodhaltig. Jod wird mit der Nahrung in den Darm aufgenommen und von dort ins Blut resorbiert. Die Schilddrüse ist in der Lage, gegen ein sehr starkes Konzentrationsgefälle Jod aus dem Blut aufzunehmen und zu speichern und bildet dann aus dem über Rezeptoren aufgenommenen Jod und der Aminosäure Tyrosin die Schilddrüsenhormone Thyroxin (T4) und Trijodthyronin (T3).

Diese Hormone werden an die Transportproteine thyroxinbindendes Globulin (TBG), thyroxinbindendes Präalbumin (TBPA) und thyroxinbindendes Albumin (TBA) gebunden.

Die Schilddrüsenhormone werden zum einen in der Schilddrüse in den Follikeln gespeichert, zum anderen an das periphere Blut abgegeben.

Im Blut liegen die Schilddrüsenhormone zu 99,95% in an Trägerproteine gebundener Form vor, wobei ein Gleichgewicht mit dem übrigen freien Anteil herrscht. Bei den Labortests werden normalerweise die Gesamtkonzentrationen von T3 oder T4 gemessen. Seit kurzem stehen empfindliche Labortests zu Verfügung, mit denen die peripheren Blutkonzentrationen der freien, stoffwechselaktiven Anteile von T3, das FT3, bzw. von T4, das FT4, bestimmt werden können. Das Verhältnis von T4 : T3 ist etwa 3 : 1. T3 ist jedoch etwa 10mal stärker wirksam als T4, aus dem es durch Abspaltung eines Jodatoms gebildet werden kann. T4 kann daher auch als Prähormon bezeichnet werden.

Die Schilddrüsenhormone haben eine Reihe von Funktionen. Sie wirken fördernd auf den Sauerstoffverbrauch, die Wärmeproduktion und den Grundumsatz. Der Glucose- und Proteinumsatz wird gesteigert und Fett mobilisiert. Der Wasser- und Elektrolythaushalt wird ebenfalls beeinflußt.

Während der Wachstumsphase sind Schilddrüsenhormone zur normalen Gehirnentwicklung, zur Knochenentwicklung und zum Wachstum notwendig.

Sie setzen die Empfindlichkeit für Erregung des Nervensystems herab, woraus eine Übererregbarkeit und eine Erhöhung der Pulsfrequenz resultiert. Schließlich bestehen Wechselwirkungen mit den Keimdrüsen und den Nebennieren.

Schilddrüsenhormone werden in Leber, Niere und Muskulatur abgebaut.

Die Schilddrüsenhormonproduktion wird über die Hypophyse gesteuert. Das dort gebildete Thyreoidea-stimulierende Hormon (TSH) steigert die Schilddrüsenhormonproduktion. Es steigt beim Abfall der Schilddrüsenhormonkonzentration im Blut an und fällt bei erhöhtem Schilddrüsenhormonspiegel ab. Diesem Regelkreis ist ein zweiter übergeordnet. Das im Hypothalamus gebildete „thyreoidea releasing hormone" (TRH) steigert die Produktion von TSH. Es wird bei einen Abfall der peripheren Schilddrüsenhormonproduktion ebenfalls vermehrt gebildet, und seine Produktion wird beim Anstieg der Schilddrüsenhormonspiegel im peripheren Blut gedrosselt (Abb. 19.**1**).

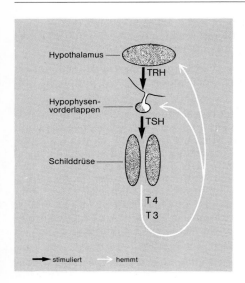

Abb. 19.1 Schilddrüsen-
regelkreis.

Radiopharmaka

Zur Schilddrüsenszintigraphie werden zwei verschiedene Radiopharmaka verwendet.

[123]Jod reichert sich nach oraler und intravenöser Applikation
aktiv in der Schilddrüse und den Speicheldrüsen an und wird vom
Magen aufgenommen. Es wird über die Nieren in den Harntrakt
und über den Speichel und den Magensaft in den Darm ausgeschieden. Das radioaktive Jod wird in der Schilddrüse in Schilddrüsenhormon eingebaut und an das periphere Blut abgegeben.

[123]J hat eine HWZ von 13 Stunden und eine Gammaenergie von
159 keV. Es ist als Zyklotronprodukt relativ teuer und nicht überall
und jederzeit verfügbar. Zur Diagnostik werden 26–55 MBq
(0,7–1,5 mCi) intravenös injiziert.

[131]J hat eine HWZ von 8 Tagen, eine Hauptgammaenergie von
364 keV und ist zusätzlich ein Beta-Minus-Strahler. Es wird daher
heute ausschließlich in der Radionuklidtherapie der Schilddrüsenüberfunktion beim älteren Patienten und zur Therapie von Schild-
drüsenkarzinommetastasen verwendet.

Das gebräuchlichste Radiopharmakon zur Schilddrüsendiagnostik ist ^{99m}Tc-Pertechnetat. Es hat eine HWZ von 6 Stunden und
Gammaenergien von 140 und 142 keV. Es wird wie Jod an den

Jodrezeptoren der Schilddrüse angereichert, im Gegensatz dazu aber nicht innerhalb der Schilddrüse verstoffwechselt und in Schilddrüsenhormon eingebaut. Der übrige Anreicherungs- und Ausscheidungsmechanismus entspricht dem des Jods. Es werden 30−74 MBq (0,8−2 mCi) intravenös injiziert.

Untersucht wird die Anreicherung von ^{123}J bzw. ^{99m}Tc-Pertechnetat in funktionsfähigem Schilddrüsengewebe. Die Schilddrüse weist szintigraphisch normalerweise eine gleichmäßige Anreicherung auf. Die Lappen sollten symmetrisch zur Darstellung kommen und die Größe der Daumenballen der untersuchten Person nicht überschreiten.

Untersuchungstechnik

Vor einem Schilddrüsenszintigramm muß eine Medikation mit Schilddrüsenhormon und schilddrüsenblockierenden Medikamenten (z. B. Thiouracil, Perchlorat) in der Regel mindestens 4 Wochen abgesetzt sein, da sonst durch die Suppression der Hypophyse mit nicht meßbarem TSH oder durch Blockierung der Jodtransportmechanismen eine Anreicherung in der Schilddrüse verhindert wird.

Aus demselben Grund darf vorher keine Untersuchung mit jodhaltigem Röntgenkontrastmittel (z. B. intravenöses Urogramm, Angiographie, CT mit Kontrastmittel, Myelographie, Lymphographie) stattgefunden haben. Während die nierengängigen Kontrastmittel im allgemeinen eine Schilddrüsenszintigraphie nach 3−4 Wochen wieder ermöglichen, kann durch ölige Kontrastmittel (z. B. bei der Lymphographie) eine Blockierung der Schilddrüse über Jahre erfolgen.

Zusätzlich kann durch jodhaltiges Hautdesinfektionsmittel (z. B. bei der Versorgung von Verbrennungen) eine Schilddrüsenblockade verursacht werden.

Der Konsum von jodhaltigem Speisesalz führt normalerweise nicht zur Schilddrüsenblockade.

Vor der Injektion des Radiopharmakons wird dem Patienten in der Regel Blut zur Bestimmung der peripheren Schilddrüsenhormonkonzentrationen (T3 und T4, besser noch FT3 und FT4) abgenommen. Bei Verdacht auf Schilddrüsenüberfunktion (Hyperthyreose) oder -unterfunktion (Hypothyreose) wird zusätzlich der TSH-Basalspiegel bestimmt.

20 Minuten nach der Injektion des Radiopharmakons erfolgt die Untersuchung an der Gammakamera in ventraler Projektion. Mit einem elektronischen Griffel wird die Lage des Jugulums markiert.

Die relative Radionuklidaufnahme in der Schilddrüse wird als „Uptake" bezeichnet. Dazu wird vor der Injektion von der aktivitätshaltigen Spritze eine Gammakameraaufnahme gemacht, die in einem Rechnersystem gespeichert wird. Die dabei gemessenen Impulswerte werden mit denen der Schilddrüsenaufnahme des Patienten verglichen. Voraussetzung dazu ist jedoch eine vollständige intravenöse Injektion des Radiopharmakons.

Bei Verdacht auf Hyperthyreose und peripher normalen Schilddrüsenwerten oder bei Hypothyreose zur Differenzierung eines Hypophysenschadens wird nach der Szintigraphie ein TRH-Test angeschlossen. Dabei wird TRH als Nasenspray oder intravenös appliziert und 30 Minuten später erneut eine Serumprobe abgenommen, um den TSH-Spiegel und damit die Reaktion der Hypophyse zu untersuchen.

Bei Verdacht auf eine Autonomie wird gelegentlich ein Suppressionsszintigramm erforderlich. Dazu bekommt der Patient 8 Tage vor der Untersuchung 3 mg Thyroxin oral verabreicht, und es wird erneut ein Schilddrüsenszintigramm angefertigt. Diese Zusatzuntersuchung ist bei einer Herzerkrankung kontraindiziert.

Klinische Anwendung

Aufgrund der entwicklungsgeschichtlichen Wanderung der Schilddrüse kommen **Fehlanlagen** im Zungengrund vor, die meist keine ausreichende periphere Schilddrüsenhormonkonzentration produzieren können und daher über einen ständig erhöhten TSH-Spiegel zum Wachstum angeregt werden. Zusätzlich lassen sich Halszysten nachweisen, die funktionstüchtiges Schilddrüsengewebe enthalten. In seltenen Fällen kann die Schilddüse komplett fehlen (Aplasie).

Eine Vergrößerung der Schilddrüse wird als **Struma** (im Volksmund auch Kropf) bezeichnet. Die weit überwiegende Ursache dafür ist der nahrungsbedingte Jodmangel, der in Deutschland von Nord nach Süd stark zunimmt. Dieser führt zu einem permanenten TSH-Reiz und damit zur Hypertrophie der Schilddrüse. Weitere Ursachen für die Entstehung einer Struma sind endogene Belastungen (z. B. Schwangerschaft), exogene Faktoren (z. B. Medikamente oder Schilddrüsenoperation) und selten angeborene Stoffwechselstörungen in der Schilddrüse, bei denen es zwar zur Jodaufnahme in das Organ, aber nicht zur normalen Produktion von Schilddrüsenhormon kommt. Bei kindlicher Struma werden heute zuerst die Schilddrüsenhormonwerte untersucht und ein Schilddrüsensonogramm, das im Vergleich zum Szintigramm eine bessere Ortsauflösung besitzt, durchgeführt. Zeigt sich beim Sonogramm ein unregelmäßiges Echomuster mit Zysten oder Knoten, so wird ein Szintigramm durchgeführt.

Besteht eine Struma länger, so kommt es aufgrund regressiver Veränderungen zur Ausbildung von Zysten und funktionslosen **Knoten**. Diese sind szintigraphisch als Minderanreicherungen bzw. als fehlende Anreicherungen nachweisbar (Abb. 19.2). Eine Diffe-

Abb. 19.2a−b Schilddrüsenzyste.
Das in ventraler Projektion aufgenommene ^{99m}Tc-Pertechnetat-Szintigramm (**a**) eines 61jährigen Mannes mit einer plötzlich aufgetretenen linksseitigen Halsschwellung zeigt eine Aktivitätsaussparung im linken Schilddrüsenlappen („kalter Knoten"). Im Ultraschall (**b**) erkennt man einzelne Septen in der echoarmen Läsion. Der Befund spricht für eine septierte Schilddrüsenzyste. Die Punktion ergab bernsteinfarbene Zystenflüssigkeit.

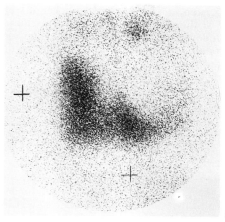

a

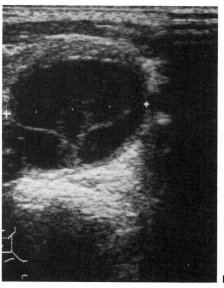

b

renzierung des **Schilddrüsenkarzinoms**, das ebenfalls kein Jod speichern kann, ist szintigraphisch nicht möglich. Die Sonographie kann
zwischen zystischen und soliden Veränderungen unterscheiden;
Karzinome haben jedoch kein charakteristisches Echomuster. Zwar
sind ca. 80% der nicht anreichernden „kalten" Schilddrüsenknoten
durch regressive Veränderungen bedingt, ca. weitere 15% durch
Zysten, die sonographisch erkannt werden können, und nur etwa
5% durch Malignome, aber dies hilft im Einzelfall nicht weiter.
Jeder szintigraphisch nicht anreichernde Schilddrüsenbezirk, zumal
wenn er sich rasch entwickelt hat, ist daher primär bis zum Beweis
des Gegenteils malignomsuspekt und muß feinnadelpunktiert werden.

Eine **Schilddrüsenüberfunktion** – die **Hyperthyreose** (Abb.
19.**3**) – kann verschiedene Ursachen haben.

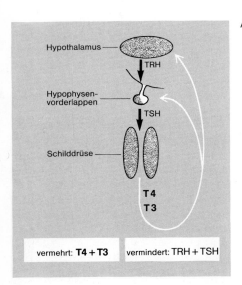

Abb. 19.**3** Hyperthyreose.

Hypothalamus

TRH

Hypophysen-
vorderlappen

TSH

Schilddrüse

T4
T3

vermehrt: **T4 + T3**   vermindert: **TRH + TSH**

Das **autonome Adenom**, das auch mehrfach vorkommen kann,
ist eine Ansammlung von Schilddrüsenzellen, die nicht mehr der
Regelung der Hypophyse unterliegen (Abb. 19.**4**). Sie können sich
von selbst zurückbilden oder bei entsprechender Jodzufuhr dekom-
pensieren. Dabei wird zuerst die restliche Schilddrüse durch den
Anstieg des peripheren Hormonspiegels und den damit verbundenen Abfall des TSH-Spiegels blockiert. Szintigraphisch ist das auto-

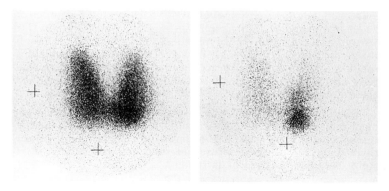

Abb. 19.4a–b Autonomes Adenom.
Das ^{99m}Tc-Pertechnetat-Szintigramm (**a**) eines 41jährigen Mannes zeigt eine
fragliche Mehranreicherung im unteren Schilddrüsenpol links. Drei Monate später (**b**) ist eine umschriebene Mehranreicherung („heißer Knoten") in einem
autonomen Schilddrüsenadenom zu erkennen. Das übrige Schilddrüsengewebe ist aufgrund der regelkreisunabhängigen Hormonproduktion im Adenom
völlig supprimiert.

nome Adenom als eine Mehranreicherung zu erkennen. Bei der
Dekompensation reichert das übrige Schilddrüsengewebe zunehmend schlechter an, so daß schließlich nur noch das Adenom speichert. Dabei kommt es klinisch dann zu den Zeichen der Hyperthyreose, die bis zum Koma führen kann. Dieses ist auch heute noch in
50% der Fälle tödlich. Die Therapie des autonomen Adenoms ist
primär die operative Entfernung bzw. beim älteren Patienten auch
die Radiojodtherapie mit ^{131}Jod.

Bei der selteneren **diffusen Autonomie**, die sich ebenfalls auf
dem Boden einer Struma entwickelt, sind die autonomen Adenome
so klein, daß sie szintigraphisch nicht mehr als solche erfaßt werden
können und die Schilddrüse vom Aspekt her homogen oder gering
inhomogen erscheint. Die übrigen Befunde und der Verlauf entsprechen jedoch denen des autonomen Adenoms.

Eine weitere Ursache für eine Hyperthyreose ist der **Morbus
Basedow**, der zu einer diffusen Struma mit ausgepägter szintigraphischer Mehranreicherung führt. Er darf jedoch nicht mit der diffusen
Autonomie verwechselt werden, da sein Pathomechanismus völlig
anders ist. Hier führt ein Eiweißkörper, der aufgrund einer Autoimmunerkrankung gebildet wird, zu einer Stimulation der TSH-Rezeptoren der Schilddrüse. Mit der diffusen hyperthyreoten Struma

einhergehend, dieser vorauseilend oder nachfolgend kommt es oft zu einer Infiltration der Augenmuskeln. Diese verursacht ein Hervortreten der Augäpfel mit typischem glotzendem Blick (Exophthalmus). Die Erkrankung kann nach medikamentöser Schilddrüsenblockade zum Stillstand kommen oder eine operative Verkleinerung der Schilddrüse oder eine Radiojodtherapie notwendig machen.

Eine weitere Ursache für eine Schilddrüsenüberfunktion ist die nicht indizierte Einnahme von Schilddrüsenhormonen (**Hyperthyreosa facticia**). Dabei läßt sich im Gegensatz zu den anderen Hyperthyreoseformen die Schilddrüse aufgrund des mangelnden TSH-Reizes szintigraphisch nicht darstellen.

In der akuten Phase einer Schilddrüsenentzündung, der **Thyreoiditis**, kann es vorübergehend zu einer Hyperthyreose kommen. Äußerst selten ist die Hyperthyreose durch **Metastasen eines differenzierten Schilddrüsenkarzinoms**. Diese sind szintigraphisch als Mehranreicherungen nachweisbar.

Die Schilddrüsenunterfunktion – die **Hypothyreose** (Abb. 19.**5**) – kann ebenfalls verschiedene Ursachen haben. Die bei weitem häufigsten Gründe sind eine vorausgegangene **Schilddrüsenoperation** oder **Radiojodtherapie**. Eine weitere Ursache ist eine abgelaufene Schilddrüsenentzündung, die **Thyreoiditis**. Außerdem führen **angeborene Störungen** (Aplasie, Hypoplasie, Zungengrundschilddrüse, Stoffwechseldefekte) zur Hypothyreose. Sehr selten ist ein **Hypophysen- oder Hypothalamusschaden** die Ursache (Abb. 19.**6**).

Das **Schilddrüsenkarzinom** kommt in vier Formen vor.

Die differenzierten **follikulären** und **papillären Karzinome** produzieren noch Schilddrüsenhormone, sind szintigraphisch jedoch kalt, da ihre Anreicherung geringer als die des normalen Schilddrüsengewebes ist. Sie wachsen relativ langsam und haben bei entsprechender Therapie noch eine relativ gute Prognose.

Das **C-Zell-Karzinom** reichert nicht an. Es kommt familiär gehäuft zusammen mit Nebennierenkarzinomen und Insulinomen (Syndrom der multiplen endokrinen Neoplasie [MEN]) vor.

Das **anaplastische Schilddrüsenkarzinom** ist äußerst schnellwachsend und bösartig und zeigt szintigraphisch keine Anreicherung.

Bei den ersten drei Karzinomarten wird primär die totale Thyreoidektomie mit anschließender Radiojodtherapie und beim Vorliegen eines organüberschreitenden Wachstums eine perkutane Strahlentherapie durchgeführt. Bei nicht organüberschreitendem

Abb. 19.5 Primäre Hypothyreose.

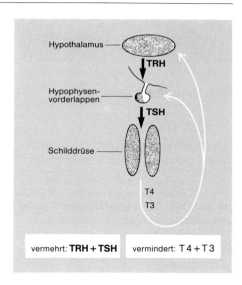

Abb. 19.6 Hypophysär bedingte Hypothyreose.

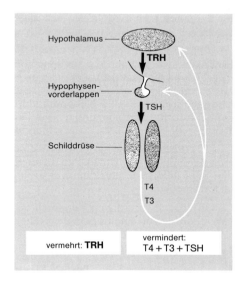

Tumor besteht noch eine relativ gute Prognose. Das anaplastische Karzinom kann meist nur noch palliativ bestrahlt werden.

Nebenschilddrüsen

Anatomie und Physiologie

Die vier Nebenschilddrüsen (Epithelkörperchen – Glandula parathyreoidea) liegen normalerweise jeweils dem mittleren und unteren Schilddrüsenpol außerhalb der Schilddrüsenfaszie an. Sie sezernieren das Parathormon, das zu einer Freisetzung von Calcium aus dem Knochen und zur vermehrten Resorption von Calcium aus dem Darm führt. Der Parathormonspiegel wird über die Serumcalciumkonzentration geregelt.

Radiopharmaka

Da sich ^{201}Thallium als Kaliumanalog dem Energieumsatz entsprechend in der Nebenschilddrüse stärker als in der Schilddrüse anreichert, und andererseits ^{99m}Tc-Pertechnetat nur von den Thyreozyten aufgenommen wird, lassen sich mit einer Doppelnukliduntersuchung die Nebenschilddrüsen darstellen.

^{201}Thallium hat eine HWZ von 73,1 Stunden und zerfällt unter Elektroneneinfang und Aussendung von Röntgenstrahlen mit einer Energie von 68 bis 80 keV (94,5%) und Gammaenergien von 167,4 (10%) und 135,3 keV (2,65%). Es reichert sich entsprechend des Energieumsatzes in den Nebenschilddrüsen, dem Myokard, Muskeln, Niere und Darm an und wird mit einer biologischen HWZ von 10 Tagen über die Nieren ausgeschieden.

^{99m}Tc-Pertechnetat hat eine HWZ von 6 Stunden und Gammaenergien von 140 und 142 keV. Es reichert sich in der Schilddrüse, den Speicheldrüsen und dem Magen an und wird über die Nieren ausgeschieden.

Untersucht wird die im Vergleich zur Schilddrüse relative Mehranreicherung von Thallium in der Nebenschilddrüse.

Untersuchungstechnik

Dem Patienten wird zunächst 74 MBq (2 mCi) ^{99m}Tc-Pertechnetat intravenös gespritzt. Dann folgt je eine Aufnahme des Halses und der oberen Thoraxapertur in ventraler Projektion mit der Fenstereinstellung 140 keV (^{99m}Tc) und 70−80 keV (^{201}Tl).

Abb. 19.7 Nebenschilddrüsen-
adenom.
Das ^{99m}Tc-Pertechnetat-Szinti-
gramm (li. oben) eines 76jährigen
Mannes zeigt in ventraler Projektion eine normal große Schilddrüse. Die ^{201}Tl-Chlorid-Untersuchung
(re. oben) läßt im Bereich der rechten Schilddrüse eine Mehranreicherung erkennen. Die Subtrak-
tionsaufnahme (li. unten) verdeutlicht die Anreicherung in dem operativ bestätigten Nebenschilddrü-
senadenom.

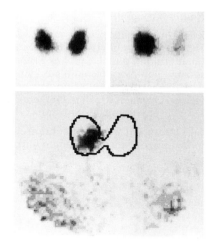

Als zweites erfolgt bei unveränderter Patientenposition die Injektion von 74 MBq (2 mCi) ^{201}Thalliumchlorid, und es wird erneut
eine Aufnahme mit der Fenstereinstellung 70−80 keV durchgeführt.

Die Aufnahmen werden im Computer gespeichert. Die Aufnahmen nach der Tc-Injektion werden voneinander subtrahiert, und
anschließend wird von dem Subtraktionsbild die ^{201}Tl-Aufnahme
subtrahiert. Das errechnete Bild zeigt die Regionen mit überwie-
gender ^{201}Tl-Speicherung.

Klinische Anwendung

Das Untersuchungsverfahren wird zum Auffinden vergrößerter
bzw. versprengter **Nebenschilddrüsen** bei laborchemisch gesicher-
tem Hyperparathyreoidismus (HPT) eingesetzt (Abb. 19.7).

Nebennierenmark

Anatomie und Physiologie

Die Nebennieren liegen retroperitoneal den oberen Nierenpolen
auf. Sie gliedern sich in Mark und Rinde. Das Nebennierenmark
stammt von den Sympatikuszellen ab und produziert die Hormone
Adrenalin und Noradrenalin.

Radiopharmakon

Zur Untersuchung wird mit [131]Jod oder [123]Jod markiertes Meta-Jodbenzylguanidin (MIBG) verwendet. Guanidin ist ein Analog des Guanethidin, das als falscher Transmitter die Speicherung und Freisetzung von Noradrenalin aus sympathischen Nervenfasern verhindert. Daher findet sich eine Anreicherung in sympathisch gut innervierten Organen wie dem Herzen, den Speicheldrüsen und der Milz. Die Ausscheidung der Substanz erfolgt über Leber und Nieren.

Untersucht wird die Mehranreicherung des MIBG in Phäochromozytomen, Neuroblastomen und deren Metastasen.

Untersuchungstechnik

Es werden 18,5 MBq (0,5 mCi) [131]J-markiertes oder 185 MBq (5 mCi) [123]J-markiertes MIBG intravenös appliziert.

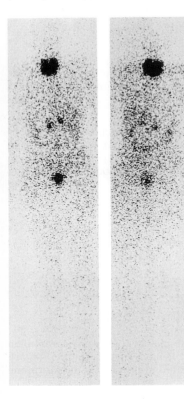

Abb. 19.8 Normales Nebennierenmarkszintigramm.
Die [131]J-MIBG-Ganzkörperuntersuchung bei einer 57jährigen Frau läßt 7 Tage nach Injektion eine geringe Anreicherung beiderseits des Nebennierenmarks erkennen. Es ist aktivitätshaltiger Urin der Blase zu erkennen, da abgespaltenes Jod 131 über die Nieren ausgeschieden wird. Zusätzlich sieht man bei unzureichender Blockade mit Perchlorat eine Anreicherung in der vergrößerten Schilddrüse (Struma).

Danach werden bis zu 3 Tage nach der Injektion 2- bis 3mal täglich Aufnahmen des Stammskeletts in dorsaler Projektion gemacht.

Die Schilddrüse wird durch Gabe von Perchlorat 2 Wochen blockiert, um die Strahlenbelastung durch frei werdendes Jod zu reduzieren.

Klinische Anwendung

Die Untersuchung wird zur Lokalisationsdiagnostik eines **Phäochromozytoms** und dessen Metastasen durchgeführt (Abb. 19.8−9).

Die Methode wird auch beim **medullären Schilddrüsenkarzinom** zum Nachweis eines gleichzeitig bestehenden Phäochromocytoms (MEN-Syndrom) eingesetzt.

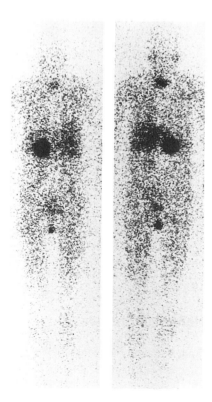

Abb. 19.**9** Phäochromozytom. Die ^{131}J-MIBG-Untersuchung läßt bei einer 60jährigen Frau eine starke Anreicherung in dem in der linken Nebenniere gelegenen Phäochromozytom erkennen. Die Anreicherung in Schilddrüse und Blase ist durch das abgespaltenene freie Jod 131 verursacht.

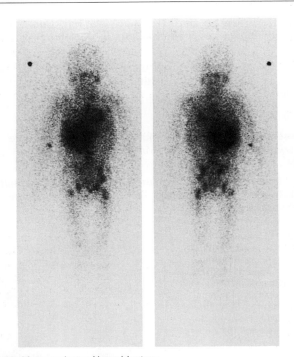

Abb. 19.10 Metastasiertes Neuroblastom.
Das ^{131}J-MIBG-Szintigramm zeigt bei diesem 1jährigen Mädchen mit Ober-
bauchtumor eine starke Anreicherung. Die Anreicherungen im Knochen sind
durch Skelettmetastasen bedingt. Laborchemisch konnte ein Neuroblastom
gesichert werden.

Eine weitere Indikation ist die Diagnostik eines **Neuroblastoms**
und seiner Metastasen. Dieser in der Kindheit vorkommende Tumor führt häufig zu einer diffusen Knochenmetastasierung, die
knochenszintigraphisch schwer diagnostizierbar sein kann (Abb.
19.**10**)

Nebennierenrinde

Anatomie und Physiologie

Die Nebennieren liegen retroperitoneal den oberen Nierenpolen
auf. Sie gliedern sich in Mark und Rinde.

In der Nebennierenrinde unterscheidet man von außen nach innen die Zona glomerulosa, die Zona fasciculata und die Zona reticularis. Hier werden aus Steroiden die Hormone Aldosteron, die Glucocorticoide und das Testosteron sowie in geringen Mengen weibliche Geschlechtshormone gebildet.

Die Nebennierenrinde wird durch das in der Hypophyse gebildete Hormon ACTH (adrenocorticotropes Hormon) gesteuert.

Radiopharmakon

Verwendet wird ^{131}J-markiertes 6-Beta-Jodomethyl-19-Norcholesterol (NP 59). Untersucht wird die Anreicherung der Substanz in der Nebennierenrinde und in Adrenocorticosteroid-produzierenden Tumoren durch Einbau in das Steroidhormonmolekül.

Untersuchungstechnik

18−37 MBq (0,5−1,0 mCi) der Substanz werden dem Patienten langsam intravenös gespritzt. Bis zu 2 Wochen nach der Injektion werden mit dorsaler Detektorstellung Gammakameraaufnahmen der Nebennieren angefertigt und in einem Rechnersystem ausgewertet. Vor den Aufnahmen wird jeweils ein Einlauf durchgeführt, um Überlagerungen mit aktivitätshaltigen Darmanteilen zu vermeiden.

Um die Strahlenbelastung zu reduzieren, wird für 2 Wochen die Schilddrüse mit Perchlorat blockiert.

Klinische Anwendung

Die Untersuchungsmethode wird wegen der mit ihr verbundenen hohen Strahlenbelastung nur selten durchgeführt. Indikationen sind der Nachweis von **Nebennierenrindentumoren** nach vorausgegangener endokrinologischer und radiologischer Diagnostik und der Nachweis von funktionstüchtigem Nebennierenrindenparenchym postoperativ.

20 Immunsystem

Immunszintigraphie

Anatomie und Physiologie

Neben dem unspezifischen Abwehrsystem besitzt der Körper ein spezifisches Abwehrsystem, durch das Fremdstoffe (Antigene), die aus größeren Molekülen bestehen, erkannt und durch Abwehrstoffe (Antikörper) vernichtet werden. Das spezifische Abwehrsystem läßt sich in die zelluläre und die humorale Abwehr unterteilen.

Die zelluläre Abwehr basiert auf den T-Lymphozyten, die an ihrer Oberfläche zellständige Antikörper tragen und damit in der Lage sind, Antigene zu erkennen und zu vernichten. Sie behalten diese Eigenschaft oft ein Leben lang und spielen offensichtlich auch eine Mittlerrolle in der humoralen Abwehr.

Bei der humoralen Abwehr werden auf einen Antigenreiz in den Plasmazellen, die sich aus B-Lymphozyten entwickeln, humorale Antikörper (Immunglobuline) gebildet, an das Blut abgegeben und zu den Antigenen transportiert. Es kommt zur Antigen-Antikörper-Reaktion und damit zur Vernichtung des Antigens.

Radiopharmaka

Durch die Fortschritte in der Mikrobiologie ist es gelungen, Antikörper gegen Antigene herzustellen, die zusammen mit Tumoren auftreten. Diese behalten auch nach ihrer Markierung mit [131]Jod ihre Eigenschaften bei und lassen sich dann in vivo nachweisen. Über die Antigen-Antikörper-Reaktion können Primärtumor und Metastasen nachgewiesen werden.

Bisher stehen [131]J-markierte Antikörper gegen die Antigene CEA (chorioembryonales Antigen), CA 125 und CA 19-9 zur Verfügung und werden klinisch erprobt.

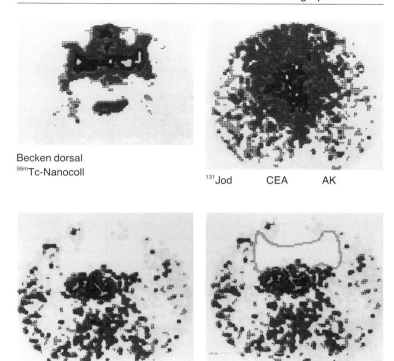

Becken dorsal
^{99m}Tc-Nanocoll

^{131}Jod   CEA   AK

Subtraktion

Abb. 20.1 Rektumkarzinomrezidiv.
Die Untersuchung mit ^{131}J-markierten CEA-Antikörpern zeigt bei einer 56jährigen Frau mit präsakraler Raumforderung nach Rektumamputation wegen Karzinoms eine diffuse Anreicherung (re. oben). Nach Subtraktion des ^{99m}Tc-Nanocoll-Bildes (li. oben) kommt auf den Subtraktionsaufnahmen (unten) die Anreicherung im Karzinomrezidiv gut zur Darstellung.

Bei der Verwendung von Antikörpern muß mit allergischen Reaktionen gerechnet werden.

Das noch nicht erreichte Ziel ist die Entwicklung direkter tumorspezifischer Antikörper, über die der Tumor und seine Metastasen spezifisch nachgewiesen und lokalisiert werden können.

Untersuchungstechnik

Diese ist bisher noch nicht standardisiert. Die In-vivo-Immunszinti-
graphie wurde bisher bei Patienten, die einen Anstieg der In-vitro-
Tumorantigene CEA und CA 19-9 aufwiesen, eingesetzt. Nach in-
travenöser Infusion über 30 Minuten können planare Aufnahmen
der Leber und des Abdomens angefertigt und mehrfach, bis zu 10
Tage nach der Infusion, wiederholt werden. Zur anatomischen
Orientierung wurden in Doppeltracertechnik gleichzeitig Leber-
Milz-Szintigramme oder Knochenszintigramme angefertigt.

Eine verbesserte Erkennung und Lokalisation ist durch SPECT
möglich. Diese wird als Doppelnukliduntersuchung am 4. bzw 6.
und 7. Tag nach der Injektion durchgeführt.

Klinische Anwendung

Die bisherige Untersuchungtechnik wird bei der Suche nach Metastasen oder Lokalrezidiven von **kolorektalen Tumoren** eingesetzt
(Abb. 20.**1**). Nach der Entwicklung weiterer tumorspezifischer Antikörper sind noch große Fortschritte der Methode möglich.

Lymphszintigraphie

Anatomie und Physiologie

Etwa 10% der im Bereich der Kapillaren abfiltrierten interstitiellen
Flüssigkeit wird nicht über das venöse System, sondern über das
Lymphsystem abtransportiert. Die Lymphe sammelt sich in den
Gewebspalten und gelangt von dort über die Lymphgefäße und
zwischengeschaltete Lymphknoten zurück ins venöse Blut.

Der Lymphabfluß spielt bei der Metastasierung eine Rolle, da
nicht nur über die Blut-, sondern auch über die Lymphgefäße Tu-
morzellen verschleppt werden können. Diese bleiben zum Teil in
den regionären Lymphknoten hängen und bilden dort Lymphkno-
tenmetastasen bevor es zu einer generalisierten Tumorausbreitung
kommt.

Radiopharmaka

Es werden mit ^{99m}Technetium markierte Kolloide interstitiell injiziert. Die Aktivität beträgt bis zu 111 MBq (3 mCi). Die Kolloide
reichern sich nach interstitieller Injektion in den regionalen Lymphknoten an.

Der Abtransport ist von der Molekülgröße abhängig, wobei größere Moleküle langsamer abtransportiert werden und sich stärker in den Lymphknoten anreichern.

Untersuchungstechnik

Zur Untersuchung des retroperitonealen Lymphabflusses erfolgt die Injektion zwischen der ersten und zweiten Zehe. Bei der Untersuchung der axillären Lymphbahnen wird am Handrücken und bei der Darstellung der parasternalen Lymphgefäße beidseits des Processus xiphoideus injiziert. Bei der Injektion ist darauf zu achten, daß nicht intravenös injiziert wird, da sich sonst die Untersuchung nicht auswerten läßt.

Die Aufnahmen erfolgen 2−3 Std. nach der Injektion. Die drainierenden Lymphbahnen und ihre Lymphknotenstationen werden dargestellt.

Klinische Anwendung

Im Gegensatz zur röntgenologischen Lymphographie läßt sich szintigraphisch die Binnenstruktur der Lymphknoten nicht beurteilen. Die Untersuchung wird zum Nachweis des Lymphabflussweges aus Tumoren (z. B. Melanom) sowie zur Untersuchung der Lymphknotenstationen (z. B. Mammakarzinom) eingesetzt. Bei Lymphknotenmetastasierung fehlt die Anreicherung in den befallenen Lymphknoten.

Begriffserklärungen

Absorption: Schwächung von Strahlen durch Streuung und Umwandlung der Energie

Abszeß: abgekapselte Eiteransammlung

Adenom: von Drüsengewebe ausgehende gutartige Geschwulst

Adenom, autonomes: Schilddrüsenadenom, das unabhängig von der Steuerung durch die Hypophyse Schilddrüsenhormon produziert

Äquivalentdosis: Produkt der Energiedosis mit dem Bewertungsfaktor q (Einheit: Sv)

Aerosol: vernebelte Flüßigkeit

Aktivität: [Bq, alt: Ci] Anzahl der Zerfallsereignisse pro Zeit

Albumin: wichtigste Bluteiweißgruppe

Allergie: Überempfindlichkeit

Alphastrahlen: radioaktives Zerfallsprodukt aus 2 Protonen und 2 Neutronen

Analog: Darstellung eines Parameters durch ein proportionales Signal

Anämie: Verminderung des Blutfarbstoffes bzw. der Erythrozyten (roten Blutkörperchen) im Blut

Ang-: Gefäß-

Angiographie: arterielle Gefäßdarstellung

Anode: positiv geladener Pol eines Stromkreises

Antigen: Substanz, die den Körper zur Bildung von Antikörpern anregt

Antikörper: vom Immunsystem des Organismus gebildetes Abwehreiweiß

Antineutrino: beim Beta-Minus-Zerfall entstehendes kurzlebiges Elementarteilchen

Aplasie: fehlende Ausbildung einer Organanlage

Applikation: Verabreichung von Medikamenten

Arthr-: Gelenk-

Arthritis: Gelenksentzündung

Arthrose: Gelenksverschleiß

Aspiration: 1. Ansaugen, 2. Einatmen

Assembler: spezielle Computersprache

Atom: kleinste auf chemischem Weg erzeugbare Einheit der Materie

Atresie: angeborener Verschluß eines Hohlorgans oder einer Körperöffnung

Au: chemisches Symbol für Gold – z. B. Isotop ^{195m}Au

Auger-Elektron: sekundär durch charakteristische Röntgenstrahlung aus der Atomhülle geschleudertes Elektron

Autonom: selbstständig, unabhängig

Autopeak: automatische Einregelung der Fensterlage einer Gammakamera auf den Energiegipfel eines Radionuklids

Axial: in Richtung der (Körper-)Achse

Basic: spezielle Computersprache

Becquerel: (Bq) Einheit des radioaktiven Zerfalls: 1 Zerfall pro Sekunde

Beta-Minus-Strahlung: radioaktive Zerfallsart, bei der negativ geladene Teilchen mit der Masse eines Elektrons aus dem Atomkern ausgestoßen werden.

Bilirubin: Gallenfarbstoff

Bolusinjektion: schnelle Injektion eines konzentrierten Radiopharmakons

Booten: Starten eines Computers

Bremsstrahlung: bei der Richtungsänderung geladener Elementarteilchen entstehende Röntgenstrahlung

Central processing unit (CPU): das „Gehirn" des Computers

Charakteristische Röntgenstrahlung: beim Bahnwechsel von Atomhüllenelektronen entstehende Röntgenstrahlung

Chelat: ringförmiges organisches Molekül mit zentraler Einbindung eines Metallatoms

Chondro-: Knorpel-

Clearance: Plasmavolumen, das in einer bestimmten Zeit von einer bestimmten Substanz gereinigt wird

Compton-Effekt: Wechselwirkung zwischen Photon und Atomhülle, bei der ein Elektron durch ein Photon aus der Atomhülle heraus geschleudert wird, wodurch das Atom ionisiert wird. Das Photon seinerseits ändert unter Energieverlust seine Richtung

Computer: programmierbares elektronisches Gerät, das Daten aufnehmen, verarbeiten und speichern kann

Computertomographie: Röntgenuntersuchung, bei der mit einem Computer Schichtbilder mit hoher Dichteauflösung errechnet werden

Curie: (Ci) alte Einheit für Radioaktivität (3,7 . 10^{10} Zerfallsereignisse pro Sekunde)

Dekontamination: Entfernung einer radioaktiven Verunreinigung
Detektor: Strahlennachweisgerät
Diaphyse: Schaft des Röhrenknochens
Diastole: Erschlaffungsphase des Herzmuskels
Digital: in Zahlen umgesetzte Informationen
Distal: vom Körper entfernter
Divertikel: Aussackung eines Hohlorgans
DMSA: Abkürzung für Di-Mercapto-Succinyl-Acid
Dosimeter: Dosismeßgerät
Dosis: 1. Menge eines Medikamentes, 2. die durch ionisierende Strahlung auf ein Volumen übertragene Energie
Drift: selbstständig eintretendes Abweichen des Szintillationsmeßgeräts (Gammakamera) von der vorgenommenen Geräteeinstellung
DTPA: Abkürzung für Diäthyl-Tetraamino-Penta-Acetat
Durchbruch: Auswaschen von nichterwünschten Radionukliden aus dem Radionuklidgenerator
Dynode: Sammelelektrode im Photomultiplier
Dysplasie: Fehlbildung

Effektiver renaler Plasma-Fluß (ERPF): Clearance durch glomeruläre Filtration und tubuläre Sekretion
Ejektionsfraktion (EF): Blutmenge, die in der Systole aus dem Herzen ausgeworfen wird
EKG-Triggerung: Impulssteuerung durch das EKG
Elektrokardiogramm (EKG): Aufzeichnung der Herzstromkurve
Elektromagnetische Welle: materiefreie Strahlung, bei der elektrische und magnetische Felder kontinuierlich ineinander übergehen, aus einzelnen Energiequanten zusammengesetzt
Elektron: einfach negativ geladenes Elementarteilchen der Atomhülle mit einer Masse von $9,1 \cdot 10^{-28}$ g
Elektroneneinfang: radioaktive Zerfallsart, bei der ein Hüllenelektron in den Atomkern aufgenommen wird und sekundär charakteristische Röntgenstrahlung entsteht
Elektronenvolt (eV): Bewegungsenergie, die einem Elektron in einem Spannungsfeld von 1 Volt zugeführt wird
Element: reine Substanz, die nur aus einer Art von Atomen besteht und chemisch nicht weiter zerlegt werden kann
Elution: Auswaschen von Radioaktivität aus einem Radionuklidgenerator
Embolie: Verschleppung von Fremdmaterial (z. B. Thrombus) durch den Blutstrom
Emission: Aussendung von ionisierender Strahlung und Licht
Endokrine Drüsen: Drüsen, die ihre Sekrete (Hormone) direkt an die Blutbahn abgeben

Energiedosis: durch Strahlung in Materie übertragene Energie, bezogen auf deren Masse (Einheit: Gy)
Epiphyse: Gelenkende eines Röhrenknochens
Exophthalmus: Hervordrängen des Augapfels
Exposition: Produkt aus Bestrahlungs-(Belichtungs-)stärke und deren Dauer

F: chemisches Symbol für Fluor – z. B. Isotop ^{18}F
Fe: chemisches Symbol für Eisen – z. B. Isotop ^{52}Fe
Fenster: obere und untere Begrenzung der Strahlenenergie, die vom Pulshöhenanalysator eines Szintillationsmeßgerätes aufgezeichnet wird
Fibrinogen: Blutgerinnungsfaktor
Fibro-: Bindegewebs-
Floppy Disk: kleines flexibles magnetisches Datenspeichermedium
Fluoreszenz: sofortige Lichtabgabe nach Bestrahlung
Fokal noduläre Hyperplasie (FNH): gutartiger Lebertumor
Fortran: spezielle Computersprache
Fraktur: (Knochen-)Bruch

Ga: chemisches Symbol für Gallium – z. B. Isotope ^{67}Ga und ^{72}Ga
Gain: Verstärkung
Gammastrahlung: radioaktiver Zerfall durch Aussendung von Photonen
Gaster: lat.: Magen
Generator: Gerät (meist Chromatographiesäule) in dem eine radioaktive Tochtersubstanz von ihrer radioaktiven Muttersubstanz getrennt werden kann
Glandula: Drüse
Glomeruläre Filtrationsrate (GFR): Blutclearance durch die Nierenfilterleistung
Glomerulum: aus Gefäßschlingen bestehendes Nierenfilter
Gray (Gy): Einheit der Energiedosis einer ionisierenden Strahlung, die der Absorption von 1J pro kg entspricht

Häm-: Blut-
Hämangiom: gutartige Blutgefäßgeschwulst
Halbwertszeit, physikalische: Zeit, in der eine radioaktive Substanz zur Hälfte zerfallen ist
– biologische: .. zur Hälfte ausgeschieden ist
– effektive: .. nur noch zur Hälfte im Körper nachweisbar ist
Hardware: alle Geräteteile eines Computers
Hepat-: gr. Leber
Hepatitis: Leberentzündung
Hepatomegalie: Lebervergrößerung

Homogenität: Fähigkeit der Gammakamera, Quanten mit derselben Empfindlichkeit an allen Orten des Kamerakristalls abzubilden
Hyper-: Mehr-, Über-
Hyperämie: Blutfülle
Hyperparathyreoidismus: Nebenschilddrüsenüberfunktion
Hyperthyreose: Schilddrüsenüberfunktion
Hypertonie: Bluthochdruck
Hypertrophie: durch Mehrbeanspruchung bedingte Volumenzunahme
Hypo-: Unter-
Hypothyreose: Schilddrüsenunterfunktion

IDA: Abkürzung für Iminodiacetat
Ikterus: Gelbsucht
Impuls: Signal
In: chemisches Symbol für Indium – Isotope z. B. ^{111}In und ^{113m}In
Indikation: Grund zur Durchführung einer Untersuchung oder Behandlung
Infarkt: durch Blutleere abgestorbener und sekundär veränderter Gewebsbezirk
Injektion: Einspritzung
Inkorporation: (ungewollte) Aufnahme radioaktiver Stoffe durch Nahrung, Luft oder Haut
Innere Konversion: Vorgang, bei dem ein Gammaquant innerhalb eines Atoms seine Energie auf ein Hüllenatom überträgt
Insuffizienz: (Organ-)Schwäche
Interaktion: Wechselwirkung
Interstitiell: im Organzwischenraum, der Bindegewebe, Nerven und Gefäße enthält, gelegen
Intrathekal: innerhalb des Liquorraumes
In vitro: außerhalb des Organismus
In vivo: innerhalb des Organismus
Ion: elektrisch geladenes Atom oder Molekül
Ionendosis: Quotient aus der in Materie durch ionisierende Strahlung erzeugten Ladungsmenge Q und dem Volumen der Materie
Ionisation: Veränderung der Ladung eines elektrisch neutralen Atoms oder Moleküls durch Entzug oder Zufuhr von Elektronen
Ischämie: Blutleere
Isobare: Nuklide mit der gleichen Summe von Neutronen und Protonen
Isomere: Nuklide mit gleicher Anzahl von Neutronen und Protonen, die sich nur durch den Energiegehalt des Atomkernes unterscheiden
Isotone: Nuklide mit derselbe Anzahl von Neutronen, aber unterschiedlich vielen Protonen

Isotope: Nuklide mit gleicher Anzahl von Protonen, aber unterschiedlicher Anzahl von Neutronen

-itis: -entzündung

J: chemisches Symbol für Jod – z. B. Isotope ^{123}J und ^{131}J

Kalibrierung: auf einen Standard beziehen

Karzinom: bösartiger Tumor, der vom Epithelgewebe (Zellen der Haut oder Schleimhäute) abstammt

Katheter: Sonde

Kathode: negativ geladener Pol eines Stromkreises

Kernfusion: Verschmelzung von Atomkernen

Kernladungszahl: Anzahl der Protonen im Atomkern

Kernreaktion: künstliche oder natürliche Umwandlung des Atomkerns

Kernspaltung: künstliche Spaltung des Atomkerns

Kit: Fläschchen mit fertiger Trockensubstanz eines Radiopharmakons

Kollagenose: Gruppe von autoimmun bedingten Bindegewebserkrankungen

Kollimator: Bleiblende zur Ausblendung von Streustrahlung

Komplex: chemische Verbindung mehrerer Makromoleküle zu einer Funktionseinheit

Kontamination: radioaktive Verunreinigung

Kontraindikation: Grund, eine Untersuchung oder Behandlung nicht durchzuführen

Kontraktion: Zusammenziehen (eines Hohlorgans oder eines Muskels)

Kontrollbereich: Arbeitsbereich, in dem 3/10 der gesetzlich festgelegten Strahlengrenzwerte innerhalb einer 40-Stunden-Woche überschritten werden können

Koronar: In Richtung der Koronarnaht des Schädels

Kr: chemisches Symbol für Krypton – z. B. Isotop ^{81m}Kr

Leukämie: bösartige Bluterkrankung

Linearität: Maß für die ortsgetreue Wiedergabe von Aktivitätsverteilungen

Liquor cerebrospinalis: Gehirn-/Rückenmarksflüßigkeit

Lumbal: Lenden-

Luminiszenz: Lichtabgabe nach Bestrahlung

Lymphödem: Schwellung durch Verlegung des Lymphabflusses

Lymphographie: Lymphgefäßdarstellung

Lymphom: Lymphknotenvergrößerung

MAG: Abkürzung für Mercapto-Succinyl-Acid

Magnetresonanztomographie (MRT, MRI, NMR): schichtbildgebendes Verfahren, bei dem die magnetischen Eigenschaften des Atomkerns zur Bildgebung ausgenutzt werden

Mamma: Brustdrüse

Mandrin: Führungsstab eines Katheters

Massenzahl: Summe der Protonen und Neutronen im Atomkern

Matrix: Anzahl und Anordnung von Bildpunkten

Melanom, malignes: bösartiger pigmentbildender Hauttumor

Meson: kurzlebige instabile Elementarteilchen

Metaphyse: Teil des Röhrenknochens zwischen Epi- und Diaphyse

Metastase: Tochtergeschwulst eines bösartigen Tumors

Molekül: 2 oder mehrere chemisch miteinander verbundene Atome

Monochromatisch: elektromagnetische Welle mit nur einer Frequenz

Monokristallkamera: Gammakamera mit einem Kristall

Morbus: Krankheit

Morbus Basedow: Durch Autoantikörper verursachte diffuse Hyperthyreose

Morbus Paget: gutartige Knochenerkrankung

MUGA-Untersuchung: engl.: multi gated acquisition – Herzblutpooluntersuchung

Multikristallkamera: Gammakamera mit vielen Kristallen

Mutternuklid: radioaktive Ausgangssubstanz eines Radionuklids

Myositis ossificans: mit Verkalkungen einhergehende Muskelentzündung

Negatron: Beta-Minus-Teilchen

Nekrose: örtlich begrenzter Gewebstod im lebenden Organismus

Neuroblastom: bösartiger kindlicher, von Nervenzellen abstammender Tumor

Neutrino: kurzlebiges, beim Positronenzerfall entstehendes Elementarteilchen

Neutron: elektrisch neutrales Atomkernteilchen mit der Masse 1

Nuklid: spezieller Atomkern

Obstruktion: Verschluß oder Verstopfung eines Hohlorganes

Ödem: Wasseransammlung im Gewebe

Optische Platte: Datenspeichermedium

-oid: -ähnlich

-om: -tumor

Osteo-: Knochen-

Osteomyelitis: Knochenmarksentzündung

Osteosynthese: operative Zusammensetzung von Knochenbrüchen

Oszilloskop: elektronisches Bilderzeugungsgerät

Paarbildung: Entstehung eines Positrons und eines Negatrons durch hochenergetische Photonen

Pankreas: Bauchspeicheldrüse

Parenchym: spezifische Zellen eines Organs

Parotis: Ohrspeicheldrüse

Peak: Gipfel

Perchlorat: Medikament zur Schilddrüsenblockade

Perfusion: Durchblutung

Periodisches System: stellt die Beziehung der chemischen Elemente zueinander dar

Periost: Knochenhaut

Peritoneum: Bauchfell

Peripher: außen

PET: s. Positronen-Emissions-Computertomographie

Phäochromozytom: hormonaktiver Tumor des Nebennierenmarkes

Phagozyten: Freßzellen

Pharmakon: Arzneimittel

Pharmakokinetik: Aufnahme, Verteilung und Ausscheidung von Arzneimitteln

Phlebo-: Venen-

Phlebographie: Venendarstellung

Phosphoreszenz: länger andauernde Lichtabgabe nach Bestrahlung

Photoelektrischer Effekt: Wechselwirkung zwischen Photon und Atomhülle, bei der das Photon seine gesamte Energie auf ein Elektron in der Atomhülle überträgt. Dieses wird aus der Atomhülle geschleudert und das Atom dadurch ionisiert.

Photomultiplier: Bauteil eines Szintillationsmeßgerätes

Photon: Quant der elektromagnetischen Strahlung

Pinhole-Kollimator: Kollimator mit einer Öffnung für Vergrößerungsaufnahmen

Pixel: Bildelement

Pleura: Rippenfell

Positron: positiv geladenes Elementarteilchen mit der Masse eines Elektrons

Positronen-Emissions-Computertomographie (PET): nuklearmedizinisches Schichtbildverfahren durch Nachweis von Positronenstrahlern

Psoriasis: Schuppenflechte (Hauterkrankung)

Programm: komplette Reihe von Befehlen und Routinen zur Lösung eines Problems durch den Computer

Proton: positiv geladener Atomkernbestandteil mit der Masse eines Neutrons

Proximal: körpernah

Pulshöhenanalysator: elektronisches Bauteil eines Szintillationsmeßgeräts

Punktion: Einstich
PyP: Abkürzung für Pyrophosphat

Quant: kleinster Energiebetrag einer Strahlung

Radiation absorbed dose (rad): alte Einheit der Energiedosis (1 rad = 1 cGy)
Radioaktivität: Eigenschaft bestimmter Nuklide, unter Aussendung von Strahlung zu zerfallen
Radionuklid: radioaktives Nuklid
Radionuklidgenerator: s. Generator
Radiopharmakon: radioaktives Arzneimittel
Reaktor: Einrichtung, in der Kernreaktionen kontrolliert ablaufen können
Reflux: Rückfluß
Region of interest (ROI): zu untersuchender Teil eines Bildes bzw. eines Datenfeldes
Rekombination: im Gasdetektor stattfindende Wiedervereingung von Ionen
Rekonstruktion: Bildberechnung aus vorhandenen Bilddaten
rem (Radiation equivalent man): alte Einheit der Äquivalentdosis
Retikuloendotheliales System (RES): funktionelle Einheit der Speicher- und Immunzellen des Organismus in Leber, Milz und Knochenmark und Lymphknoten
Röntgen (R): alte Einheit der Ionendosis
Röntgenstrahlung: in der Atomhülle entstehende elektromagnetische Strahlung

Sagittal: in Richtung der Pfeilnaht des Schädels
Sarkom: bösartiger aus Mesenchymzellen abstammender Tumor
Sekretion: Ausscheidung (von Drüsen)
Sensitivität: Empfindlichkeit
Sequenzszintigraphie: Szintigraphie, bei der in schneller Folge Aufnahmen in einer Gammakameraposition gemacht werden
Shunt: Kurzschlußverbindung
Slanthole-Kollimator: Kollimator mit schrägen Löchern (zur Herzdiagnostik)
Software: Gesamtheit der Computerprogramme und Daten
Sonographie: bildgebendes Verfahren durch Echos von Schallwellen
SPECT (Single-Photon-Emissions-Computertomographie): nuklearmedizinisches Schichtbildverfahren, bei dem ein Computer aus Daten eines Szintillationsdetektorsystems Bilder in anderen Ebenen rekonstruiert
Spezifische Ionisation: Energieabsorption ionisierender Strahlung,

die durch die Anzahl der gebildeten Ionen pro Wegstrecke gekennzeichnet wird

Spezifität: Genauigkeit

Splenomegalie: Milzvergrößerung

Sr: chemisches Symbol für Strontium – z. B. Isotope ^{85}Sr und ^{87m}Sr

Stenose: Verengung (eines Gefäßes oder Hohlorganes)

Struma: Schilddrüsenvergrößerung

Sublingualis: Zungenspeicheldrüse

Submandibularis: Unterkieferspeicheldrüse

Systole: Zusammenziehen des Herzmuskels

Szintillation: durch Strahlung in fluoreszierenden Stoffen hervorge-
rufener Lichtblitz

Tc: chemisches Symbol für Technetium – z. B. Isotop ^{99m}Tc

Thermoluminiszenz: Eigenschaft bestimmter Kristalle, nach Erwärmen durch Strahlung zugeführte Energie als Lichtblitz freizuset-
zen

Thrombus: Blutgerinnsel

Thyroidea: Schilddrüse

Tl: chemisches Symbol für Thallium – z. B. Isotop ^{201}Tl

Tochternuklid: radioaktives Zerfallsprodukt

Tomographie: Schichtbildverfahren

Torsion: Drehung

Totalendoprothese (TEP): kompletter Gelenkersatz durch eine
Prothese

Totzeit: Zeit, in der ein Meßgerät keine Impulse registrieren kann

Toxisch: giftig

Tracer: radioaktive Markierungssubstanz

Tubulus: Nierenkanälchen

Überwachungsbereich: Arbeitsbereich, in dem Personen bei dauerndem Aufenthalt 1/10 der gesetzlich festgelegten Grenzdosen
erhalten können

Ultraschall: Schallwellen mit einer Frequenz > 20 000 Hz (20 kHz)

Ureter: Harnleiter

Urethra: Harnröhre

Ventilation: Belüftung

Ventrikel: Kammer

Vernichtungsstrahlung: bei der Vernichtung von einem Positron
und einem Negatron auftretende hochenergetische Photonen

Winchesterplatte: leistungsfähiges magnetisches Datenspeichermedium

Xe: chemisches Symbol für Xenon – Isotope z. B. ^{127}Xe und ^{133}Xe

Zirrhose: bindegewebige, knotige Umwandlung eines Organs (Leber)

Zyklotron: Kreisbeschleuniger für Elementarteilchen, der zur Erzeugung von Radionukliden eingesetzt wird

Zyste: ein- oder mehrkammriger flüßigkeitsgefüllter Hohlraum

Multiple-choice-Fragen

1. Für das Atom gilt:
   a Es ist unteilbar.
   b Es besteht aus Elektronen und Photonen.
   c Es besteht aus verschiedenen Molekülen.
   d Alle Antworten sind richtig
   e Alle Antworten sind falsch.

2. Das Heliumatom
   a ist das einfachste Atom.
   b hat zwei Protonen und zwei Neutronen im Atomkern.
   c hat ein Elektron in der Atomhülle.
   d hat einen einfach positiv geladenen Atomkern.
   e hat einen zweifach negativ geladenen Atomkern.

3. Das Neutron
   a hat die Masse eines Elektrons.
   b hat die entgegengesetzte Ladung eines Protons.
   c hat die Masse eines Positrons.
   d hat keine elektrische Ladung.
   e hat eine negative Ladung.

4. Isotope
   a haben verschiedene chemische Eigenschaften.
   b haben dieselben physikalischen Eigenschaften.
   c haben ein unterschiedliches Atomgewicht.
   d haben gleichviel Neutronen.
   e haben unterschiedliche Anzahl von Elektronen.

5. ^{99m}Technetium
   a ist ein Isomer.
   b ist ein Isotop von Molybdän.
   c hat eine Gammaenergie von 180 keV.
   d reichert sich bevorzugt im Knochen an.
   e Alle Antworten sind falsch.

6. Atomschalen
   a befinden sich im Atomkern.
   b müssen vor Verwendung des Nuklids entfernt werden.
   c sind Aufenthaltsräume von Elektronen in der Atomhülle.
   d werden durch Positronen unterschiedlicher Energie besetzt.
   e enthalten Elektronen mit denselben Quantenzahlen.

7. Radioaktive Strahlung
   a stammt aus der Atomhülle.
   b wurde von Röntgen entdeckt.
   c entsteht beim Zerfall stabiler Atomkerne.
   d ist elektrisch immer neutral.
   e ist weder chemisch noch physikalisch beeinflußbar.

8. Alphastrahlen
   a entstehen beim Zerfall leichter Atome.
   b sind elektrisch negativ geladen.
   c haben keine Masse.
   d werden bevorzugt in der nuklearmedizinischen Diagnostik verwendet.
   e bestehen aus zwei Protonen und zwei Neutronen.

9. Betastrahlen
   a sind elektrisch neutral.
   b entsprechen in ihrer Masse Elektronen.
   c stammen aus der Atomhülle.
   d führen zu keiner nennenswerten Strahlenbelastung.
   e haben als Positronen eine lange Halbwertszeit.

10. Gammastrahlen
    a haben ein kontinuierliches Energiespektrum.
    b sind negativ geladen.
    c haben die Masse eines Elektrons.
    d werden u. a. durch Isomere emittiert.
    e kommen nur bei der Vernichtungsstrahlung vor.

11. Linienspektren finden sich bei
    a Alphastahlern.
    b Beta-Minus-Strahlern.
    c Beta-Plus-Strahlern.
    d Deltastrahlern.
    e Gammastrahlern.

12. Die physikalische Halbwertszeit
    a gibt die Zeit an, nach der das Isotop die Hälfte wert ist.
    b gibt an, nach wieviel Tagen die Substanz zerfallen ist.
    c gibt an, in welcher Wertigkeit das Radionuklid vorliegt.
    d gibt an, welchen Wert die Muttersubstanz hat.
    e gibt an, nach welcher Zeit nur noch die Hälfte der Aktivität vorhanden ist.

13. Der Elektroneneinfang
    a führt zum Auftreten charakteristischer Röntgenstrahlung.
    b läßt sich durch Temperaturerhöhung beschleunigen.
    c kommt bei instabilen Atomen mit Neutronenüberschuß vor.
    d führt zum Auftreten von Vernichtungsstrahlung in der Atomhülle.
    e ist die Zerfallsart des ^{99m}Technetium.

14. Die innere Konversion
    a führt zum Auftreten charakteristischer Röntgenstrahlung.
    b entsteht durch Gammastrahlung.
    c führt zum Herausschleudern eines Elektrons aus der Atomhülle.
    d Alle Antworten sind richtig.
    e Alle Antworten sind falsch.

15. Das Auger-Elektron
    a stammt aus dem Atomkern.
    b entsteht bei der inneren Konversion durch ein sekundäres Röntgenquant.
    c entsteht bei der Paarbildung durch Vernichtungsstrahlung.
    d ist positiv geladen.
    e hat die Masse eines Neutrons.

16. Der photoelektrische Effekt
    a führt zum Herausschleudern eines Positrons.
    b führt nicht zu charakteristischer Röntgenstrahlung.
    c führt zur Ionisierung des getroffenen Atoms.
    d führt zur Ablenkung und zum Energieverlust des Gammaquants.
    e kann nicht zum Auftreten von Auger-Elektronen führen.

17. Der Compton-Effekt
    a führt zur Bildung eines Positrons und eines Negatrons.
    b spielt sich im Atomkern ab.
    c führt nicht zur Ionisation.
    d spielt sich im elektromagnetischen Feld des Atomkernes ab.
    e führt zur Richtungsänderung des einfallenden Photons und
      zum Verlust eines Hüllenelektrons.

18. Radiopharmaka
    a werden nur aus natürlichen radioaktiven Elementen herge-
      stellt.
    b führen im Vergleich mit Röntgenkontrastmitteln oft zu aller-
      gischen Reaktionen.
    c sind Isotope.
    d werden bevorzugt mit Betastrahlern markiert.
    e Alle Antworten sind falsch.

19. Ein Radionuklid-Generator
    a wird zur Erzeugung von Strom verwendet.
    b ist ein anderes Wort für ein Kernkraftwerk.
    c muß täglich ausgewaschen werden, um die Radiopharmaka
      steril zu halten.
    d muß sich nach dem Eluieren erst wieder regenerieren.
    e kann beliebig oft eluiert werden.

20. Gasdetektoren
    a werden heute nicht mehr verwendet.
    b enthalten ein NaJ-Kristall.
    c können zur Kontaminationsmessung verwendet werden.
    d heißen mit dem Überbegriff Geiger-Müller-Zähler.
    e werden in der Gammakamera verwendet.

21. Beim Szintillationskristall
    a führt jedes einfallende Photon zu einem Lichtblitz.
    b ist die Lichtintensität von der Energie des einfallenden Pho-
      tons abhängig.
    c darf keine Verunreinigung (z. B. mit Thallium) vorkommen.
    d muß man das Fenster öffnen, um Neutronen einzufangen.
    e führt eingelagerte Feuchtigkeit zur Verbesserung der Eigen-
      schaften.

22. Photomultiplier
    a wurden nur beim Scanner angewandt.
    b benötigen normale Netzspannung.
    c sind hinter dem Kollimator angebracht.
    d sind über eine Photokathode mit dem Kristall gekoppelt.
    e sind sehr unempfindlich.

23. Das Fenster
    a erlaubt die Wartung der Gammakamera.
    b wird für die Untersuchung des Patienten möglichst weit geöffnet.
    c wird auf den Hauptenergiepeak des Radionuklids kalibriert.
    d muß beim Wechsel des Kollimators geschlossen werden.
    e muß jährlich einmal vom TÜV kontrolliert werden.

24. Die Monokristallkamera
    a wird nur in wenigen Zentren verwendet.
    b wird stets ohne Kollimator verwendet.
    c ist der Multikristallkamera in der Ortsauflösung überlegen.
    d ist der Multikristallkamera in der zeitlichen Auflösung überlegen.
    e hat ein Lichtleiternetz, das die einzelnen Photomultiplier verbindet.

25. Der Pulshöhenanalysator
    a mißt den Puls des Patienten bei Herzuntersuchungen.
    b wird zur Eingrenzung der zu untersuchenden Photonenenergie eingesetzt.
    c mißt den x- und y-Puls.
    d ist durch das Fenster der Gammakamera zu sehen.
    e gibt die maximale Impulszahl pro Bild an.

26. SPECT
    a wird mit Positronenstrahlern durchgeführt.
    b kann nur mit dem Pinhole-Kollimator verwendet werden.
    c verkürzt die Aufnahmezeiten erheblich.
    d eignet sich besonders für dynamische Herzuntersuchungen.
    e erlaubt die Rekonstruktion der Bilddaten in axialer, koronarer oder sagittaler Ebene.

27. **Beim SPECT**
    a ist eine Doppelkopfkamera notwendig.
    b wird der Patient stärker strahlenbelastet als bei planaren Aufnahmen.
    c muß ein Zyklotron in der Nähe sein.
    d werden primär planare Aufnahmen in definierten Winkelstellungen des Computers angefertigt.
    e ist eine besondere Qualitätskontrolle zur Bestimmung des Rotationszentrums der Kamera erforderlich.

28. **Die Matrix**
    a ist ein festes Metallgitter in der Kamera.
    b ist die Gitterweite des Kollimators.
    c läßt sich nach der Aufnahme des Bildes nicht mehr vergößern.
    d -verkleinerung führt zur Vergrößerung des Bildes.
    e -vergrößerung führt zur Reduktion der Rechenzeit.

29. **Die Strahlenexposition des medizinischen Personals**
    a darf im Jahresmittel höchstens 500 rad betragen.
    b ist vernachlässigbar.
    c kommt nur durch Bestrahlung von außen zustande.
    d kann durch Essen und Trinken im Kontrollbereich nicht verursacht werden.
    e muß durch Personendosimeter überwacht werden.

30. **Zum Strahlenschutz des Patienten**
    a wird vor der Schilddrüsenszintigraphie mit ^{123}J Pertechnetat verabreicht.
    b werden Gummihandschuhe verwendet.
    c sollte dieser bei nierengängigen Radiopharmaka wenig trinken.
    d müssen zur Untersuchung Bleischürzen angelegt werden.
    e wird zur Schilddrüsenszintigraphie ^{131}Jod nicht mehr verwendet.

31. **Die Dekontamination**
    a ist nur in Atomkraftwerken nötig.
    b ist die Verunreinigung mit radioaktivem Material.
    c ist die Verunreinigung eines Nuklids mit anderen Nukliden.
    d ist die Beseitigung von strahlendem Material.
    e ist mit Entfernung des strahlenden Materials beendet.

32. Eine Vorbereitung des Patienten
   a ist bei nuklearmedizinischen Untersuchungen nicht notwendig.
   b ist nur bei Schilddrüsenuntersuchungen erforderlich.
   c beinhaltet den Ausschluß einer Schwangerschaft bei Frauen.
   d ist bei Kindern nicht erforderlich.
   e sollte nicht stattfinden, damit der Patient keine Angst vor der radioaktiven Strahlung bekommt.

33. Zur nuklearmedizinischen Untersuchung
   a muß der Patient in jedem Fall nüchtern sein.
   b sind vorher angefertigte Röntgenaufnahmen mitzubringen.
   c muß der Patient vital gefährdet sein.
   d braucht die Indikation nicht bekannt sein.
   e ist kein Arzt erforderlich.

34. Bei der Untersuchung von Kindern
   a muß diesen vor der Untersuchung die Spritze gezeigt werden.
   b muß während der Untersuchung in jedem Fall die Mutter anwesend sein.
   c muß die Dosis des Radionuklids nicht reduziert werden.
   d sind Schreien und hartes Zupacken notwendig, um Ruhe zu schaffen.
   e ist eine reichliche Flüssigkeitszufuhr und eine häufige Blasenentleerung besonders wichtig.

35. Zur Skelettszintigraphie
   a wird Technetium verwendet.
   b wird ^{72}Gallium verwendet.
   c wird ^{99m}Tc-MDP verwendet.
   d wird ^{99m}Tc-DTPA verwendet.
   e wird ^{99m}Tc-MRP verwendet.

36. Die Skelettszintigraphie
   a ersetzt die Röntgenuntersuchung.
   b wird bei Kindern nicht durchgeführt.
   c ist weniger empfindlich als die Röntgenuntersuchung.
   d ergibt keine Informationen über die Blase.
   e gibt Zusatzinformationen über die Nieren.

37. Das Skelettszintigramm
   a wird mit dem rektilinearen Scanner aufgezeichnet.
   b wird zur Abklärung eines lokalisierten Knochenprozesses als Drei-Phasen-Untersuchung durchgeführt.
   c wird nach einem Leukozytenszintigramm angefertigt.
   d zeigt bei Entzündungen in jedem Fall eine Mehranreicherung.
   e zeigt bei Metastasen meist eine Minderanreicherung.

38. Die Anreicherung im Skelettszintigramm ist
   a beim gutartigen Tumor immer gering.
   b beim bösartigen Tumor immer vermehrt.
   c ist bei gutartigen und bösartigen Tumoren unterschiedlich.
   d läßt zwischen Entzündung und Tumor unterscheiden.
   e ist u. a. von der Durchblutung der Läsion abhängig.

39. Die Knochenmarkszintigraphie
   a wird mit ^{59}Eisen durchgeführt.
   b ersetzt die Knochenszintigraphie.
   c zeigt das blutbildende Knochenmark.
   d läßt auch Milz und Leber beurteilen.
   e wird mit ^{99m}Tc-Phosphonat-Verbindungen durchgeführt.

40. ^{67}Ga-Citrat
   a wird zum Nachweis von Entzündungsherden eingesetzt.
   b ist durch die ^{72}Gallium-Szintigraphie überholt.
   c wird im Generator hergestellt.
   d hat eine HWZ von 6 Stunden.
   e wird mit einem Niederenergiekollimator durchgeführt.

41. ^{67}Ga-Citrat
   a wird über die Nieren ausgeschieden.
   b reichert sich nicht im Knochen an.
   c darf nicht im Stuhl nachzuweisen sein.
   d reichert sich nicht in Tumoren an.
   e wird vor dem Knochenszintigramm gespritzt.

42. Die Leukozytenszintigraphie
   a hat ^{67}Gallium bei der Hodgkin-Diagnostik ersetzt.
   b macht ein Knochenszintigramm überflüssig.
   c führt zu einer Anreicherung in der Leber.
   d führt nicht zu einer Anreicherung in der Milz.
   e führt zu einer Anreicherung in den Nieren.

43. Die Leber
   a läßt sich nur mit ^{99m}Tc-S-Kolloid darstellen.
   b ist im ^{99m}Tc-IDA-Szintigramm nicht zu erkennen.
   c nimmt ^{99m}Tc-S-Kolloid in den Leberzellen auf.
   d nimmt ^{99m}Tc-IDA in den Kupfferschen Sternzellen auf.
   e scheidet ^{99m}Tc-S-Kolloid nicht in die Gallenwege aus.

44. Bei der Leberszintigraphie
   a muß der Patient nüchtern sein.
   b wird ^{99m}Tc-S-Kolloid verwendet.
   c soll der Patient viel trinken.
   d braucht der Patient nicht die Blase zu entleeren.
   e kommt die Milz nicht zur Darstellung.

45. Die hepatobiliäre Szintigraphie
   a wird mit ^{99m}Tc-S-Kolloid durchgeführt.
   b braucht keine Patientenvorbereitung.
   c ist vom Bilirubinspiegel des Patienten abhängig.
   d hat ein hohes Kontrastmittelrisiko.
   e läßt sich nicht zum Nachweis der fokal nodulären Hyperplasie einsetzen.

46. Bei der Speicheldrüsenszintigraphie
   a kann die Funktion der Speicheldrüsen beurteilt werden.
   b wird mit ^{99m}Tc-MDP durchgeführt.
   c führt nicht zu einer Anreicherung im Magen.
   d kann man sich nicht durch Urin kontaminieren.
   e können keine Kontaminationen durch Speichel vorkommen.

47. Untersuchungen des gastroösophagealen Refluxes
   a werden nur mit Röntgenkontrastmittel durchgeführt.
   b können bei der Verwendung von Nukliden zum Lungenödem führen.
   c sind innerhalb von 10 Minuten beendet.
   d lassen eine Beurteilung der Ösophagusperistaltik zu.
   e sind bei der Achalasie kontraindiziert.

48. Die Magenschleimhautszintigraphie
   a zeigt immer eine Anreicherung in einem Meckelschen Divertikel.
   b ist beim Barrett-Ösophagus negativ.
   c führt zu einer Anreicherung in den Speicheldrüsen.
   d darf erst nach Vorbereitung mit Perchlorat durchgeführt werden.
   e zeigt nur Magenschleimhaut, aber keine aktiven Blutungen.

49. Bei der Magenschleimhautszintigraphie
    a muß der Patient vor der Untersuchung die Harnblase entleeren.
    b sind nur ventrale Aufnahmen erforderlich.
    c kommt der Ureter nicht zur Darstellung.
    d sollte eine Magendarmpassage innerhalb der letzten 24 Stunden durchgeführt worden sein.
    e kommen keine Kontamination durch Speichel vor.

50. Zum Blutungsquellennachweis
    a werden ^{99m}Tc-markierte Leukozyten verwendet.
    b ist die In-vivo-Markierung der In-vitro-Markierung überlegen.
    c ist ^{99m}Tc-SC nicht zu verwenden.
    d sollte eine Bariumuntersuchung vor nuklearmedizinischen Untersuchungen durchgeführt werden.
    e ist die ^{99m}Tc-SC-Untersuchung in der Blutungsphase anderen nuklearmedizinischen Verfahren überlegen.

51. Zur Lungenperfusionsszintigraphie
    a werden keine aktuellen Röntgenaufnahmen des Thorax benötigt.
    b werden nur radioaktive Gase verwendet.
    c muß der Patient aufrecht stehen.
    d muß der Patient nüchtern sein.
    e muß eine ärztlich unterschriebene Anforderung mit klinischen Angaben und Fragestellung vorliegen.

52. Bei der Lungenperfusionsszintigraphie
    a kann es zu Überempfindlichkeitsreaktionen gegen das Radiopharmakon kommen.
    b entspricht ein Perfusionsausfall einer Lungenembolie.
    c sind Mehranreicherungen bei einer Pneumonie zu erkennen.
    d führt eine verminderte Belüftung zu einer vermehrten Anreicherung.
    e kann es nicht zu einer Anreicherung im Gehirn und den Nieren kommen.

53. Bei der Lungenventilationsszintigraphie
   a wird bevorzugt ^{133}Xenon verwendet.
   b ist bei ^{81m}Krypton wegen der langen HWZ eine spezielle Abklinganlage erforderlich.
   c wird die Auswaschphase von Aerosolen aus den Alveolen untersucht.
   d kann man die Ventilationsstörungen bei einer chronischen Bronchitis nicht nachweisen.
   e kann es bei Verwendung von Aerosolen zu einem Verschlukken von Aktivität kommen.

54. Das Herz
   a kann nuklearmedizinisch nur an einer Multikristallkamera untersucht werden.
   b darf nur mit ^{99m}Tc-markierten Verbindungen untersucht werden.
   c zeigt mit seiner Spitze normalerweise nach rechts unten.
   d liegt im Thorax rechts unten.
   e ist durch das Septum in das rechte und linke Herz unterteilt.

55. Bei der Myokardszintigraphie
   a wird ^{99m}Tc-PyP verwendet.
   b zeigt der Infarkt eine Mehranreicherung.
   c zeigt nur der Infarkt eine Minderanreicherung.
   d muß eine Multikristallkamera verwendet werden.
   e muß bei Belastungsuntersuchungen ein Arzt anwesend sein.

56. Bei der Myokardinfarktszintigraphie
   a zeigt der Infarkt eine Minderanreicherung.
   b zeigt nur der Infarkt eine Mehranreicherung.
   c muß ein EKG-Trigger vorhanden sein.
   d kommt es zur Ausscheidung der Substanz durch den Urin.
   e kommt es zu Artefakten durch die Anreicherung im Magen.

57. Die First-pass-Untersuchung
   a kann zur Quantifizierung von Links-rechts-Shunts eingesetzt werden.
   b erfordert einen EKG-Trigger.
   c kann nicht als Belastungsuntersuchung durchgeführt werden.
   d wird in LAO-Projektion durchgeführt.
   e wird am besten mit langlebigen Radionukliden (z. B. ^{185}Au) durchgeführt.

58. Bei der MUGA-Untersuchung
    a werden am besten in vitro ^{99m}Tc-markierte Thrombozyten eingesetzt.
    b ist ein EKG-Trigger nicht erforderlich.
    c wird in RAO-Projektion untersucht.
    d kann die Ejektionsfraktion nicht bestimmt werden.
    e haben Herzrhythmusstörungen einen Einfluß auf die Untersuchung.

59. Nuklearmedizinische Gefäßuntersuchungen
    a können auch bei Kontrastmittelallergie eingesetzt werden.
    b haben die Kontrastmittelphlebographie abgelöst.
    c werden nur mit ^{131}J-Fibrinogen durchgeführt.
    d sind nur im venösen Gefäßsystem möglich.
    e sind durch die digitale Subtraktionsangiographie überholt.

60. Die Nierenszintigraphie
    a wird bevorzugt mit ^{99m}Tc-DMSA durchgeführt.
    b ist durch Ultraschalluntersuchungen überflüssig geworden.
    c wird bei Kindern mit ^{131}J-Hippuran durchgeführt.
    d ermöglicht eine seitengetrennte Nierenfunktionsbestimmung.
    e wird bei ^{99m}Tc-Glucoheptonat mit einer Clearance kombiniert.

61. ^{99m}Tc-DMSA
    a hat die relativ niedrigste Strahlenbelastung der Nierenradiopharmaka.
    b reichert sich stark in der Niere an.
    c läßt keine seitengetrennte Nierenfunktionsbestimmung zu.
    d läßt sich mit einer Refluxuntersuchung kombinieren.
    e wird nur mit Lasixbelastung durchgeführt.

62. ^{99m}Tc-Glucoheptonat
    a reichert sich nicht in der Niere an.
    b wird zur Bestimmung der GFR verwendet.
    c wird zur Bestimmung der ERPF verwendet.
    d läßt sich mit einer SPECT-Untersuchung kombinieren.
    e führt zu einer Anreicherung der Substanz in der Schilddrüse.

63. ^{99m}Tc-DTPA
   a wird zur Feststellung der ERPF verwendet.
   b wird schneller ausgeschieden als ^{131}J-Hippuran.
   c wird tubulär sezerniert.
   d wird glomerulär filtriert.
   e wird glomerulär filtriert und tubulär rückresorbiert.

64. ^{131}J-Hippuran wird nicht mehr bei Kindern verwendet, weil
   a es im Nierenparenchym rückresorbiert wird.
   b es langsamer als ^{99m}Tc-DTPA ausgeschieden wird.
   c es eine kurze physikalische HWZ hat.
   d es ein Betastrahler ist.
   e es eine zu niedrige Gammaenergie hat.

65. Clearancebestimmungen werden
   a mit ^{99m}Tc-DMSA durchgeführt.
   b mit ^{99m}Tc-Glucoheptonat durchgeführt.
   c nur mit ^{123}J-Hippuran durchgeführt.
   d nur an der Gammakamera durchgeführt.
   e auch mit Kreatinin durchgeführt.

66. Lasixbelastungen
   a müssen bei jeder Abflußstörung durchgeführt werden.
   b sind bei Nierensteinkolik indiziert.
   c werden zur Erkennung funktioneller Abflußstörungen einge-
     setzt.
   d führen zu einer Minderung des Harnflusses.
   e werden am Ganzkörperscanner durchgeführt.

67. Bei der nuklearmedizinischen vesikoureteralen Refluxuntersuchung
   a ist in jedem Fall ein Katheter notwendig.
   b muß der Patient sediert werden.
   c wird ^{99m}Tc-DMSA verwendet.
   d läßt sich die Urethra besonders gut beurteilen.
   e muß der Patient urinieren.

68. Bei der nuklearmedizinischen vesikoureteralen Refluxuntersuchung
    a ist die Strahlenbelastung höher als bei der Röntgenuntersuchung.
    b stellt die Katheterisierung der Harnröhre kein Verletzungsrisiko dar.
    c muß die Niere aktivitätsfrei sein.
    d kann die Blasenaktivität nach einer ^{99m}Tc-DMSA-Untersuchung verwendet werden.
    e muß der Patient nüchtern sein.

69. Bei der Skrotalszintigraphie
    a reichert sich ^{99m}TcO$_4^{2-}$ im torquierten Hoden an.
    b zeigt sich eine Epidydimits als eine Minderanreicherung.
    c besteht kein Grund zur Eile, da der akute Hoden zwar schmerzhaft, aber sonst unbedenklich ist.
    d sollte der Hoden auf einen Bleigummilappen gelagert werden.
    e hat der Patient mit Hodentorsion keine Schmerzen.

70. Die Hirnszintigraphie
    a ist der Computertomographie in der Ortsauflösung überlegen.
    b läßt in der Perfusionsphase keine Gefäße erkennen.
    c zeigt bei Unterbrechung der Blut-Hirn-Schranke eine Anreicherung im Gehirn.
    d zeigt bei Unterbrechung der Blut-Liquor-Schranke eine Anreicherung im Liquor.
    e läßt sicher zwischen Infarkt und Tumor differenzieren.

71. Die Untersuchung mit ^{99m}Tc-HMPAO
    a wird an der Gammakamera durchgeführt.
    b mit SPECT durchgeführt.
    c zeigt im ischämischen Areal eine vermehrte Nuklidanreicherung.
    d ist durch CT überholt.
    e führt bei intakter Blut-Hirn-Schranke zu keiner Anreicherung in den Gehirnzellen.

72. Bei der Liquorszintigraphie
    a wird ^{111}In-DTPA intravenös injiziert.
    b kommt es normalerweise zu einer deutlichen Anreicherung in den Seitenventrikeln.
    c kommt es normalerweise zu einer Anreicherung im Peritoneum.
    d wird bei der Untersuchung eines VP-Shunts lumbal punktiert.
    e kommt es im Verlauf der Untersuchung zur Aktivitätsausscheidung durch den Urin.

73. Die Schilddrüse bildet
    a TRH
    b TSH
    c nur Thyroxin
    d nur Trijodthyronin
    e c und d

74. Eine Hyperthyreose
    a ist eine Struma.
    b besteht bei Schilddrüsenunterfunktion.
    c wird mit Thyroxin (z. B. Euthrox) behandelt.
    d führt zu einer erhöhten Pulsfrequenz.
    e ist eine Art des Schilddrüsenkarzinoms.

75. Eine Hypothyreose
    a führt zu einer Vermehrung von T3.
    b führt zu einer Vermehrung von TSH.
    c führt zu einer Vermehrung von Thyroxin.
    d führt zu einer vermehrten Anreicherung von $^{99m}TcO_4^{2-}$ in der Schilddrüse.
    e ist eine andere Bezeichnung für ein Adenom.

76. Ein heißer Knoten
    a tritt nur im Sommer auf.
    b wird als Morbus Basedow bezeichnet.
    c entspricht einer Schilddrüsenzyste.
    d kann bei Kontrastmittelgabe zur hypothyreoten Krise führen.
    e führt meist zur Suppression des TRH-Tests.

77. Das Schilddrüsenkarzinom
   a zeigt eine massive Mehranreicherung.
   b ist szintigraphisch von regressiven Knoten durch eine Minderanreicherung zu differenzieren.
   c ist eine andere Bezeichnung für die blande Struma.
   d darf nicht nur durch Radiojodtherapie behandelt werden.
   e ist in seiner anaplastischen Form gutartig.

78. Eine verminderte Anreicherung im Schilddrüsenszintigramm kann lokal
   a einer Schilddrüsenzyste entsprechen.
   b einem regressiv veränderten Adenom entsprechen.
   c einem Schilddrüsenkarzinom entsprechen.
   d allen oben genannten entsprechen.
   e keinem der oben genannten entsprechen, da alle eine Mehranreicherung aufweisen.

79. Bei einem kalten Knoten
   a liegt eine Hypothyreose vor.
   b liegt eine Hyperthyreose vor.
   c muß eine Feinnadelpunktion erfolgen.
   d ist TSH erniedrigt.
   e muß eine Radiojodtherapie erfolgen.

80. Die Nebenschilddrüsen
   a reichern $^{99m}TcO_4^{2-}$ an.
   b reichern nur Jod an.
   c bilden T3 und T4.
   d produzieren Parathormon.
   e produzieren Calcitonin.

81. Die Nebennieren
   a liegen kaudal der Nieren.
   b bilden Parathormon.
   c gliedern sich in Kortikalis und Spongiosa.
   d produzieren Urin.
   e bilden Steroidhormone.

82. Das Nebennierenmark
   a bildet MIBG.
   b bildet Adrenalin.
   c bildet Aldosteron.
   d reichert ^{99m}Tc-DMSA an.
   e reichert ^{123}J-Hippuran an.

83. Die Nebennierenrinde
    a entsteht aus Sympatikuszellen.
    b ist ein anderes Wort für Neuroblastom.
    c wird mit ^{123}J-MIBG untersucht.
    d ist szintigraphisch nur mit sehr hoher Strahlenbelastung zu untersuchen.
    e bildet Noradrenalin.

84. Bei der Immunszintigraphie
    a werden ^{131}J-markierte Antigene injiziert, die mit den Tumorantikörpern Antigen-Antikörper-Komplexe bilden.
    b reichert sich das Radiopharmkon in allen Metastasen, aber nicht im Primärtumor an.
    c reichert sich das Radiopharmakon im Primärtumor, aber nicht in den Metastasen an.
    d sind allergische Reaktionen auf das Radiopharmakon möglich.
    e werden hochspezifische radioaktiv markierte Antigene gegen das Bronchialkarzinom eingesetzt.

85. Bei der Lymphszintigraphie
    a wird ^{99m}Tc-markiertes Kolloid intravenös injiziert.
    b reichert sich die Substanz in den metastatisch befallenen Lymphknoten vermehrt an.
    c läßt sich die Binnenstruktur der Lymphknoten besser als bei der Röntgenlymphographie beurteilen.
    d reichert sich die Substanz in allen Lymphknoten an.
    e stellen sich nur die normalen Lymphknoten, die im Bereich des Lymphabflusses der Injektionstelle liegen, dar.

Antworten

1 e	18 e	35 c	52 a	69 d
2 b	19 d	36 e	53 e	70 c
3 d	20 c	37 b	54 e	71 b
4 c	21 b	38 e	55 e	72 e
5 a	22 d	39 d	56 d	73 e
6 c	23 c	40 a	57 a	74 d
7 e	24 c	41 a	58 e	75 b
8 e	25 b	42 c	59 a	76 e
9 b	26 e	43 e	60 d	77 d
10 d	27 e	44 b	61 b	78 d
11 e	28 c	45 c	62 d	79 c
12 e	29 e	46 a	63 d	80 d
13 a	30 e	47 d	64 d	81 e
14 d	31 d	48 c	65 e	82 b
15 b	32 c	49 a	66 c	83 d
16 c	33 b	50 e	67 e	84 d
17 e	34 e	51 e	68 c	85 e

Weiterführende Literatur

Bernier, D. R., J. K. Langan, L. D. Wells: Nuclear medicine technology and techniques. Mosby, St. Louis 1981

Brücker, B.: dtv-Atlas zur Atomphysik, 3. Aufl. Deutscher Taschenbuch Verlag, München 1985

Feine, U., K. zum Winkel: Nuklearmedizin – Szintigraphische Diagnostik, 2. Aufl. Thieme, Stuttgart 1980

Feneis, H.: Anatomisches Bildwörterbuch. Thieme, Stuttgart 1972

Fuchs, W. R.: Knaurs Buch der modernen Physik. Droemer Knaur, München 1965

Hendee, W. R.: Medical radiation physics, 2nd ed. Year Book, Chicago 1979

Kahle, W., H. Leonhardt, W. Platzer: Taschenatlas der Anatomie. Thieme Stuttgart 1976

Laubenberger, T.: Technik der medizinischen Radiologie, 4. Aufl. Deutscher Ärzteverlag, Köln 1986

Netter, F. H.: Farbatlanten der Medizin, Bd. 1–6. Thieme, Stuttgart 1982–1989

Platzer, W.: Atlas der topographischen Anatomie. Thieme, Stuttgart 1982

Silbernagl, S., A. Despopoulos: Taschenatlas der Physiologie. Thieme, Stuttgart 1979

Sorenson, J. A., M. E. Phelps: Physics in Nuclear Medicine, 2nd ed. Grune and Stratton, New York 1986

Sachverzeichnis